—— 曾学文经验传承集

心脏病

二十讲

主编 倪其猛 陈芹梅

CS K 湖南科学技术出版社

国家一级出版社 全国百佳图书出版单位

内容提要 NEI RONG TI YAO

　　本书系全国名老中医药专家，博士生导师，曾学文业医从教六十年经验之集成。

　　全书共分二十讲，系统阐述心脏病演变与证治规律，心脏病全程与多脏病证，经方、古方、经验方、自拟方与中药应用，心脏病临证治法，诊治方案，对肺源性心脏病、风湿性心脏病、心肌炎、原发性高血压、冠状动脉粥样硬化性心脏病、心律失常、急性冠脉综合征、心力衰竭、心脏病治法理论、病证治疗等均分别作了详细论述。

　　该书内容丰富，中西医并重，理论联系实际，理法方药俱全，条理清晰，简明实用。可供中医和中西医结合心血管科医师、中医药院校本科生和研究生阅读与参考。

曾学文，1936年生，江苏盐城人，中共党员。1958—1961年就读于南京中医学院第1期西医离职学习中医班，成为我国最早培养的中西医结合医师。现为盐城市中医院心内科主任医师，南京中医药大学盐城附属医院教授，博士生导师。第三批和第六批，全国老中医药专家学术经验继承工作指导老师，2011年江苏省和2014年全国名老中医药专家传承工作室建设项目专家，江苏省名中西医结合专家。曾任江苏省中医药学会心血管专业委员会副主任委员、江苏省中西医结合学会理事、心血管专业委员会副主任委员。出版《中医内科学》《心脏病证治》《心系论》《心系说——曾学文临床经验集》《心脏病治法方药——曾学文讲课实录》《心脏病气血水厥说——曾学文学术传承录》《心脏病证治概论——曾学文学术思想经验录》等著作多部。担负本硕博士生和规培生教学指导。2001年中国中西医结合学会授予"中西医结合贡献奖"。2007年原人事部、原卫生部、国家中医药管理局授予"为培养中医药人才做出了贡献"荣誉证书。

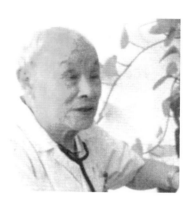

主编 简介 ZHUBIANJIANJIE

　　倪其猛，1977年生，江苏阜
宁人，中共党员，毕业于扬州大学
医学院。副主任中医师，副教授，
盐城市中医院医务科副科长，盐城
市医学会第二届络病学专业分会副
主任委员，盐城市中医药学会心血
管专业委员会秘书长，第六批全国

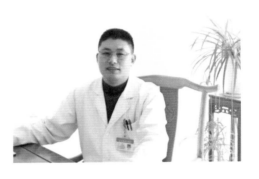

老中医药专家曾学文学术经验继承人，主编《心脏病概述——曾学文学术
学术经验录》，副主编《心脏病气血水厥说——曾学文学术传承录》，参编
《心系说——曾学文临床经验集》《心脏病治法方药——曾学文讲课实录》
《心脏病证治概论——曾学文学术思想经验录》等著作，主持盐城市级科
研课题1项，发表学术论文10余篇，熟练掌握冠状动脉粥样硬化性心脏病
介入诊疗术。

　　陈芹梅，1982年生，江苏大
丰人，毕业于南京中医药大学。
副主任中医师，副教授，硕士研
究生，第六批全国老中医药专家
曾学文学术经验继承人，盐城市
中医药学会糖尿病分会常务委员，
盐城市医学会内分泌学分会委员，

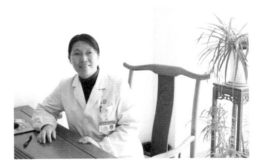

擅长中西医结合治疗糖尿病、甲状腺疾病，注重糖尿病伴发冠状动脉粥样
硬化性心脏病、甲状腺病并发心脏病研究。主编《心脏病概述——曾学文
学术学术经验录》，参编《心脏病气血水厥说——曾学文学术传承录》《心
脏病证治概论——曾学文学术思想经验录》《糖尿病诊疗全书》等著作，
主持参与盐城市级科研课题2项，核心期刊发表学术论文数篇。

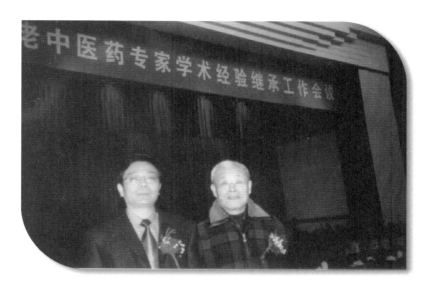

曾学文第三批全国继承工作指导老师和学术继承人孙长春，出席江苏省中医药管理局召开的（全国）老中医药专家学术经验继承工作会议（南京，2003）。

在大会议厅行拜师仪式后合影。

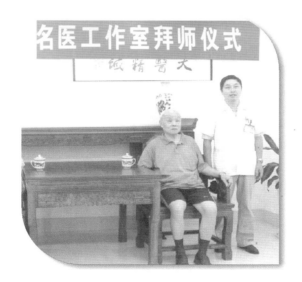

曾学文指导老师和学术继承人宋峻，出席盐城市中医院召开的（江苏省）2011年名老中医药专家传承工作室建设项目会议（盐城，2012）。

在大会议室行拜师仪式后合影。

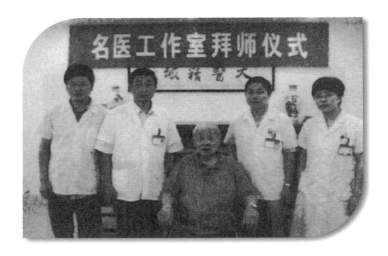

曾学文主任医师与部分名医工作室医师（2012）。

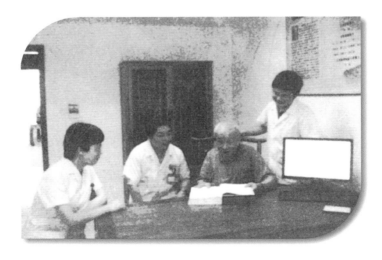

曾学文主任医师为部分名医工作室医师讲解《伤寒论》（2012）。

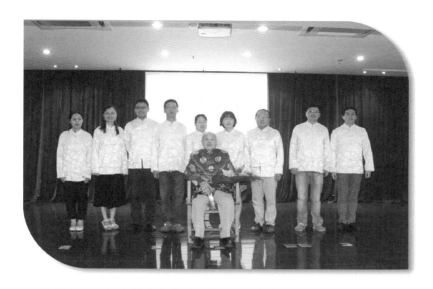

曾学文2014年全国名老中医工作室行拜师仪式后合影（2016）。

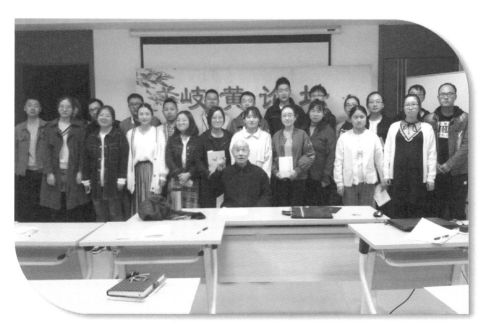

曾学文主任医师为国家首批中医类别规培生讲课后合影（2018）。

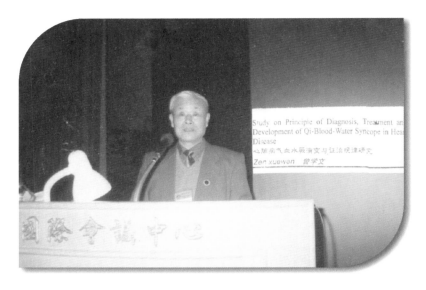

　　曾学文主任医师，出席国家中医药管理局和世界卫生组织共同主办的国际传统医药大会（北京，2000）。
　　在大会议厅作学术演讲《心脏病气血水厥演变与证治规律研究》。

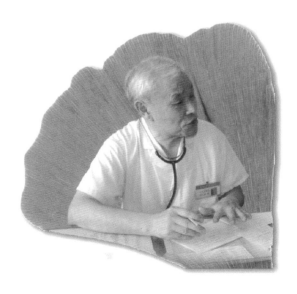

曾学文主任医师在门诊看病（2005）。

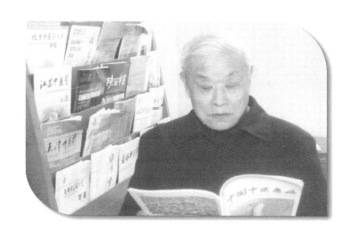

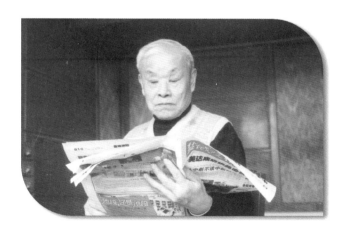

曾学文主任医师在图书馆阅读报刊（2007）。

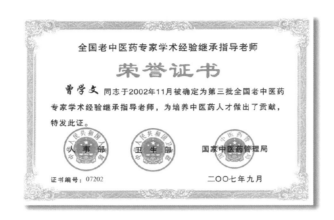

曾学文主任医师受表彰（2007）。

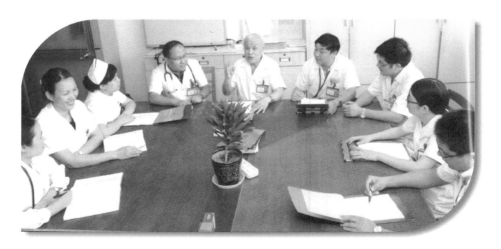

曾学文工作室团队研讨会（2015）。

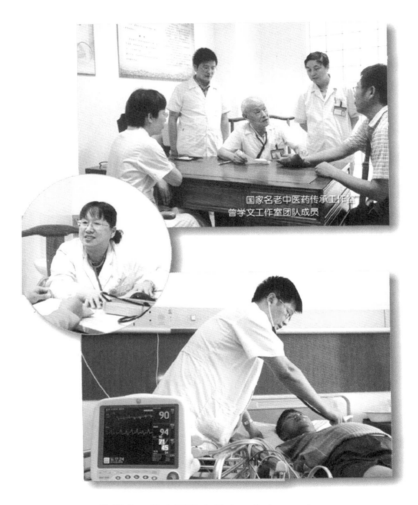

曾学文工作室团队人员在工作（2015）。

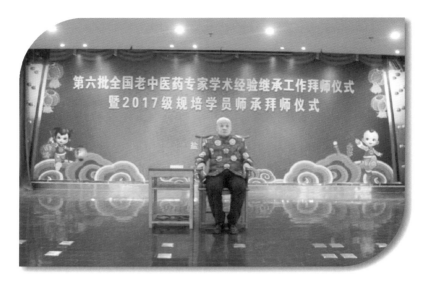

第六批全国学术继承工作指导老师曾学文（2018）。

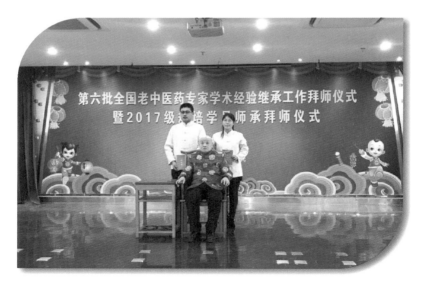

曾学文指导老师和学术继承人倪其猛、陈芹梅
行拜师仪式后合影（2018）。

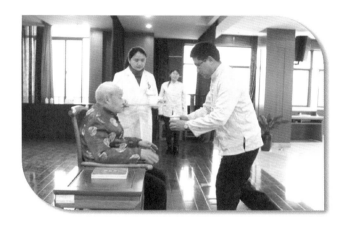

曾学文指导老师接受学术继承人倪其猛拜师（2018）。

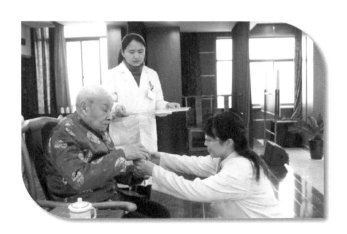

曾学文指导老师接受学术继承人陈芹梅拜师（2018）。

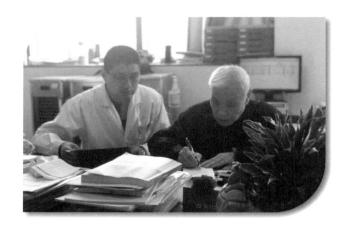

曾学文指导老师为学术继承人倪其猛批改学习作业（2018）。

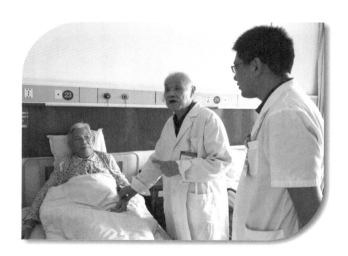

曾学文指导老师带领学术继承人倪其猛查病房（2018）。

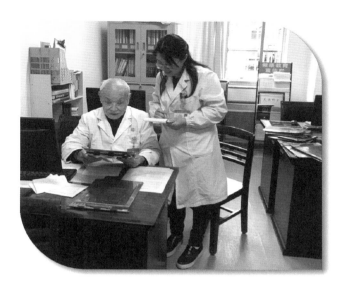

曾学文指导老师为学术继承人陈芹梅修改治疗方案（2018）。

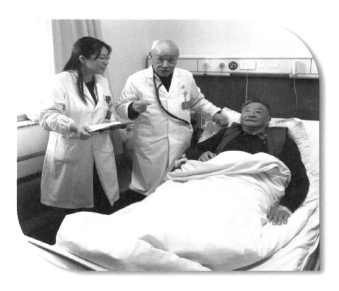

曾学文指导老师带领学术继承人陈芹梅查病房（2018）。

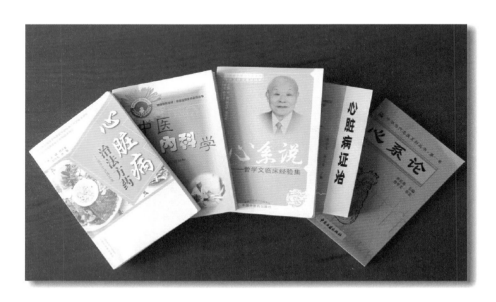

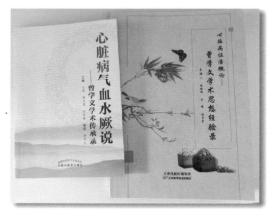

曾学文主任医师出版的主要著作（1991—2018）。

前　言

　　曾学文心脏病"气血水厥"理论，于 1989 年首次在《中医药学报》发表，时至 2019 年 30 周年。该理论源于临床实践，一符合心脏病自身发展规律，即患心脏病后，心功能不全，血循环、微循环障碍。二符合中医基础理论，即邪之所凑，其气必虚；气行血行，气虚血瘀；血不利，则为水；阴阳气不相顺接，便为厥。

　　各种原因所致的心脏病，从发生发展至转归的全过程，有一个普遍的、共同的自然演变与证治规律程序，即心气虚—心血瘀—心水肿—心厥脱，概括为"气血水厥"四个字。

　　一般情况下，心脏病由气及血，由血及水，由水及厥，是疾病由浅入深，由轻变重的自然发展过程。但这一过程又不是绝对的、静态的，而是相对的、动态的，受人体正气、致病邪气、治疗措施等多方面因素的制约，病则"顺传"，好则"逆转"，重则"直中"。

　　心脏病全程各阶段证治，体现了中医的整体性与局部性的统一，即病位以心为主，结合肺、肝、脾、肾、脑等重要脏器，其气虚、血瘀、水肿、厥脱之演变规律实质为：患心脏病后心功能不全，心脏舒张功能与收缩功能减退。

　　中医心的病理生理特点：心以气为本，血为标，阴为体，阳为用，神为安，水为变，厥为险，邪为害。

　　心脏病治疗方法有：益气强心，活血通脉，滋阴生津，温阳化气，安定心神，利水消肿，救厥固脱，祛邪扶正等。

心脏病治疗经方有：炙甘草汤、四逆汤、枳实薤白桂枝汤、真武汤、葶苈大枣泻肺汤、小青龙汤等。古方有：保元汤、归脾汤、六味地黄丸、天麻钩藤饮、补阳还五汤等。经验方有：益心气方、活心血方、利心水方、救心厥方、降血压方、降血脂方、治早搏方、治心痛方、治心衰方等。中药有：党参、黄芪、当归、川芎、麦冬、玉竹、桂枝、薤白、五味子、酸枣仁、葶苈子、泽泻、附子、肉桂、山茱萸、龙骨、牡蛎等。

上述方药，可加强心肌舒缩功能，增加心排血量；扩张血管，减轻心脏前后负荷；降低血黏度，改善血循环；增加冠状动脉血流量，提高心肌供血供氧；改善肾血流，增加尿量；富含多种氨基酸，维生素与微量元素，可补充能量，营养心肌，调节代谢，增强免疫功能等，对心脏病导致的慢性乃至急性心功能不全、心力衰竭、心源性休克，具有综合治疗作用。

心脏病常见病种有：原发性高血压、冠状动脉粥样硬化性心脏病、心律失常、心力衰竭等，这些病常常发生在同一个病人身上，甚则还伴有高血脂、高血糖、高血尿酸等，需要进行中西医结合综合治疗，发挥中医与西医之长，优势互补，方可效得益彰。

本书每一篇讲，均附有与之相关的原始学术资料，或经整合更新后的学术资料来源，以作参照。

盐城市中医院　党委书记　顾月星

心内科主任　宋　峻

目 录

心脏病演变与证治规律——气血水厥说

据我长期临床观察研究发现，各种原因引起的心脏病，从发生、发展至转归的全过程均会出现心功能不全。这种普遍存在的客观的自然演变程序和动态变化的证治规律，中国传统医学可将其归纳为"气血水厥"，即心气虚—心血瘀—心水肿—心厥脱。

一、心脏病演变规律

（一）古医籍论述与心脏病演变

《素问》曰："乳之下，其动应衣，宗气泄也。"《灵枢》曰："宗气积于胸中，出于喉咙，以贯心脉，而行呼吸焉""宗气不下，则脉中之血凝而留止。"《金匮要略》曰："血不利，则为水""心水者，其身重而少气，不得卧，烦而躁，其人阴肿。"《伤寒论》曰："阴阳气不相顺接，便为厥，厥者，手足逆冷者是也。"《灵枢》曰："厥心痛，痛如以锥针刺其心……色苍苍如死状""真心痛，手足清至节，心痛甚，旦发夕死，夕发旦死。"

由此可见，在一般情况下，心脏病由气及血，由血及水，由水及厥，乃是病由浅入深、由轻变重的自然发展过程。但就某个具体病例来说，又不是绝对的、静止的，而是相对的、动态的。随着人体正气与致病邪气、治疗措施等多种因素的变化，既可顺传，又能逆转。

心脏病气虚贯穿于病之始终，好转则气虚逐渐减轻，恶化则气虚愈来愈重。气虚甚则伤阴及阳，重则导致阴竭阳脱。血瘀随着气虚、阳虚而变化，水肿又随着气虚、阳虚和血瘀而变动。厥脱者正不抵邪，心伤神去，精气乃绝。

心厥脱通常发生于心脏病之晚期，心水肿之后，亦有突然发生于早中期，心气虚或心血瘀之时，谓之"直中"，示病情之急剧险恶。

因人是一个完整的机体，气血生化、阴阳互根，无时无刻不在变化。气为阳，血为阴，气主煦之，血主濡之。心气无血则无以生，心血无气则无以化。心气靠阴血之滋养，心血赖气阳之作功，故按中医藏象、阴阳、气血、精神、津液、标本、正邪等理论分析，"心"的病理生理特点是以气为本，血为标，阴为体，阳为用，神为安，水为变，厥为险，邪为害。

（二）心脏病演变与心功能分级

心主身之血脉，"主"是指心气与心脏功能而言。心气能推动血液在脉管中运行，心气虚则泵血功能减退；心气绝则心跳停止。人之生存，非有心气不可，仅有心血而无心气，心脏就不能作功，故心以气为本。

心气虚与心脏功能不全相当。心气虚轻证，首先表现为心舒张功能减退，而重证心气虚病人，除有心舒张功能减退外，还有泵血功能减退，颇与中医的气病在先，血病在后，心气鼓动无力，血脉运行不畅，气虚血瘀的病机相符。

气行血行，气虚血瘀，血不利，则为水，心功能不全引起血液动力学改变，临床上出现一系列的大小循环障碍，表现出心脏前后负荷加重的症状与体征。亦即任何原因所致的心脏病，均是以气虚为先，其后才引起血瘀、水肿、厥脱等一系列变化。心脏病发展至左心衰竭或右心衰竭或全心衰竭，乃至心源性休克，均是以气、血、水、厥四字为其总概括。

综上所述，心脏病气血水厥演变规律实质上是反映了心脏的舒张功能与收缩功能减退，导致肺循环、体循环、微循环障碍。心气虚、心血瘀、心水肿相当于 NYHA 心功能Ⅱ级、Ⅲ级、Ⅳ级，或心力衰竭Ⅰ度、Ⅱ度、Ⅲ度，心厥脱则相当于心源性休克。

二、心脏病证治规律

心脏为五脏六腑之大主，心动则五脏六腑皆摇。心脏有病可累及其他诸脏。因心气衰弱不能帅血畅行，使各脏腑、经络、血脉瘀阻，气机壅塞，诸脏之功能皆有减损，故病虽首发于心，但往往呈多脏器病变表现。

（一）心脏与诸脏器的相互联系

1. 心与肺

肺主呼吸，主一身之气，为相傅之官，佐心主治节，宗气舍于胸中，心肺之气相合，乃血脉运行的动力，气欲通达全身，必贯注于血脉之中，有赖于血的依附，载之以行。心脏病气虚不运，则血瘀痹阻，郁遏于肺，肺之气道壅塞，失朝百脉之职，脉络损伤，气短，咳嗽，咯血。心气阳衰，肺失通调水道，宣发肃降无权，则津液失其输布，水液不化，心慌气喘，尿少水肿，不得平卧。

2. 心与肝

肝以气为用，主疏泄，藏血，为罢极之本，司气机的转输畅达，参与气血运行。心脏病气虚则血运不畅，肝血不足，心神失养，病者失眠多梦，心烦意乱。心脏病气滞则血瘀肝大，病者爪甲发绀，心胸憋闷，胁胀，尿少，足踝水肿。

3. 心与脾

脾为仓廪之官，后天之本，是气血生化之源，主运化水谷精微，藏营统血。心脉涩滞则血流不畅，气血不充，脉道不利，脾胃瘀血，脘腹胀满。心阳不振，脾阳虚损，土不制水，水气上逆心肺，外溢肌肤，心悸心慌，唇甲发绀，胸闷气短，喘息浮肿。

4. 心与肾

肾为气之根，主纳气，藏精，主水，为先天之本。五脏之阴非此不能滋，五脏之阳非此不能发。心脏病久之累伤肾气。心失肾阴滋养，则水火不济，心肾不交，心悸怔忡，健忘失眠。心失肾阳温煦，则心气在脉管中运行无力，血瘀痹阻，腹大跗肿，身凉青紫。肾阳虚损，失去蒸腾水液之功，水气不化，凌心犯肺，喘呼不得卧。

5. 心与脑

脑为髓之海，元神之府，心藏脉，脉舍神，心之神明，上升于脑。心的气血充盈则思维敏捷，脑健神清。气血亏损，不足以养心补脑，则健忘眩晕，神疲乏力。心脏病危深重，阴竭阳脱，血脉瘀阻，脑髓失养，神识昏蒙，躁动发绀，心痛难忍，大汗淋漓，肢厥脉微，心伤神去，神去则死矣。

（二）心脏病过程临床辨证施治

1. 心气虚证

病情轻。病位在心、肺。主证见心悸气少，胸闷隐痛，倦怠乏力，神疲自汗，眩晕失眠，健忘多梦，过劳则重，舌淡脉弱。主要病机为心气虚弱，肺气不足，胸阳不振，阴液亏损。采用益气养阴、宽胸安神的治法，选用益心气汤。

（1）药物组成：党参 10 g，黄芪 20 g，麦冬 10 g，玉竹 10 g，瓜蒌 10 g，薤白 10 g，桂枝 5 g，当归 10 g，炒酸枣仁 10 g，柏子仁 10 g，五味子 5 g。

（2）方药配伍：本方参照生脉散合栝蒌薤白桂枝汤加黄芪、玉竹、当归、炒酸枣仁、柏子仁组成。生脉散益气敛阴为主药；栝蒌薤白桂枝汤温通心阳，行气化痰为辅药；黄芪、玉竹、当归分别益气、滋阴、和血为佐药；炒酸枣仁、柏子仁宁心安神为使药，共奏益气敛阴、通阳散结、宁心安神之功效。

2. 心血瘀证

病情较重。病位在心、肺、肝、脾。主证见心痛气短，憋闷咳喘，唇甲发绀，颧红咯血，脘胁胀满，纳呆食少，不耐劳累，舌紫脉涩。主要病机为气虚血瘀，心脉痹阻，肺络损伤，肝脾郁血。采用益气活血、通络化瘀的治法，选用活心血汤。

（1）药物组成：党参 15 g，黄芪 30 g，玉竹 12 g，桂枝 10 g，丹参 30 g，川芎 10 g，香附 10 g，郁金 10 g，当归 12 g，山楂 20 g，益母草 30 g。

（2）方药配伍：本方用丹参、川芎活血化瘀为主药；党参、黄芪益气通阳，使气充血行为辅药；香附、郁金行气，气行则血行，当归、山楂、益母草和血活血，共佐主药发挥作用；玉竹滋阴养心，桂枝通阳化气，共为使药。诸药合方，有益气通阳、行气活血、理气止痛之功效。

3. 心水肿证

病情重。病位在心、肺、肝、脾、肾。主证见心慌气急，喘促烦躁，不得平卧，畏寒肢冷，皮肤青紫，腹大跗肿，小便短少，舌胖脉数。主要病机为气阳俱虚，五脏亏损，血脉瘀阻，水溢肌肤。采用益气温阳、化瘀行水的治法，选用利心水汤。

（1）药物组成：人参 10 g，黄芪 40 g，玉竹 12 g，桂枝 10 g，制附子 10 g，当归 10 g，川芎 10 g，白术 10 g，葶苈子 30 g，猪苓 30 g，泽泻 30 g。

（2）方药配伍：本方参照参附汤、五苓散、四物汤、葶苈大枣泻肺汤加减合成。参附汤益气回阳，温经去寒为主药；五苓散通阳化气以利下焦之水，葶苈大枣泻肺汤宣肺化痰泻上焦之饮，共为辅药；四物汤活血化瘀，黄芪益气助阳，玉竹制其制附子之温热以防太过伤阴，共为佐使。全方共奏益气温阳、活血化瘀、利水消肿之功效。

4. 心厥脱证

病情极重。病位在心、肺、肝、脾、肾、脑。主证见心乱气微，胸痛难忍，大汗淋漓，面色苍白，四肢厥冷，神识昏蒙，躁动发绀，舌青脉微。主要病机为气血衰微，阴竭阳脱，脏腑俱损，精气乃绝。采用益气固脱、回阳救逆的治法，选用救心厥汤。

（1）药物组成：人参 15 g，黄芪 50 g，玉竹 12 g，龙骨 30 g，牡蛎 30 g，肉桂 10 g，制附子 15 g，干姜 10 g，当归 15 g，生地黄 20 g，山茱萸 12 g。

（2）方药配伍：本方参照参附汤益气回阳，救逆固脱为主药；桂甘龙牡汤通经敛阴，潜镇上越之浮阳为辅药；黄芪、当归益气和血为佐药；生地黄、山茱萸补肾阴，益肾阳，使肾气上交于心为使药。全方共奏益气和血、敛阴回阳、救逆固脱之功效。

上述是心脏病发展过程中的 4 个阶段性证治类型。但在其某一阶段还可能出现诸如心阴虚、心血虚、心阳虚、心火旺、心神不宁、心淫邪毒、心胸痰浊、心风湿热、心脉寒凝等兼夹证，虽不构成心脏病演变的全过程，但在临床上也当相应辨证用药。

本文选用的方药参照现代药理实验证明，大多具有加强心肌舒缩功能，增加心排血量；扩张血管，减轻心负荷；降低血黏度，改善血循环；增加冠状动脉流量，提高心肌供血供氧；改善肾血流，增加尿量；含有多种氨基酸、维生素与微量元素，能够营养心肌，调节代谢，增强免疫功能，对心脏病心功能不全起到综合治疗作用。

《中国中医药现代远程教育》，2003 年 10 月第 6 期，25～27 页。

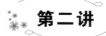

第二讲

心脏病气血水厥全程病证

　　各种原因所致的心脏病，从发生发展至转归的全过程，有一个共同的自然演变与证治规律程序，即心气虚—心血瘀—心水肿—心厥脱，概括为"气血水厥"4个字。一般情况下，心脏病由气及血，由血及水，由水及厥，是病由浅入深，由轻变重的自然发展过程。

　　心脏病气虚贯穿于病之始终，好转则气虚逐渐减轻，恶化则气虚愈来愈重，气虚甚则伤阴及阳，重则导致阴竭阳脱。血瘀随着气虚、阳虚而变化。水肿又随着气虚、阳虚和血瘀而变动。厥脱正不抵邪，心伤神去，精气乃绝。心厥脱通常发生于心脏病之终末晚期，心水肿之后，但亦有突然发生于早中期心气虚或心血瘀时，谓之"直中"，示病情之急剧险恶。

　　现将心脏病气血水厥演变全程的各阶段病证、病情、病期、病位、证候、病机、治法、方剂及其组成、配伍、药理大致归纳如下。

一、心气虚证

【病情】轻。

【病期】心脏病早期，心功能Ⅱ级，心力衰竭Ⅰ度。

【病位】心、肺。

【证候】心悸气少，胸闷隐痛，倦怠乏力，神疲自汗，眩晕失眠，健忘多梦，过劳则重，舌淡脉弱。

【病机】心气虚弱，肺气不足，胸阳不振，阴液亏损。

【治法】益气养阴，宽胸安神。

【方剂】益心气汤（曾学文经验方）。

（1）药物组成：党参 10 g，黄芪 20 g，麦冬 10 g，玉竹 10 g，瓜蒌 10 g，薤白 10 g，桂枝 5 g，当归 10 g，炒酸枣仁 10 g，柏子仁 10 g，五味子 5 g。

（2）方药配伍：本方参照生脉散合栝蒌薤白桂枝汤加黄芪、玉竹、当归、炒酸枣仁、柏子仁组成。生脉散益气敛阴为主药；栝蒌薤白桂枝汤温通心阳，行气化痰为辅药；黄芪、玉竹、当归分别益气、滋阴、和血为佐药；炒酸枣仁、柏子仁宁心安神为使药。全方共成益气敛阴，通阳散结，宁心安神之功效。

（3）药理作用：生脉散能加强心肌收缩力，改善左心功能，保护缺血缺氧心肌，改善微循环。栝蒌薤白桂枝汤有强心、扩张冠状动脉、减轻心脏负荷、降血脂、解痉、镇痛、祛痰、抑菌等作用。黄芪对正常或衰竭的心脏有增强心肌收缩力的作用，对蛋白合成代谢有促进作用，并可利水消肿。玉竹有强心改善心肌缺血，缓解心绞痛作用。当归对动脉粥样硬化有改善作用，可保护缺血心肌，抗心律失常，可使其血液黏滞性下降，血浆纤维蛋白原减少，凝血酶原时间延长，红细胞和血小板电泳时间缩短。炒酸枣仁、柏子仁则有镇静、催眠、安定、镇痛等作用。全方可提高心肌收缩力，改善血液循环，缓解心绞痛，增强机体免疫力等作用。

二、心血瘀证

【病情】较重。

【病期】心脏病中期，心功能Ⅲ级，心力衰竭Ⅱ度。

【病位】心、肺、肝、脾。

【证候】心痛气短，憋闷咳喘，唇甲发绀，颧红咯血，脘胁胀满，纳呆食少，不耐劳累，舌紫脉涩。

【病机】气虚血瘀，心脉痹阻，肺络损伤，肝脾淤血。

【治法】益气活血，通络化瘀。

【方剂】活心血汤（曾学文经验方）。

（1）药物组成：党参 15 g，黄芪 30 g，玉竹 12 g，桂枝 10 g，丹参 30 g，川芎 10 g，香附 10 g，郁金 10 g，当归 12 g，山楂 20 g，益母草 30 g。

（2）方药配伍：本方用丹参、川芎活血化瘀为主药；党参、黄芪益气通阳，使气充血行为辅药；香附、郁金行气，气行则血行，当归、山楂、益母草和血活血，共佐主药发挥作用；玉竹滋阴养心，桂枝通阳化气，共为使药。诸药合方，有益气通阳，行气活血，理气止痛之功效。

（3）药理作用：丹参、川芎、当归、山楂、益母草，均为活血和血之品，可改善血液流变性，降低全血比黏度，抑制血小板聚集、黏附，抑制血栓形成，降低血脂，改善血管动脉粥样硬化程度，增加冠状动脉血流量，改善心肌供血。参芪合用，可增强心肌收缩力，加强正性肌力作用，提高心肌耐缺氧能力，改善心肌梗死程度，缩小梗死范围，促进侧支循环的建立。香附、郁金可改善冠状动脉痉挛，扩张血管，增加泵血量。玉竹有强心作用、与党参合用能改善心肌缺血的心电图异常，与丹参配伍，能缓解心绞痛。桂枝可改善血液循环。全方具有增强心功能，改善血液流变性，扩张血管，改善血循环等作用。

三、心水肿证

【病情】重。

【病期】心脏病晚期，心功能Ⅳ级，心力衰竭Ⅲ度。

【病位】心、肺、肝、脾、肾。

【证候】心慌气急，喘促烦躁，不得平卧，畏寒肢冷，皮肤青紫，腹大跗肿，小便短少，舌胖脉数。

【病机】气阳俱虚，五脏亏损，血脉瘀阻，水溢肌肤。

【治法】益气温阳，化瘀行水。

【方剂】利心水汤（曾学文经验方）。

（1）药物组成：人参10 g，黄芪40 g，玉竹12 g，桂枝10 g，制附子10 g，当归10 g，川芎10 g，白术10 g，葶苈子30 g，猪苓30 g，泽泻30 g。

（2）方药配伍：本方参照参附汤、五苓散、四物汤、葶苈大枣泻肺汤加减合成。参附汤益气回阳，温经去寒为主药；五苓散通阳化气利下焦之水，葶苈大枣泻肺汤宣肺化痰泻上焦之饮，共为辅药；四物汤活血化瘀，黄芪益气助阳，玉竹制其制附子之温热以防太过伤阴，共为佐使。全方共奏益气温阳，活血化瘀，利水消肿之功效。

（3）药理作用：参附汤有强心，扩张冠状动脉，增强机体应激能力，抗休克，抗心力衰竭等作用。五苓散有明显的利尿作用。泽泻且有降血脂作用。白术有抗血凝作用。桂枝能加强血液循环，增加肾血流量而加强利尿。葶苈子含有强心苷，有强心作用，能增强心肌收缩力，减慢心率，减慢传导，增加尿量的作用。黄芪可增强免疫能力，并有利尿作用。当归、川芎有抗血小板聚集，增加冠状动脉血流和心肌供氧，保护梗死心肌，抗心律失常等作用。玉竹具有强心作用。全方主要体现两大作用：一是加强心功能，二是增加肾血流量。故有强心与利尿作用。

四、心厥脱证

【病情】极重。

【病期】心脏病末期，极度循环衰竭，心源性休克。

【病位】心、肺、肝、脾、肾、脑。

【证候】心乱气微，胸痛难忍，大汗淋漓，面色苍白，四肢厥冷，神识昏蒙，躁动发绀，舌青脉微。

【病机】气血衰微，阴竭阳脱，脏腑俱损，精气乃绝。

【治法】益气固脱，回阳救逆。

【方剂】救心厥汤（曾学文经验方）。

（1）药物组成：人参15 g，黄芪50 g，玉竹12 g，龙骨30 g，牡蛎30 g，肉桂10 g，制附子10 g，干姜10 g，当归15 g，生地黄20 g，山茱萸12 g。

（2）方药配伍：本方参照参附汤益气回阳，救逆固脱为主药；桂甘龙牡汤通经敛阴，潜镇上越之浮阳为辅药；黄芪、当归益气和血为佐药；生地黄、山茱萸补肾阴，益肾阳，使肾气上交于心为使药。全方共成益气和血，敛阴回阳，救逆固脱之功效。

（3）药理作用：人参能改善缺血心肌合成代谢，减少心肌对氧和化学能量的消耗，使缺血心肌在氧耗最低的情况下动作，减少心肌的缺血性损伤，调整中枢神经、血压、心律，抗休克。制附子有明显的强心作用，增强心肌收缩力，改善外周和冠脉血循环，使外周血管扩张，降低外周血管阻力，改善末梢循环和精神状态作用。参附对心源性休克，能不同程度地提高动脉压，加强呼吸运动，稳定中心静脉压，提高耐缺氧能力。方中黄芪、制附子配伍具有保护缺血心肌，缩小损伤范围的作用，既能增加缺血心肌的供氧供血，又能降低心肌的耗氧量，从而改善缺血心肌氧的供求平衡。肉桂对心源性脑缺血有保护作用，可提高阳虚病人的血压。当归可增加冠状动脉血流量，缩小心肌梗死范围，改善心肌梗死病灶程度。生地黄、玉竹、山茱萸有强心、改善心肌缺血、缓解心绞痛等作用。龙骨、牡蛎有镇静作用。全方有强心、利尿、升压、改善微循环、纠正心力衰竭和抗休克的作用。

上述是心脏病发展全程4个主要阶段性证治类型，但在其某一阶段遇有兼夹证，也当辨治。心脏病全程各阶段证治，体现了中医的整体性与局部性的统一，即病位以心为主，结合肺、肝、脾、肾、脑等主要脏器，其气虚、血瘀、水肿、厥脱之演变规律，实质上是反映了心脏病后心功能不全，心脏舒张功能与收缩功能减退。采用益气强心，活血通脉，滋阴生津，温阳化气，安定心神，利水消肿，救厥固脱，祛邪扶正之大法。药用党参、黄芪、当归、川芎、麦冬、玉竹、桂枝、薤白、制附子、五味子、炒酸枣仁、柏子仁、葶苈子、泽泻、山茱萸、龙骨、牡蛎等，具有：加强心肌舒缩功能，增加心排血量；扩张血管，减轻心负荷；降低血黏度，改善血循环；增加冠状动脉流量，提高心肌供血供氧；改善肾血流，增加尿量；含有多种氨基酸、维生素与微量元素，能够营养心肌、调节代谢、增强免疫功能等，对心脏病导致的慢性乃至急性心功能不全，及其心源性休克，能起到综合治疗作用。

《心系说——曾学文临床经验集》，中国中医药出版社，2013年4月第1版，17～23页。

第二讲　心脏病气血水厥全程病证

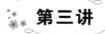

第三讲

心脏病气血水厥多脏病证

　　心脏为五脏六腑之大主，心动则五脏六腑皆摇。心脏有病可累及其他诸脏，因心气虚弱，不能帅血畅行，使各脏腑血脉瘀阻。血不利，则为水。阴阳气不相顺接，便为厥。

　　现将心脏病各有关脏器，肺、肝、脾、肾、脑病变证治的理、法、方、药，大致归纳如下。

一、心肺病证

　　肺主呼吸，主一身之气，为相傅之官，佐心主治节，宗气舍于胸中，心肺之气相合，乃血脉运行的动力，气欲通达全身，必贯注于血脉之中，有赖于血的依附，载之以行。

　　（1）心脏病气虚不运，则血瘀痹阻，郁遏于肺，肺之气道壅塞，失朝百脉之职，脉络损伤。

　　【病症】心悸气短，胸闷憋胀，咳嗽咯血。

　　【治法】益气敛肺，和络止血。

　　【方药】党参20g，黄芪30g，南沙参15g，天冬10g，麦冬10g，玉竹10g，五味子5g，炙款冬花10g，槐花炭20g，白及20g。

　　（2）心气阳衰，肺失通调水道，宣发肃降无权，则津液失其输布，水液不化。

　　【病症】心慌气喘，尿少水肿，不得平卧。

　　【治法】益气温阳，泻肺利水。

　　【方药】党参20g，黄芪30g，桂枝10g，麦冬10g，玉竹10g，白术

20 g，茯苓 20 g，桑白皮 10 g，葶苈子 30 g，车前子 20 g。

二、心肝病证

肝以气为用，主疏泄，藏血，为罢极之本，司气机的转输畅达，参与心的气血运行。

（1）心脏病气虚，则血运不畅，肝血不足，心神失养。

【病症】心悸发慌，失眠胁胀，心烦意乱。

【治法】益气安神，养血柔肝。

【方药】党参 10 g，黄芪 30 g，麦冬 10 g，玉竹 10 g，五味子 5 g，炒酸枣仁 10 g，柏子仁 10 g，当归 10 g，白芍 10 g，枸杞 10 g。

（2）心脏病气滞，则血瘀肝大，血不利，则为水。

【病症】心闷胁痛，爪甲发绀，足踝水肿。

【治法】疏肝理气，活血利水。

【方药】香附 10 g，郁金 10 g，瓜蒌 10 g，薤白 10 g，桂枝 10 g，丹参 30 g，当归 10 g，川芎 10 g，茯苓 20 g，车前子 30 g。

三、心脾病证

脾为仓廪之官，后天之本，是气血生化之源，主运化水谷精微，藏营统血，心气无血则无以生，心血无气则无以化。

（1）心脉涩滞，则血流不畅，气血不充，脉道不利，则脾胃瘀血。

【病症】心胸疼痛，脘腹胀满，不思饮食。

【治法】活血通脉，健脾和胃。

【方药】丹参 30 g，当归 10 g，川芎 10 g，黄芪 30 g，桂枝 10 g，郁金 10 g，香附 10 g，木香 10 g，鸡内金 10 g，陈皮 10 g。

（2）心阳不振，脾阳虚损，土不制水，则水气上逆心肺，外溢肌肤。

【病症】心慌腹胀，唇甲发绀，喘息水肿。

【治法】益气健脾，化瘀泻水。

【方药】党参 20 g，黄芪 30 g，丹参 30 g，当归 10 g，川芎 10 g，白术

20 g，茯苓 30 g，桂枝 10 g，桑白皮 20 g，葶苈子 30 g。

四、心肾病证

肾为气之根，主纳气，藏精，主水，为先天之本，五脏之阴非此不能滋，五脏之阳非此不能发，心脏病久，累伤肾气，肾阴肾阳俱损，重症丛生。

（1）心失肾阴滋养，则水火不济，心肾不交。

【病症】心悸怔忡，健忘失眠，脉细结代。

【治法】滋阴益肾，镇惊安神。

【方药】生地黄 20 g，山茱萸 10 g，麦冬 10 g，玉竹 10 g，炙远志 10 g，龙齿 30 g，鳖甲 30 g，炒酸枣仁 10 g，柏子仁 10 g，茯神 10 g。

（2）心失肾阳温煦，则水气不化，凌心犯肺。

【病症】心慌气急，腹大跗肿，喘呼不得卧。

【治法】温阳补肾，益气行水。

【方药】党参 20 g，黄芪 30 g，桂枝 10 g，制附子 5 g，仙茅 20 g，淫羊藿 20 g，鹿茸 2 g，茯苓 30 g，葶苈子 30 g，车前子 30 g。

五、心脑病证

脑为髓之海，元神之府，心藏脉，脉舍神，心之神明，上升于脑，心的气血充盈，则思维敏捷，脑健神清。

（1）气血亏损，则不足以养心补脑。

【病症】心慌气短，神疲乏力，健忘眩晕。

【治法】益气补血，养心健脑。

【方药】党参 20 g，黄芪 30 g，当归 10 g，熟地黄 10 g，川芎 10 g，白芍 10 g，制何首乌 10 g，枸杞子 10 g，炙远志 10 g，茯神 10 g。

（2）心脏病危深重，阴竭阳脱，血脉瘀阻，则脑髓失养。

【病症】心慌气微，神昏大汗，肢厥脉微。

【治法】益气固脱，回阳救逆。

【**方药**】人参 10 g，黄芪 30 g，当归 10 g，川芎 10 g，桂枝 10 g，制附子 10 g，生地黄 20 g，山茱萸 10 g，龙骨 30 g，牡蛎 30 g。

《心系说——曾学文临床经验集》，中国中医药出版社，2013 年 4 月第 1 版，13～16 页。

第四讲

心脏病经方运用

一、炙甘草汤（《伤寒论》）

【方证诠释】张仲景曰："伤寒脉结代，心动悸，炙甘草汤主之。"孙思邈《千金翼方》又称之曰："复脉汤，治虚劳诸不足，汗出而闷，脉结心悸。"成无己《伤寒明理论》曰："悸者，心松是也，筑筑惕惕然动，怔怔松松，不能自安者是矣。"又曰："结代之脉，动而中止，能自还者名曰结，不能自还者名曰代，由血气虚衰不能相续也，心中动悸，知真气内虚也，与炙甘草汤益虚补气而复脉。"结脉：脉缓而歇止，止而复来，其脉率慢，间有歇止，但无定数，一止后又能恢复均匀的搏动。多见于窦性心动过缓伴过早搏动、窦性停搏、逸搏、Ⅱ度房室传导阻滞、病态窦房结综合征等。代脉：脉来动而中止，不能自还，良久复动，止有定数，有规则的间歇，休止时间较长，一止后，可以连续地间歇，一时不能恢复均匀的搏动。多见于过早搏动呈联律者、窦性停搏、窦房传导阻滞、Ⅱ度房室传导阻滞（房室传导比例较固定为 6∶5，5∶4，4∶3，3∶2）等。临证无论是伤寒，杂病，凡因阴阳气血之虚衰，出现脉结代，心动悸，投以炙甘草汤，以滋阴补阳，益气养血，达到调阴阳，利血气，通经脉，平惊悸，壮身体，安心神之目的。古代诸家对《伤寒论》炙甘草汤多有阐发，现录一家之说，可作临证借鉴参考。柯琴《伤寒来苏集》："仲景凡于不足之脉，阴弱者用芍药以益阴，阳虚者用桂枝以通阳，甚则加人参以生脉。此以中虚脉结代，用生地黄为君，麦冬为臣，峻补真阴者。然地黄、麦冬，味虽甘而气则寒，非发陈蕃秀之品，必得人参、桂枝以通阳脉，生姜、大枣以和营卫，阿胶补血，甘草之缓不能速下，清酒之猛捷于上行，内外调和，悸可宁而脉可复矣。酒七升，水八升，只取三升者，久煎之则气不峻，此虚家用酒之法。且知地黄、麦冬，得酒则良。此证当用酸枣仁，肺痿用麻子仁可也。如无真阿胶，以龟板胶代之。”

【组成用法】 炙甘草 15 g，人参 5 g，生地黄 30 g，桂枝 10 g，阿胶（烊冲）10 g，麦冬 10 g，火麻仁 10 g，生姜 10 g，大枣 20 枚，水煎服（原方加清酒）。

【功效主治】 益气养血，滋阴复脉。主治心气虚血少，症见虚弱少气，心悸心慌，虚烦少眠，舌质淡红少苔，脉结代或虚数。

【方剂配伍】 方中炙甘草甘温，益气补中，化生气血，以复其脉，为主药；人参、大枣，补气益胃，以助气血生化之源；地黄、阿胶、麦冬、火麻仁补心血、养心阴，以充养血脉；桂枝合炙甘草以壮心阳，合生姜以通血脉，使血行旺盛，共为辅佐药；加酒同煎，以助药势、通经脉，为使药。诸药合用，使心气复而心阳通，心血足而心脉充，共奏益心气、补心血、养心阴、通心阳之效，则心动悸，脉结代诸症皆除。

【药理作用】 甘草具有糖皮质激素样作用，能抗炎及抗变态反应，能减轻炎性病灶，抑制毛细血管通透性，抗过敏，减轻休克症状。所含甘草甜素能降低血清胆固醇，使大动脉及冠状动脉粥样硬化病灶减轻并可防止病灶的发展；对吞噬细胞的吞噬能力有双向调节作用，在应激状态下，机体抵抗力受到耗损时，有明显促进作用，故对虚弱的机体有补益之功，甘草又可解痉、止痛、抗菌、解毒。作为本方的主药可增强心脏病病人的机体抗病能力，加强心肌收缩功能。人参可增强机体免疫力，提高机体应激能力，以及在缺氧状态下的心肌存活率，提高心泵血量，增强心功能。大枣能增强肌力，使血清总蛋白和白蛋白明显增加。地黄、麦冬、桂枝、火麻仁分别有降血糖、降血压、强心、利尿、抗菌、抗病毒、抗炎、抗心律失常的作用。阿胶能增加血红蛋白，增加血液携氧能力，使休克危急期的血压上升。生姜可升高血压，对血管运动中枢、呼吸中枢及心脏有兴奋作用。炙甘草汤可减低异位起搏点的兴奋性，调节心脏传导功能，改善心功能和减轻动脉粥样硬化程度，提高机体应激能力。其药理作用表现为：强心、利尿、抗休克、抗心律失常。

【临床运用】本方在临床运用中适当配伍柏子仁、首乌藤、炒酸枣仁、菖蒲、远志、龙齿、琥珀等，治疗心律失常，功效尤著。炙甘草汤治疗病毒性心肌炎或感染性心内膜炎急性期的病例，常可合用银翘散、清瘟败毒饮等。炙甘草汤去参、桂、姜、枣，加白芍组成加减复脉汤，其滋阴养液作用较炙甘草汤更强，加减复脉汤加牡蛎、龟甲、鳖甲、鸡子黄、五味子，组成大定风珠，具有养血滋液填阴，柔肝息风的功效。炙甘草汤近来多用于心律失常、病毒性心肌炎、风心以及肺源性心脏病、冠状动脉粥样硬化性心脏病、贫血性心脏病而症见心悸、气短、脉细弱或结代之气血阴阳虚损的病人。

【用方体会】本方以气血不足的心动悸、脉结代为临床辨证要点。因能复脉定悸，故又名复脉汤。心主血，而血液循环又靠心脏阳气的推动，气为血帅，血为气母，本方益气为主，兼以补血，气血充则心脉宁。方用酒煮，可温经通脉以行药力。大便溏泻者，去火麻仁；如因病情需要，短期内炙甘草一般可用 15～30 g，甚至 60 g 效果尤佳，但应注意大剂量以及长期使用炙甘草可使水钠潴留，故心力衰竭伴水肿严重者以及高血压者，即是心律失常，也不宜用此大剂量，并应配伍葶苈子、茯苓、泽泻等以利水消肿。

二、四逆汤 (《伤寒论》)

【方证诠释】张仲景对四逆汤使用的适应证列有多条，如："少阴病，脉沉者，急温之。""吐利汗出，发热恶寒，四肢拘急，手足厥冷者。""脉浮而迟，表热里寒，下利清谷者。"……成无己《注解伤寒论》："四逆者，四肢厥逆而不温也。四肢者，诸阳之本。阳气不足，阴气加之，阳气不相顺接，是致手足不温而成四逆。此汤申发阳气，却散阴寒，温经暖肌，是以四逆名之。"四逆汤是仲景治少阴病的主方。所谓四逆，逆指阳气衰竭，四肢厥冷。其成因，有的是其人阳气本虚，经感时邪则更虚；有的是病情太重，正不抵邪；有的是汗、吐、泻、尿过多；有的是误治造成等等而致使阴竭阳脱，不论原来有无心系病，见此等病情，都应及时投以四逆汤，治当用四逆汤以回阳救逆固脱之。心脏病终末危险则厥脱。如急性心肌梗死、心源性休克等。《素问·厥论》曰："阳气衰于下则寒厥，阴气衰于下则热厥。"《灵枢·厥病》曰："厥心痛，痛如锥针刺其心……色苍苍如死状。"

【组成用法】 熟附子 10 g，干姜 10 g，炙甘草 15 g，水煎服。

【功效主治】 回阳救逆。主治少阴病阴盛阳衰，症见心慌气憋，四肢厥逆，恶寒倦卧，吐利腹痛，下利清谷，神疲欲寐，口不渴，脉沉微细。

【方剂配伍】 方用大辛大热之附子，归经少阴，温阳以祛寒邪，回阳救逆为主药，辅以干姜之辛热。使温阳祛寒，回阳救逆之力更大，以甘温之炙甘草为佐使，补脾胃而调诸药。三药合用，功专效宏，可速达回阳救逆之功，故名四逆。

【药理作用】 四逆汤可增加心肌收缩力，其作用比生脉散稍快而持久，但对心肌自律性、兴奋性、不应期几乎无影响，四逆汤用于急性心力衰竭可优于生脉散。小肠是导致休克不可逆发展的枢纽器官，保护休克小肠对于防止休克和阻止休克的不可逆发展具有重要意义。四逆汤可作用于小肠，阻断致休克不可逆发展的肠道因素的形成，当休克逐渐好转，循环有所改善时，从肠道吸收入循环的四逆汤有效成分，可以进一步发展改善全身心血管功能的作用。四逆汤对失血性休克有治疗效果，本方有强心、升压、改善微循环作用。

【临床运用】 临床常以四逆汤合理中汤治疗胸闷，心悸之胸阳不振。四逆汤加人参为四逆人参汤，主治四逆恶寒脉微的复利、利止等症。此利止似阴液内竭之象，故以人参以益阴救逆，此属回阳复阴法，对于各种心脏病发展至阳虚寒盛，症见手足厥冷，汗多气促，脉沉微等心力衰竭、心源性休克等危重情况，均可用本方治疗。四逆汤加生脉散、白术、肉桂、远志、桑皮、葶苈子、蛤蚧粉等组成参蚧四逆汤，常用于治疗肺源性心脏病休克。四逆汤加四逆散，再加香附、当归、乌药，为顺气四逆汤，常用于治疗阿-斯综合征、肺性脑病等厥证。

【用方体会】本方以四肢厥逆，神疲欲寐，舌淡，苔白滑，脉沉涩细弱为辨证要点。临床应注意辨厥脱：寒厥热厥，阴脱阳脱，阴阳俱脱等不同证候而正确灵活运用，热厥者勿用，"真寒假热"者宜凉服，而取"治寒以热，凉而行之"之义。本方有附子，煎煮时间宜在0.5～1小时为宜。

三、四逆散（《伤寒论》）

【方证诠释】张仲景曰："少阴病，四逆，其人或咳，或悸，或小便不利，或腹中痛，或泄利下重者，四逆散主之。"仲景又指出：咳者，加五味子、干姜，并主下利；悸者，加桂枝；小便不利者，加茯苓；腹中痛者，加炮附子；泄利下重者，以薤白煎水入散，温服之。柯琴《伤寒来苏集》："四逆有寒热之分。胃阳不敷布于四肢为寒厥，阳邪内扰于阴分为热厥。然四肢不温，故厥者必利。先审泻利之寒热而四逆之寒热判矣。下利清谷为寒，当用姜、附壮元阳之本，泄利下重为热，故用芍药、枳实酸苦涌泄之品以清之。不用芩、连者，以病于阴而热在下焦也。更用柴胡之苦平者以升散之，令阴火得以四达，佐甘草之甘凉以缓其下重，合而为散，散其实热也。用白饮和服，中气和而四肢阴阳自接，三焦之热自平矣。"本方尤适用于心系病人胸胁乃至脘腹痞满掣痛、闷胀不舒者。

【组成用法】柴胡，白芍、枳实、甘草各等份，捣研为散，每次 10 g，每日 2～3 次，米汤送服。或各用 10 g，水煎服。

【功效主治】疏肝理脾，透解郁热。主治阳气内郁或肝脾不和，肝郁化热所致的病证，症见手足厥冷，或心悸怔忡，胸腹疼痛，脉弦。

【方剂配伍】方用柴胡、白芍归经入肝，疏肝解郁清热为主；配伍枳实，泻脾气之壅滞，调中焦之运化为辅，柴胡与枳实同用，可加强疏肝理气之功，白芍与甘草配伍，能缓急止痛；甘草为使，调和诸药。四药合用，共奏疏肝理脾，透解郁热，和中缓急之功。

【药理作用】柴胡有抑菌、解热镇痛、抗脂肪肝的作用，白芍有解痉、镇痛、抗惊厥、抗炎、降血压以及抑制血小板聚集作用。枳实有升压、强心、利尿的作用，其机制与释放体内儿茶酚胺，兴奋 α 与 β 受体有关。它能收缩血管，提高外周血管阻力，使血压升高；能直接加强心肌收缩功能，及诱发心肌的自动节律，增加心排血量，明显改善心泵血功能，从而有效地保证了重要器官的灌注量，这一点在抗休克治疗中是十分重要的，枳实尚有抗血栓作用。全方的主要药理作用表现为：解热、升压、强心、抗凝血、抗休克。

【临床运用】凡肝郁或肝脾不和，都可应用。常用于心绞痛、心力衰竭、休克等病的治疗。临床上以枳实为主的常用方剂有：五磨饮子（枳实、乌药、木香、槟榔、沉香），柴胡疏肝散（柴胡、枳壳、芍药、甘草、陈皮、川芎、香附），治疗胸痹、厥心痛和真心痛。四逆散加桃红四物汤和桔梗、牛膝组成的血府逐瘀汤，活血化瘀，行气止痛，更是心血管临床的常用方。

【用方体会】本方以气机逆乱，阴阳气不相接，胸腹疼痛为辨证要点。心脏病人多见有血瘀，故使用本方应注意对症与和血、活血、破血类药配伍。

四、枳实薤白桂枝汤《金匮要略》

【方证诠释】张仲景曰："胸痹，心中痞气，气结在胸，胸满，胁下逆抢心，枳实薤白桂枝汤主之，人参汤亦主之。"人参汤即仲景之"理中汤"，系由人参、甘草、干姜、白术各等份组成。仲景一证用两方，其理如同张璐在《张氏医通》中解说："痰气集聚于胸中，胸满溢于经脉，故从胁下逆上以抢心也。二汤一以治胸中实痰外溢，用薤白、桂枝以解散之，一以治胸中虚痰内结，即用人参理中以清理之。一病二治因人素禀而施，两不移易之法也。"吴谦《医宗金鉴·订正金匮要略注》亦曰："心中，即心下也，胸痹病心中痞气，闷而不通者虚也；若不在心下而气结在胸，胸满连胁下气逆撞心者实也。实者用枳实薤白桂枝汤主之，倍用枳、朴者，是以破气降逆为主也；虚者用人参汤主之，即理中汤，是以温中补气为主也。由此可知，痛有补法，塞因塞用之义也。"纵观张仲景治"胸痹"，根据证情除用本方外，还有栝蒌薤白白酒汤、栝蒌薤白半夏汤、茯苓杏仁甘草汤、橘枳姜汤、薏苡附子散等。

【组成用法】枳实 10 g，瓜蒌 12 g，薤白 10 g，桂枝 10 g，厚朴 12 g，水煎服。

【功效主治】通阳行气散结，消痞化痰除满。主治因阳气虚，阴寒盛，痰浊壅塞，气滞不通所致的胸痹，症见心下痞塞，胸背疼痛，四肢不温，倦怠少气，喘息咳唾，胸满，胁下逆抢心，脉沉弦。

【方剂配伍】枳实消痞除满，行气散结为主药；瓜蒌行气宽胸化痰为辅药；桂枝温通心阳，薤白通阳散结，行气止痛，下气导滞，与枳实相须，共为佐药；厚朴行气宽胸为使药。诸药合用，使心胸阳气宣通，寒邪被逐，痰浊消散，气机舒畅，胸痹自除。

【药理作用】枳实有升压、强心、利尿、抗血栓作用，有利于改善休克状态下，生命重要器官的血液供应。瓜蒌、薤白有扩张冠状动脉作用，增加血流，增强耐缺氧能力，对急性心肌缺血有明显保护作用，可减轻心脏负荷，解痉止痛。桂枝能促进血液循环，提高痛阈，并有镇静作用，气滞痰阻型病人，血清酶水平较高，其中肌酸磷酸激酶、乳酸脱氢酶水平均明显高于偏虚证，而血清酶，尤其是肌酸磷酸激酶（cpk）的血浓度与梗死面积大小有直接关系。本方可降低血清酶水平，降低心梗病人三大并发症的发生率，可能与其扩张冠状动脉，增加血氧供应有关。

【临床运用】本方系由栝蒌薤白白酒汤演变而来，该方去白酒加半夏，则为栝蒌薤白半夏汤。三方同治胸痹证，栝蒌薤白白酒汤以通阳散结为主，用治胸痹痰浊较轻者；栝蒌薤白半夏汤，祛痰散结之力较大，用以治疗胸痹而痰浊较盛者；枳实薤白桂枝汤则长于下气消痞散满，用以治疗胸痹气结较甚，气上冲胸者。三方均主治心绞痛，气滞重者加四逆散；胸闷气短者合生脉散；心悸加炙甘草、柏子仁；心痛至肘臂者，加白芍、姜黄；寒盛加制附子、干姜；晕眩加龙骨、牡蛎。

【用方体会】本方以胸背痛，心下痞，胁下逆抢心，脉沉弦为辨证要

使补而不滞；龙眼肉、远志、酸枣仁以养心安神，共为佐药，使以甘草、姜枣和胃健脾，以资生化。各药合用，能补益心脾，气旺血生，则惊悸、失眠、健忘诸症自愈。

【药理作用】本方中四君子汤有增强机体免疫力，提高应激能力，促进生理代谢，增强心肌收缩力，促进造血功能，升高外周白细胞等作用。实验证明：四君子汤的多味单药，均未见有抑制血小板聚集的作用，但全方却具有明显的抗家兔血小板聚集作用，而与补血药当归配伍时，该作用又大大加强，有资料表明：党参有增强巨噬细胞的琥珀酸脱氢酶、ATP 酶等的活性和增加糖元的作用。四君子汤能显著提高 E-玫瑰花形成率，淋巴细胞转化率和 IgG。从而提高巨噬细胞的吞噬功能。巨噬细胞在调节免疫反应中起着主要的作用，是机体的重要防御系统，其吞噬功能的提高就使机体免疫功能得到提高。有研究四君子汤对"脾虚"动物模型脑内去甲肾上腺素、多巴胺、5-羟色胺等含量的影响，发现该方对利血平化动物脑的单胺介质的合成可能有促进作用。进而有兴奋中枢神经，促进性腺激素分泌等作用。四君子汤在萎缩胸腺的恢复过程中，有促进核糖核酸、脱氧核糖核酸，促使细胞分裂，加快胸腺结构恢复正常及增强其功能的作用，因而与免疫功能有关。本方中的当归补血汤，对非特异性免疫功能有明显促进作用；在与补肾阳或滋阴药配伍时，对特异性免疫功能、对抗体形成有促进作用。当归、黄芪配伍可通过体液因子，使静止期造血干细胞进入增殖周期，可使股骨有核细胞数和扩散盒集落形成细胞数明显提高，表明促进了骨髓造血干细胞的增殖作用。当归补血汤除了提高免疫功能等效应外，还具有改善造血功能和活血作用的特点。当归能减少心肌梗死范围，降低室性心动过速的发生率。远志、酸枣仁、龙眼肉分别有镇静、催眠、止痛、祛痰等作用。综合全方，归脾汤可提高免疫系统、循环系统和中枢神经系统的功能。

【临床运用】本方常用于治疗贫血性心脏病、心血管神经症、低血压等。本方加黄精、龙齿，可治疗风湿性心脏病而见心悸、胸闷、气短，有一定疗效。归脾汤合生脉散常用于治疗充血性心力衰竭，而症见心气不足，心血亏损的病人。

【用方体会】本方以心悸怔忡，健忘失眠，面黄，舌淡，苔白，脉细弱为辨证要点。方中龙眼肉、酸枣仁、当归以补心，参、芪、术、苓、草以补脾，使脾健而气旺，气血有所生，心神有所养，实为壮子益母之法。

三、六味地黄丸《小儿药证直诀》

【组成用法】熟地黄 24 g，山茱萸 12 g，山药 12 g，泽泻、牡丹皮、白茯苓各 10 g，研细末，炼蜜为丸，每次 5～10 g，每日 2～3 次，温开水送服，也可作汤剂煎服。

【功效主治】滋阴补肾。主治真阴亏损、虚火上炎，症见五心烦热，腰膝酸软，头晕目眩，心悸怔忡，耳鸣耳聋，盗汗，潮热，舌红少苔，脉沉细数。

【方剂配伍】方用熟地黄滋肾填精为主，辅以山茱萸养肝肾而涩精，山药补益脾阴而固精，三药合用，以达到三阴并补之功，又取茯苓淡渗脾湿，以助山药之益脾，泽泻清泄肾火，并防熟地黄之滋腻，牡丹皮清泄肝火，并制山茱萸之温，共为佐使药。各药合用，使之滋补而不留邪，降泄而不伤正，补中有泻，寓泻于补，相辅相成，是通补开合的方剂。

【药理作用】方中地黄有强心、利尿、抗菌等作用。山茱萸有兴奋副交感神经作用。山药有强壮作用。茯苓、泽泻分别有镇静利尿、降血脂、降血压、抗凝血作用。牡丹皮有镇静、催眠、镇痛、抗菌、降压、降低血管通透性等作用。六味地黄丸可能是直接或间接改善肾血流，或通过肾代谢的影响而促使肾血管扩张，使肾功能得到改善而降低血压，降低病死率。甲状腺功能亢进症（简称甲亢）与高血压病人而症见阴虚火旺者，其尿肌酐量与儿茶酚胺量呈现高水平，能量代谢与蛋白分解代谢比正常人为高，六味地黄丸可使高血压病人阴虚火旺症状缓解的同时，尿肌酐量明显下降，有研究证明，羟脯氨酸浓度与含量（反应胶原沉着）在心肌肥厚的整个过程中持续增加，引起心脏左心室顺应性降低。中医"阴虚"模型，二肾一夹型（即左肾动脉用 0.2 mm 或 0.25 mm 内径银夹狭窄，右肾完整）高血压大鼠心肌肥厚时，有左心室壁羟脯氨酸浓度的显著增加，而六味地黄丸则可减轻之，间接提示该方有减少心肌胶原沉着的作用，为防治原发性高血压心血管等损害提供了依据。本方对细胞免疫和抗体形成功能亦有促进作用。

【临床运用】本方原为肾、肝、脾三阴并补之剂，而以补肾阴为主，现代医学常用于治疗高血压心脏病、甲状腺功能亢进性心脏病、糖尿病、冠状动脉粥样硬化性心脏病、心血管神经症、心律失常等而呈现肝肾阴虚，阴虚阳亢，心肾不交之病人。本方原从金匮肾气丸减桂附而成，六味地黄丸加五味子名为都气丸，可治肺源性心脏病之肾不纳气证；加枸杞子、菊花为杞菊地黄丸，可治高血压之阴虚阳亢；加麦冬、五味子名为麦味地黄丸，可滋阴敛肺，治糖尿病之上消证；加知母、黄柏名为知柏地黄丸，主治阴虚火旺型的甲状腺功能亢进性心脏病和高血压；加菖蒲、磁石、五味子名为耳聋左慈丸，可滋阴宁心安神，用于心血管神经症。

【用方体会】本方以五心烦热，潮热盗汗，头目眩晕，心悸怔忡，舌红少苔，脉细数为其辨证要点。消化不良，脾虚便溏者，不宜使用。金匮肾气丸仅以本方多附桂，附子可补阴中之阳，肉桂助阳中之阳，意在微微生火，少火生气，鼓舞肾气。善补阳者，必于阴中求阳，则阳得阴助而生化无穷。肾气丸阴阳药并用，使阳气得以生化，在心血管临床中常用于肾阳虚证而见腰酸腿软，小便清利，舌淡而胖，尺脉沉微的心功能不全的病人。

四、参附汤（《妇人良方》）

【组成用法】人参 12 g，熟附子 10 g，水煎服。

【功效主治】益气回阳救脱。主治元气大亏，阳气暴脱，症见心慌心悸，手足厥逆，汗出，呼吸微弱，脉微等。

【方剂配伍】本方以大温大补立法，方用甘温力宏之人参，大补脾胃之元气，以固后天，配伍大辛大热之附子，温壮元阳，大补先天。二药相须，具有上助心阳，下补肾命，中益脾土的作用。

【药理作用】人参能改善缺血心肌合成代谢，减少心肌对氧和化学能量的消耗，使缺血心肌在氧耗最低的情况下动作，减少心肌的缺血性损伤，调整中枢神经，调整血压，调整心律，抗休克。附子有明显的强心作用，增强心肌收缩力，改善外周和冠脉血循环，使外周血管扩张，降低外周血管阻力。参附汤有升高和维持血压，调节心率，改善末梢循环和精神状态作用。动物实验表明，参附汤有显著改善动脉血流量，及对垂体后叶素引起的急性心肌缺血有对抗作用，对周围血管有较明显扩张作用。

【临床运用】以参附汤为主，治疗心脏病心力衰竭属于心肾阳虚，阳气欲脱，脉细欲绝，病势急重的病人，如见喘急不得卧，为肾不纳气，加黑锡丹；脾阳亦虚者，加椒目、干姜；肺肾阴阳俱虚者，加五味子、蛤蚧尾；心神不宁，并有瘀斑，唇绀，脉沉细涩，加丹参、琥珀、沉香。本方由大补元气的独参汤演变而来。参附汤加龙牡等敛汗固阴恋阳之品，组成参附龙牡汤，功能潜阳镇静，敛阴止汗，治疗大汗淋漓阴竭阳脱的亡阴亡阳之心源性休克。参附汤加大黄、川芎组成化癥液，用于治疗心源性或负荷过度性心功能不全。参附汤去人参，加黄芪组成芪附汤，参附汤去附子，加黄芪组成参芪汤，芪附及参芪汤对缺血心肌，心律失常有保护作用，可降低左室后负荷和室壁张力，增加对缺血心肌氧的供应，缩小损伤，可用于各种心脏病的危重病例。

【用方体会】本方大温大补，以手足厥冷，汗出，呼吸微弱为辨证要点。本方重点取参附以回阳救逆，故两者用量可相等，病情严重者，用量可加重，但要久煎，并可日服两剂，参附龙牡汤中的龙骨、牡蛎宜生用先煎，取敛阴止汗之效。

五、天王补心丹（《摄生秘剖》）

【组成用法】生地黄 120 g，当归、天冬、麦冬、柏子仁、酸枣仁各 60 g，人参、玄参、丹参、白茯苓、五味子、远志、桔梗各 15 g，为末，炼蜜为小丸，朱砂 15 g 为衣。每次 10 g，每日 2～3 次。温开水送服，亦作汤剂，水煎服，用量按原方比例酌减。

制反射亦有改善。应用天麻钩藤饮治疗的高血压病人，对二氧化碳吸入反应，血清胆碱酯酶活性，尿中 17 -羟类固醇排出量和肾血流量则无明显影响。拆方研究证明，杜仲、牛膝、桑寄生三味药合用能明显降低动脉血压。本方对急性心肌梗死阴虚火旺型亦有疗效。

【临床运用】本方常用于治疗肝阳上亢型高血压或脑血管意外后遗症的半身不遂或心肌梗死病人。若肝火偏盛可加龙胆、牡丹皮；若肝阳亢极化风，宜加羚羊角、牡蛎、赭石；若阳亢而阴虚，则加龟甲、鳖甲、何首乌、生地黄。本方与羚角钩藤汤，镇肝息风汤，大定风珠，地黄饮子均属平肝息风剂。本方偏于清热，兼能养血安神；羚角钩藤汤偏于止痉，兼能化痰通络；镇肝息风汤潜阳镇逆息风力大；大定风珠长于滋阴息风；地黄饮子功专滋肾阴，补肾阳，安神开窍。

【用方体会】本方为治阴虚热盛，阳亢风动之剂，以头痛，眩晕，耳鸣或半身不遂，舌红，脉弦数为辨证要点。方中杜仲宜炒，因炒杜仲比生杜仲降压作用强。临床脑血管意外急性期最佳治疗方案为平肝息风，重镇潜阳，夹火者泻火，兼痰者涤痰，常用天麻钩藤汤类方剂治疗，应用最多的中药有：石决明、生龙牡、赭石、钩藤、菊花、天麻、桑寄生、杜仲、牛膝、生地黄等；其次为夏枯草、黄芩、龙胆、栀子、知母等；再次为陈胆星、橘红络、竹茹、贝母、半夏以及菖蒲、远志、郁金、茜草、牛黄清心丸、云南白药等。脑血管意外急性期的不省人事虽是一大证候，芳香开窍类药物可改善或消除脑水肿，但是此类方药也容易引起血管渗漏，有再出血的可能，故苏合香丸、安宫牛黄丸、十香返魂丹和醒脑静等仍不宜使用，或应慎用。有脱证之象者，应加投人参、制附子、干姜等味。

九、补阳还五汤（《医林改错》）

【组成用法】黄芪 60 g，当归 10 g，赤芍 5 g，地龙 3 g，川芎 3 g，桃仁 3 g，红花 3 g，水煎服。

【功效主治】补气活血通络。主治正气亏虚，瘀血阻络所致中风后遗症之半身不遂，症见口舌㖞斜，语言謇涩，口角流涎，下肢痿废，小便频数，或遗尿不禁，苔白，脉缓。

【方剂配伍】方中重用黄芪以补气，使气旺血亦行，祛瘀而不伤正为方中主药；辅以当归、川芎、赤芍、桃仁、红花、地龙活血通络，因其主要目的不在于祛瘀，而在于补气通络，所以重用黄芪，取其力专性走，周行全身，以推动诸药之力，使气旺血行，瘀祛络通。

【药理作用】补阳还五汤治疗缺血性中风，甚至脑出血后遗症均取效，可能与下列实验研究机理有关：改变血液流变性；明显抑制二磷酸腺苷（ADP）、胶原诱导的血小板聚集；使动物脑电阻波幅明显增加，提示脑血流增加；使家兔软脑微循环障碍明显改善，且比单用活血药或黄芪效果好，提示益气与活血药配伍可获协同作用；增加动物巨噬细胞吞噬功能，脑内血肿吸收较快，若去除黄芪则此作用消失；减轻豚鼠运动神经元尼尔小体损伤程度，并促进其修复过程；含一定量 Mn、Fe、Cu、Cr、Ni 等，可能补充或纠正中风病人微量元素代谢失常。本方尚有抗动脉粥样硬化斑块形成的作用，有降胆固醇作用。具有抑制凝血酶刺激血管壁释放 vW 因子的作用，并抑制凝血酶凝固纤维蛋白原的活性，但不影响血管壁对凝血酶的吸附。该方还具有对抗渗出性炎症及增殖性炎症的作用，对免疫器官有显著增强作用，对巨噬细胞吞噬功能有明显促进作用，为文献记载该方具有"补气、活血、行瘀"之功用提供了科学依据。

【临床运用】本方常用于胸痹、中风（瘫证）、颜面神经麻痹、痿症、下肢静脉曲张、脑震荡后遗症。使用本方时，有伤阴者宜配用麦冬、玉竹、白薇；痰湿者宜佐以芳香化浊之品如天竺黄、石菖蒲、藿香、佩兰；大便干燥者加大黄、火麻仁、郁李仁；本方加蜈蚣、全蝎、白附子治疗半身不遂，口舌㖞斜，脉虚者。

【用方体会】本方以正气亏虚，脉络瘀阻之半身不遂，口舌㖞斜，语言謇涩，脉缓或虚为辨证要点。临床多适用于脑血栓中经络之中期。早期相对禁忌；脑出血中脏腑急性期绝对禁用，否则促使病情恶化；脑出血后遗症则为适应证，黄芪用量不宜轻，祛瘀药量不宜重，黄芪可从 30 g，60 g 开始，不效再增加，最多可用到 120 g，也有仅用 12～30 g 而起效的，主要应结合血压情况及气之虚实考虑。血压偏低者黄芪用量宜大，血压偏高者则黄芪用量宜小。此方初期效果明显，后来进展减慢，但仍宜守方服用，以益气活血法治疗动风证，体现了"治风先治血""血行风自灭"的理论。

《心脏病治法方药——曾学文讲课实录》，中国中医药出版社，2016年5月第1版，68～81页。

第六讲

心脏病经验方应用

心脏相关病证，如心气虚、心血瘀、心水肿、心厥脱，以及高血压、高血脂、早搏、心绞痛、心力衰竭等，应用自拟经验方，中药煎剂/颗粒剂简介如下：

一、益心气方

【组成剂量】党参10 g，黄芪10 g，麦冬10 g，玉竹10 g，瓜蒌10 g，薤白10 g，桂枝6 g，当归10 g，炒酸枣仁10 g，柏子仁10 g，五味子6 g。

【应用病症】心脏病早期，心气虚证。心悸气少，胸闷隐痛，倦怠乏力，神疲自汗，眩晕失眠，健忘多梦，过劳则重，舌淡脉弱。

【用法用量】(1) 煎方：每日1剂，代煎或自煎，每剂煎2～3次，每次先加水浸泡后用小火煎半小时，分2～3次食后温服。10日为1个疗程。
(2) 颗粒：每次各1袋，用温开水冲服，每日1～2次。10日为1个疗程。

二、活心血方

【组成剂量】党参10 g，黄芪10 g，玉竹10 g，桂枝6 g，丹参10 g，川芎6 g，制香附10 g，郁金10 g，当归10 g，生山楂10 g，益母草15 g。

【应用病症】心脏病中期，心血瘀证。心痛气短，憋闷咳喘，唇甲发绀，颧红咯血，脘胁胀满，纳呆食少，不耐劳累，舌紫脉涩。

【用法用量】(1) 煎方：每日1剂，代煎或自煎，每剂煎2～3次，每次先加水浸泡后用小火煎半小时，分2～3次食后温服。10日为1个疗程。
(2) 颗粒：每次各1袋，用温开水冲服，每日1～2次。10日为1个疗程。

三、利心水方

【组成剂量】人参（或党参）10 g，黄芪 10 g，玉竹 10 g，桂枝 6 g，制附子 3 g，当归 10 g，川芎 6 g，白术 10 g，葶苈子 10 g，猪苓 10 g，泽泻 10 g。

【应用病症】心脏病晚期，心水肿证。心慌气急，喘促烦躁，不得平卧，畏寒肢冷，皮肤青紫，腹大跗肿，小便短少，舌胖脉数。

【用法用量】（1）煎方：每日 1 剂，代煎或自煎，每剂煎 2～3 次，每次先加水浸泡后用小火煎半小时，分 2～3 次食后温服。10 日为 1 个疗程。

（2）颗粒：每次各 1 袋，用温开水冲服，每日 1～2 次。10 日为 1 个疗程。

四、救心厥方

【组成剂量】人参（或党参）10 g，黄芪 10 g，玉竹 10 g，龙骨 30 g，牡蛎 30 g，肉桂 3 g，制附子 3 g，干姜 3 g，当归 10 g，生地黄 10 g，山茱萸 6 g。

【应用病症】心脏病末期，心厥脱证。心乱气微，胸痛难忍，大汗淋漓，面色苍白，四肢厥冷，神识昏蒙，躁动发绀，舌青脉微。

【用法用量】（1）煎方：每日 1 剂，代煎或自煎，每剂煎 2～3 次，每次先加水浸泡后用小火煎半小时，分 2～3 次食后温服。10 日为 1 个疗程。

（2）颗粒：每次 1 袋，用温开水冲服，每日 1～2 次。10 日为 1 个疗程。

五、降血压方

【组成剂量】夏枯草 10 g，天麻 6 g，钩藤 10 g，菊花 6 g，葛根 10 g，地龙 10 g，川芎 6 g，珍珠母 30 g，石决明 30 g，水牛角 15 g，茯苓 10 g，猪苓 10 g，车前子 15 g，益母草 15 g。

【应用病症】原发性高血压。头晕目眩，颈项不舒，心悸怔忡，胸闷气短，肢体发麻，舌紫脉弦。

【用法用量】（1）煎方：每日 1 剂，代煎或自煎，每次先加水浸泡后用小火煎半小时，分2～3次食后温服。10日为1个疗程。

（2）颗粒：每次1袋，用温开水冲服，每日1～2次。10日为1个疗程。

六、降血脂方

【组成剂量】 决明子10 g，焦山楂10 g，泽泻10 g，绞股蓝10 g，焦六曲10 g，槟榔10 g，炒枳实6 g，陈皮6 g，大腹皮10 g，马齿苋15 g，郁金10 g，炒莱菔子10 g，炙鸡内金3 g，生大黄3 g，荷叶10 g。

【应用病症】 高脂血症。头昏眩晕，倦怠乏力，腹大腰粗，肢体沉重，动辄气短，舌胖脉涩。

【用法用量】（1）煎方：每日1剂，代煎或自煎，每剂煎2～3次，每次先加水浸泡后用小火煎半小时，分2～3次食后温服。10日为1个疗程。

（2）颗粒：每次1袋，用温开水冲服，每日1～2次。10日为1个疗程。

七、治早搏方

【组成剂量】 当归10 g，延胡索10 g，郁金10 g，三七3 g，苦参10 g，黄连3 g，炒酸枣仁10 g，柏子仁10 g，石菖蒲6 g，炙远志6 g，紫石英15 g，磁石30 g，桂枝6 g，炙甘草3 g。

【应用病症】 心脏病早搏。心悸心慌，怔忡不宁，失眠多梦，胸闷气短，倦怠乏力，舌淡紫，脉间歇。

【用法用量】（1）煎方：每日1剂，代煎或自煎，每剂煎2～3次，每次先加水浸泡后用小火煎半小时，分2～3次食后温服。10日为1个疗程。

（2）颗粒：每次1袋，用温开水冲服，每日1～2次。10日为1个疗程。

八、治心痛方

【组成剂量】 三七3 g，丹参10 g，当归10 g，川芎6 g，赤芍10 g，红花6 g，延胡索10 g，制香附10 g，郁金10 g，肉桂3 g，乳香6 g，沉香1 g，失笑散10 g，土鳖虫10 g。

【应用病症】 冠状动脉粥样硬化性心脏病心绞痛。胸闷气短，心前区疼痛，痛引肩臂，劳累或情绪激动时诱发，甚者休息或卧位时亦发，舌淡紫，脉弦涩。

【用法用量】（1）煎方：每日 1 剂，代煎或自煎，每剂煎 2～3 次，每次先加水浸泡后用小火煎半小时，分 2～3 次食后温服。10 日为 1 个疗程。

（2）颗粒：每次 1 袋，用温开水冲服，每日 1～2 次。10 日为 1 个疗程。

九、治心衰方

【组成剂量】人参（或党参）10 g，黄芪 10 g，当归 10 g，川芎 6 g，麦冬 10 g，玉竹 10 g，熟地黄 10 g，桂枝 6 g，制附子 3 g，淫羊藿 10 g，生山楂 10 g，益母草 15 g，五味子 6 g，茯苓 10 g，泽泻 10 g，葶苈子 10 g。

【应用病症】心脏病心力衰竭。心悸发慌，胸闷气短，咳咯泡沫状或血性痰涎，腹胀尿少，不能平卧，足踝浮肿，指唇发绀，舌胖紫，脉细数。

【用法用量】（1）煎方：每日 1 剂，代煎或自煎，每剂煎 2～3 次，每次先加水浸泡后用小火煎半小时，分 2～3 次食后温服。10 日为 1 个疗程。

（2）颗粒：每次 1 袋，用温开水冲服，每日 1～2 次。10 日为 1 个疗程。

《心脏病气血水厥说——曾学文学术传承录》，中国中医药出版社，2018 年 1 月第 1 版，38～41 页。

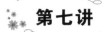

第七讲

心脏病自拟方应用

心脏病治疗自拟经验方如益心气汤、活心血汤、利心水汤、救心厥汤，临床应用于治疗肺源性心脏病、风湿性心脏病、病毒性心肌炎、冠状动脉粥样硬化性心脏病、心律失常等简介如下：

一、肺源性心脏病

肺源性心脏病是由肺、胸廓以及肺血管的慢性疾病导致肺动脉高压、右心室肥大，或伴右心功能不全的心脏病。可归属于中医"肺胀""心水"等范畴。

1. 心肺气虚

【证候】心悸心慌，胸闷气喘，咳吐白沫，面浮苍白，神疲自汗，头昏眩晕，浮肿乏力，劳则气短。舌淡胖苔薄白，脉细无力。

【病机】心气虚弱，肺气不足。

【治法】养心补肺，敛汗固表。

【方药】益心气汤加减。党参、黄芪、麦冬、五味子、玉竹、瓜蒌、薤白、桂枝、当归、炒酸枣仁、柏子仁。

【运用】若咳喘气短甚者，加葶苈子、川贝母、蛤蚧；痰多食少者，加杏仁、浙贝母、紫苏子、莱菔子、桑白皮、鸡内金；心慌怔忡甚者，加茯神、白术、磁石；水肿甚者，加葶苈子、车前子。

2. 血瘀水泛

【证候】心慌气急，咳嗽喘促，烦躁不安，脘胁胀痛，不能平卧，畏寒身冷，面色瘀滞，唇甲青紫，水肿尿少。舌胖紫苔薄，脉数细涩。

【病机】气虚血瘀，阳虚水泛。

【治法】益气活血，温阳利水。

【方药】利心水汤加减。人参、黄芪、当归、川芎、玉竹、瓜蒌、制附子、白术、葶苈子、猪苓、泽泻。

【运用】若痰多黏稠者，加杏仁、浙贝母；咳痰不爽者，加桔梗、桑白皮；咳咯黄痰者，去桂枝、制附子，加黄芩、鱼腥草；唇舌青紫甚者，加丹参、桃仁、红花。

二、风湿性心脏病

风湿性心脏病是急性风湿热心脏炎后，遗留以瓣膜病变为主的心脏病。可归属于中医"心痹""心水"等范畴。

1. 心气阴虚

【证候】心悸怔忡，乏力倦怠，自汗盗汗，失眠多梦，面赤颧红，五心烦热，时有胸痛，劳则气短。舌红苔薄，脉细滑数。

【病机】气虚阴亏，心神不宁。

【治法】补气滋阴，宁心安神。

【方药】益心气汤合炙甘草汤加减。人参、黄芪、桂枝、栝蒌、薤白、当归、炒酸枣仁、柏子仁、麦冬、五味子、生地黄、玉竹、阿胶、火麻仁、炙甘草、大枣。

【运用】若发热咳嗽者，去桂枝，加鱼腥草、黄芩、杏仁；惊悸甚者，加紫石英、龙齿；潮热，口干舌燥者，去桂枝，加地骨皮、知母；伴有关节酸痛者，加桑枝、桑寄生、秦艽、鹿衔草。

2. 血瘀水阻

【证候】心慌气短，面颧红，唇发绀，胁下痞块胀痛，颈脉怒张，水肿尿少。舌胖淡紫苔白水滑，脉细涩或结代。

【病机】心气不足，血瘀水泛。

【治法】益气活血，化瘀行水。

【方药】活心血汤加减。党参、黄芪、玉竹、丹参、当归、川芎、桂枝、郁金、香附、山楂、益母草。

【运用】若咳喘甚者，加葶苈子、杏仁、桑白皮；水肿甚者，加茯苓、猪苓、泽泻、白术、车前子；脉律失常显著者，加苦参、黄连、炙甘草；心悸甚者，加龙骨、牡蛎、柏子仁、山茱萸。

3. 阴竭阳脱

【证候】心慌气促，端坐呼吸，频繁咯血，烦躁不安，恐惧焦虑，面色苍白，面颧红，口唇青紫，冷汗淋漓。舌青紫苔薄白，脉微欲绝。

【病机】阴液耗竭，阳气衰脱。

【治法】益气敛阴，回阳固脱。

【方药】救心厥汤加减。人参、黄芪、玉竹、肉桂、干姜、制附子、龙骨、牡蛎、当归、生地黄、山茱萸。

【运用】若咯血甚者，去肉桂、干姜、制附子，加白及、三七、花蕊石、诃子；咳喘甚者，加葶苈子、桑白皮；心神不安者，加炒酸枣仁、柏子仁、合欢花。

三、病毒性心肌炎

病毒性心肌炎是因各种病毒感染引起的心肌局限性或弥漫性急性或慢性炎性病变。可归属于中医"时行毒""心悸""心胀"等范畴。

1. 气虚阴亏

【证候】心悸怔忡，胸闷气短，头昏目眩，神疲乏力，活动汗出，五心烦热，失眠多梦，口干咽燥，大便干，尿少。舌淡红嫩苔少，脉数细涩。

【病机】气耗阴伤，心神不宁。

【治法】益气养阴，宁心安神。

【方药】益心气汤合炙甘草汤加减。炙甘草、黄芪、人参、麦冬、五味子、炒酸枣仁、柏子仁、瓜蒌、薤白、当归、玉竹、生地黄、阿胶、桂枝、火麻仁。

【运用】若发热咽痛者，去桂枝，加金银花、玄参、重楼、射干；有腹痛泄泻者，去生地黄、阿胶、火麻仁，加葛根、木香、黄连；惊悸者，加琥珀、龙齿、磁石。

2. 阳遏血瘀

【证候】心悸怔忡，心慌肢冷，胸闷气憋，胸痛气短，肌痛肢楚，头昏倦怠。舌质紫暗苔薄白，脉细涩结代。

【病机】胸阳不振，血脉瘀阻。

【治法】通阳散结，活血化瘀。

【方药】活心血汤加减。党参、黄芪、玉竹、桂枝、丹参、当归、川芎、香附、郁金、山楂、益母草。

【运用】若气喘水肿者，加葶苈子、车前子；心慌不宁，心神不安者，加炒酸枣仁、柏子仁；动辄自汗者，加麦冬、五味子。

四、冠状动脉粥样硬化性心脏病

冠状动脉粥样硬化性心脏病是由于冠状动脉粥样硬化使动脉管腔狭窄、闭塞或痉挛以及血栓形成，导致心肌缺血或梗死的一种心脏病。可归属于中医"胸痹""心痛"等范畴。

1. 气阴两虚

【证候】心悸，气短乏力，胸闷心痛，头昏眩晕，劳则自汗，五心烦热，口干咽燥，失眠多梦，便干尿少。舌淡红嫩苔少，脉数细涩或结代。

【病机】心气不足，心阴亏虚。

【治法】益气养阴，止痛宁心。

【方药】益心气汤合柏子养心丸加减。党参、黄芪、麦冬、玉竹、炒酸枣仁、五味子、柏子仁、当归、瓜蒌、薤白、桂枝、甘草、生地黄、玄参、枸杞子、茯神、菖蒲。

【运用】若胸痛甚者，加郁金、延胡索、丹参、川芎；心悸怔忡甚者，加琥珀、紫石英、磁石。

2. 气虚血瘀

【证候】心悸怔忡，胸闷，心前区痛，甚则难忍，牵引肩臂，发作有时，过劳则重，动辄喘息，气短乏力，面色苍白，神疲自汗。舌淡紫暗苔薄白，脉细或结代。

【病机】气虚不运，血瘀脉络。

【治法】益气活血，化瘀通络。

【方药】活心汤加减。人参、黄芪、玉竹、桂枝、丹参、川芎、香附、郁金、当归、山楂、益母草。

【运用】若心痛甚者，加三七、水蛭、延胡索；肥胖或高血脂者，加决明子、泽泻；高血压者，去桂枝，加天麻、钩藤；口干欲饮或糖尿病者，去桂枝，加天花粉、玄参、知母。

3. 血瘀脉络

【证候】胸闷或胸痛，惊悸怔忡，头痛头晕，精神不振，失眠健忘，语言謇涩，肢体麻木。舌紫暗苔白，脉弦涩或细涩。

【病机】瘀血内留，脉络痹阻。

【治法】活血化瘀，行血通络。

【方药】活心血汤合黄芪五物汤加减。党参、黄芪、玉竹、桂枝、川芎、当归、丹参、赤芍、桃仁、红花、地龙、香附、郁金、山楂、益母草。

【运用】若血压高者，加天麻、夏枯草、钩藤；血脂高者，加决明子、制何首乌；血糖高者，加天花粉、生地黄、玄参；脉律不齐者，加炒酸枣仁、柏子仁、菖蒲、苦参；抽搐或偏瘫者，加僵蚕、蜈蚣、全蝎。

4. 阳气虚衰

【证候】猝然心痛，心悸发慌，气喘窒息，躁动发绀，冷汗淋漓，肢冷如冰，面色紫暗灰滞或苍白，恶心呕吐，神志恍惚，二便失禁。舌胖紫暗苔白腻，脉细欲绝。

【病机】阳气衰微，经脉闭塞。

【治法】益气温经，回阳救逆。

【方药】救心厥汤加减。人参、黄芪、肉桂、干姜、制附子、龙骨、牡蛎、当归、玉竹、生地黄、山茱萸。

【运用】若心痛剧者，加失笑散、沉香、檀香；肢体麻木者，加天麻、钩藤；咳喘水肿者，加桑白皮、葶苈子、车前子。

五、心律失常

心律失常是指心脏内心搏起源部位、心搏频率与节律以及冲动传导等任何一项异常，导致心动过速、过缓或异位心律的一类病症。可归属于中医"心悸""怔忡"等范畴。

1. 心气阴虚

【证候】心悸怔忡，神疲乏力，劳则气短，烦闷多梦，自汗，盗汗，口干舌燥。舌淡红嫩苔薄白，脉细弱或结代或细数。

【病机】气虚阴亏，心神不安。

【治法】益气滋阴，养心安神。

【方药】益心气汤合柏子养心丸加减。人参、黄芪、麦冬、玉竹、瓜蒌、薤白、桂枝、炒酸枣仁、五味子、柏子仁、茯神、当归、菖蒲、玄参、生地黄、枸杞子、甘草。

【运用】若心前区疼痛者，加郁金、延胡索；呕恶口苦者，加黄连、竹茹。

2. 心气血虚

【证候】心悸气短，头晕目眩，胸闷倦怠，面色苍白，唇无血色，健忘失眠，纳呆食少，动辄汗出。舌淡苔薄，脉迟细涩或结代。

【病机】心气虚弱，血不养心。

【治法】补气养血，安神宁心。

【方药】益心气汤合归脾汤加减。人参、黄芪、白术、炙甘草、当归、茯神、龙眼肉、远志、麦冬、玉竹、瓜蒌、薤白、桂枝、柏子仁、五味子、炒酸枣仁、木香。

【运用】若心动过缓者，加鹿茸、阿胶、制附子；畏寒肢冷水肿者，加仙茅、淫羊藿；潮热盗汗者，加生地黄、白芍、龙骨、牡蛎。

3. 水饮内停

【证候】心悸眩晕，怔忡不宁，胸脘痞满，形寒肢冷，咳喘痰涎，渴不欲饮，面肢水肿，小便短少。舌淡苔白腻，脉滑或结代。

【病机】痰饮内聚，凌心犯肺。

【治法】温阳利水，安神定志。

【方药】利心水汤加减。人参、黄芪、玉竹、桂枝、制附子、当归、川芎、葶苈子、猪苓、泽泻、白术。

【运用】若咳喘甚者，加桑白皮、杏仁、紫苏子；动辄自汗，加麦冬、白芍、五味子；唇舌指趾发绀者，加三七、丹参；肢体肿甚脉缓者，加鹿茸、细辛、仙茅、淫羊霍。

4. 心阳虚衰

【证候】心悸怔忡，胸闷气短，畏寒肢冷，头昏眩晕，体倦乏力，面色无华，时有黑蒙，唇青跗肿。舌淡胖苔薄白，脉结代或细迟。

【病机】心气亏虚，心阳衰减。

【治法】益气温阳，养心安神。

【方药】救心厥汤加减。人参、黄芪、玉竹、肉桂、干姜、龙骨、牡蛎、制附子、当归、生地黄、山茱萸。

【运用】若心前区痛者，加郁金、延胡索、三七；腰酸肢冷，水肿甚者，加仙茅、淫羊霍、防己、泽泻；脉缓者，加麻黄、细辛、枳实。

《心系说——曾学文临床经验集》，中国中医药出版社，2013 年 4 月第 1 版，176～184 页。

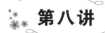

第八讲
心脏病治疗中药

一、益心气药

（一）人参

【药物诠释】人参性平、微温，味甘、微苦。归脾、肺、心经。《神龙本草经》："补五脏，安精神，定魂魄，止惊悸，除邪气，明目，开心益智。"《证类本草》："心腹鼓痛、胸胁逆满，调中，止消渴，通血脉，破坚积。"《本草经疏》："能回阳气于垂绝。"

【功用主治】有大补元气，固脱生津，强心安神等功用。主治劳伤虚损，心力衰竭，惊悸健忘，虚咳喘促，自汗暴脱，头痛眩晕等一切气血津液不足之证。

【主要成分】人参含人参皂苷、挥发油、各种氨基酸和肽类、葡萄糖、维生素 B_1、维生素 B_2、烟酸、泛酸等。茎叶还含黄酮类山奈酚、三叶豆苷、人参黄酮苷和木犀草素-7-葡萄糖苷。

【药理作用】人参可增加红细胞2，3-二磷酸甘油酸浓度，降低血红蛋白对氧的亲和力，从而向组织释放更多的氧，满足受损组织对氧的需要，增强机体对有害因素的抵抗力，有消除疲劳的作用。常规剂量对中枢神经系统有兴奋作用，大剂量有镇静作用，能提高心脏的收缩力和频率，可调节胆固醇代谢，抑制高胆固醇血症的发生。小剂量可使血压轻度上升，大剂量则使血压下降，降压可能与血管扩张有关，也可能与含胆碱样物质有关。对冠状动脉、脑血管、眼底血管有扩张作用。能抗过敏、抗休克、抗心律失常。对实验性心肌炎有治疗和预防作用。能恢复缺氧时心肌 cAMP/cGMP 比值的下降，改善组织缺氧时的能量代谢，保护心肌毛细血管内皮细胞。减轻线粒体损伤，对氧自由基有对抗作用，有保护红细胞的能力。

【临床应用】人参有野生和人工栽培两种，野生称野山参；人工栽培分红人参、白人参和生晒参；产于朝鲜的称高丽参，产于美国和加拿大的称西洋参。与黄芪、制附子、干姜、甘草等配伍，用于急性心肌梗死，各种心脏病导致的心功能不全等；与生石膏、知母、苦参、甘草等配伍，用于急性风湿性心肌炎、感染性心肌炎；人参还常用于心肌营养不良、冠状动脉粥样硬化、高脂血症、心绞痛、糖尿病等。

【用法用量】内服：煎汤 3～10 g，大剂量 10～30 g，亦可煎膏，或入丸、散。

【注意事项】实证热证忌服。超量能引起烦躁不安和兴奋，可出现全身玫瑰疹、瘙痒、眩晕、头痛、发热及有出血点等中毒现象。人参畏五灵脂、反藜芦。

（二）黄芪

【药物诠释】黄芪性微温，味甘。归肺、脾经。《珍珠囊》："甘温纯阳，其用有五：补诸虚不足，一也；益元气，二也；壮脾胃，三也；去肌热，四也；排脓止痛、活血生血、内托阴疽，为疮家圣药，五也。"《本草逢原》："能补五脏诸虚。"《医学衷中参西录》："能补气，兼能升气，善温胸中大气（即宗气）下陷。"

【功用主治】有补气升阳，固表止汗，利水消肿，活血生肌，增强心功能等功用。主治内伤劳倦，气虚血脱，心悸，怔忡，自汗盗汗，浮肿及一切气衰血虚之证。

【主要成分】国产膜荚黄芪中含有膜荚黄芪皂苷甲、乙、丙、胡萝卜苷、羽扇豆苷、正十六醇、棕榈酸、β-谷甾醇、芒果花素和毛蕊异黄酮、多种氨基酸和微量元素。国产内蒙古黄芪中含有黄芪多糖Ⅰ、Ⅱ、Ⅲ。黄芪中还含有香豆素、苦味素、胆碱和甜菜碱等成分。

【药理作用】黄芪煎剂给麻醉狗、猫、兔等静脉注射均可引起明显降压作用，其机理与直接扩张血管有关。对离体蛙心，内蒙古黄芪煎剂有抑制作用，醇提取物则为兴奋。麻醉兔静脉注射煎剂，对在位心脏能使收缩加强，心排血量增加及心率变慢，且抗心律失常。黄芪有利尿消肿作用，且持续时间较长，不产生耐药性，黄芪粉可降低生理性蛋白尿的排泄。以黄芪等益气活血药组成的方剂，对犬实验性心肌梗死有缩小梗死面积的作用。黄芪可增强机体免疫功能。

【临床应用】用黄芪、党参、丹参、黄精、赤芍、郁金、红花、川芎等配伍，治疗急性心肌梗死，能改善症状，稳定病情。配伍制附子等治疗充血性心力衰竭，有强心利尿作用。黄芪配伍桂枝、白术、茯苓、防己、甘草、姜皮等治疗风湿性心脏病之心悸，出汗，恶风，身肿，关节疼痛。配伍党参、制附子、当归、仙茅、淫羊藿等，治疗病态窦房结综合征，心动过缓，全身疲倦乏力，畏寒，腰酸，肢冷，足踝水肿。对骤然失血或经血过多而致心悸、气短、汗出、肢冷、舌淡、脉数者，可用大剂量黄芪加当归，以补气生血。对肺源性心脏病之气短，发绀，冠状动脉粥样硬化性心脏病之心绞痛，胸闷，憋气者，用量一般 30～50 g，以补气活血。

【用法用量】内服：煎汤 10～15 g，大剂量 30～60 g，或煎膏，或入丸、散。

【注意事项】实证及阴虚阳盛，气实多怒者忌服。恶龟甲、白鲜皮。

二、活心血药

（一）丹参

【药物诠释】丹参性微寒，味苦。归心、肝经。《明理论》："丹参一物而有四物之功。"《本草纲目》："破癥除瘕、止烦满、益气、养血，去心腹痼疾结气。"

【功用主治】有活血，祛瘀，清心除烦，定痛等功用。主治心胸刺痛，心烦不眠，风湿热痹疼痛，癥瘕积聚，肝脾大等。

【主要成分】丹参根含丹参酮Ⅰ、ⅡA、ⅡB、异丹参酮Ⅰ、Ⅱ、隐丹参酮、异隐丹参酮、丹参酸甲酯、羟基丹参酮ⅡA、丹参新酮、左旋二氢丹参酮Ⅰ、丹参酚，此外，还含原儿茶醛、原儿茶酸、乳酸、维生素E等。

【药理作用】丹参能加强心肌收缩力而不增加心肌耗氧量；扩张冠状动脉，增加冠状动脉血流量。能抗血栓形成和改变血液流变性，提高纤溶酶活性，促进纤维蛋白溶解，降低全血黏度和血浆黏度，缩短红细胞电泳时间；能改善微循环，使血流速度加快，流态趋向正常；毛细血管网开放增加，使已聚集的红细胞解聚。丹参能促进组织的修复与再生，使梗死区坏死心肌的清除较快，巨噬细胞活跃，纤维母细胞分化和胶原纤维形成较明显，肉芽形成较成熟。丹参可降低胆固醇，抑制冠状动脉大分支粥样斑块的形成；能增加心肌缺血区的血液灌注，提高耐缺氧能力；丹参煎剂有不同程度的降压作用，亦有微弱的直接扩张血管的作用。

【临床应用】丹参功同四物，活血养血，常用于治疗冠状动脉粥样硬化性心脏病心绞痛、脑血栓后遗症、风湿性心脏瓣膜病、慢性心功能不全所致的肝郁血、下肢水肿等。

【用法用量】内服：煎汤 10～15 g，或入丸、散。

【注意事项】无瘀血者慎服，妊娠无故勿服，反藜芦。

（二）当归

【药物诠释】当归性温，味甘、辛、苦。归心、肝、脾经。《本草纲目》："治头痛、心腹诸痛……和血补血。"《本草从新》："入心、肝、脾，为血中气药，治虚劳寒热，咳逆上气。"《本草再新》："治浑身肿胀，血脉不和，阴分不足。"

【功用主治】有补血和血、温经止痛，抗心律失常等功用。主治血虚、心痛、头痛、眩晕、痿痹、早搏等。

【主要成分】含挥发油，其中主要成分为藁本内酯，及正丁醇烯酰内酯。并含有正一戊酰苯邻羧酸、正十二烷醇、香柠檬内酯。此外尚有脂肪油、棕榈酸、β-谷甾醇及其棕榈酸酯、蔗糖、维生素 B_{12}、维生素 A、维生素 E、烟酸、叶酸等。近从当归水溶性部分中分出阿魏酸、丁二酸、尿嘧啶和腺嘌呤等。

【药理作用】当归有减慢肾上腺素的加速心率作用；能扩张离体豚鼠冠状动脉，增加冠状动脉血流量，对垂体后叶素所致急性心肌缺血有一定的缓解作用。对犬、家兔静脉用药，初期抑制心脏机能使血压降低，继之，动脉血管收缩增强，血压升高。水溶性组分可使血压降低，精油组分可使血压升高。当归流浸膏有奎尼丁样作用，对乙酰胆碱或电流引起的犬和猫心房颤动有治疗作用。能降低血小板聚集及抗血栓形成；有降血脂作用，对主动脉粥样硬化病变有一定保护作用；当归能显著增强动物腹腔巨噬细胞的吞噬功能，提高网状内皮系统对染料的廓清速度，说明有促进非特异性免疫功能作用。

【临床应用】当归，补血活血之要药，归身偏于补血养血；归头与归尾偏于活血、破血；归须偏于活血通络；全当归则既可补血又可活血。当归与川芎、熟地黄、白芍配伍，即四物汤，可治疗各种心脏病之血虚证；在四物汤基础上加桃仁、红花，即桃红四物汤，可治各种心脏病之血瘀证。当归配伍大剂量黄芪，即当归补血汤，可治心脏病之气虚血瘀证。当归治疗室性早搏、心肌缺血、心绞痛等均有疗效。

【用法用量】内服：煎汤 5～10 g；浸酒，熬膏或入丸、散。

【注意事项】湿阻中满，大便溏泄者慎服。

（三）川芎

【药物诠释】川芎性温，味辛。归肝、胆、心包经。《神农本草经》："主中风入脑，头痛，寒痹，筋挛缓急。"《本草纲目》："血中气药也，肝苦急以辛补之，故血虚者宜之；辛以散之，故气郁者宜之。"《本草品汇精要》："破瘀积，消宿血，养新血。"

【功用主治】有活血，行气，祛风，止痛等功用。主治心胸刺痛，跌仆肿痛，风湿痹痛等。

【主要成分】含挥发油、生物碱、酚性成分、内酯类、阿魏酸。其生物碱中分理出川芎嗪为有效成分。

【药理作用】川芎嗪对麻醉犬有强心作用，可能是通过交感神经间接兴奋心脏 β 受体所致。川芎及其提取物具有扩张冠状动脉，增加冠状动脉流量，降低心肌氧耗等作用。有明显的降压作用。能抑制血小板聚集，对已形成聚集的有解聚作用；能降低血小板表面活性，抑制纤维蛋白形成；抗血栓形成，改善微循环；能使主动脉壁脂质含量显著下降，缩小内膜上斑块面积。

【临床应用】川芎为血中气药，配黄芪、当归、赤芍等治疗冠状动脉粥样硬化性心脏病；配地黄、当归、郁金等治疗风湿性心脏病心前区疼痛；加夏枯草、葛根、赤芍治疗高血压头痛、颈项不舒等。川芎嗪治疗急慢性缺血性脑血管病有一定疗效。

【用法用量】内服：煎汤 3～10 g，或入丸、散。外用：研末撒或调敷。

【注意事项】阴虚火旺，上盛下虚及气弱之人忌服，气升痰喘不宜用。久服则走散真气。

（四）红花

【药物诠释】红花性温，味辛。归心、肝经。《本草求真》："辛苦而温，色红入血，为通瘀活血要剂。"《本草衍义补遗》："多用则破血，少用则养血。"《本草经疏》："本行血之药也，血晕解，留滞行，即止；过用能使血行不止而毙。"

【功用主治】有活血，通经，散瘀，止痛等功用。主治血脉瘀阻，心腹疼痛，经闭，癥瘕痞块，跌仆损伤等。

【主要成分】含二氢黄酮衍生物：红花苷、红花醌苷及新红花苷。红花苷水解后生成红花素与葡萄糖。此外红花还含有木聚糖类与脂肪油等。

【药理作用】红花有轻度兴奋心脏作用，小剂量煎剂可增强心肌收缩力，大剂量则有抑制作用；红花浸剂具有使心脏迅速恢复正常跳动且不易发生纤颤的优点，此作用可能与红花中所含某种钾盐有关。红花对实验性心肌缺血、心肌梗死或心律失常等动物模型均有不同程度的对抗作用；对垂体后叶素引起的大白鼠或家兔的急性心肌缺血有明显的保护作用，可使心肌缺血程度减轻，范围缩小，心率减慢，尤其对梗死边缘区，有明显保护作用，并使心电图 ST 段抬高的幅度显著下降；对乌头碱所致的心律失常也有一定的对抗作用。有明显增加小鼠对常压缺氧的耐力，有较微弱的血管扩张和不同程度的降压作用。有改善外周微循环作用，使血流加速，毛细血管网开放数目增加和红细胞聚集程度减轻。红花有抑制血小板聚集和增强纤维蛋白溶解作用，延长血栓形成时间，缩短长度和减轻重量，从而防止血栓的形成和发展，促进血栓溶解。红花有降低血脂作用，对高胆固醇血症的家兔，口服红花油 1 g/（kg·d），可降低血清中总胆固醇、总脂、甘油三酯及非酯化脂肪酸的水平，减轻动脉粥样硬化程度。

【临床应用】 红花温经活血化瘀，心脏病气虚血瘀者用量宜轻，并配伍黄芪、党参之类；气滞血瘀者用量宜重，并加用赤芍、川芎之类。用红花、郁金、丹参、瓜蒌为剂，治疗冠状动脉粥样硬化性心脏病的心绞痛病人，症状可获不同程度的缓解。

【用法用量】 内服：煎汤 5～10 g，或入散剂，或浸酒。外用：研末撒，或鲜者捣汁外敷。

【注意事项】 孕妇忌服。

（五）三七

【药物诠释】 三七性温，味甘、微苦。归肝、胃、大肠经。《本草新编》："三七根止血之神药也，无论上中下之血，凡有外越者，一味独用亦效。"《本草求真》："三七世人仅知功能止血住痛，殊不知痛因血瘀则疼作，血因敷散而血止。三七气味苦温，能于血分化其血瘀。"《医学衷中参西录》："化瘀血而不伤新血，允为理血妙品。"

【功用主治】 有止血、散瘀、消肿、定痛等功用。主治气滞血瘀，心痹疼痛，跌仆瘀血，内外伤出血等。

【主要成分】 含总皂苷约 12%，曾分离出三七皂苷 A、B，水解后得三七皂苷元 A、B 及葡萄糖。还含少量黄酮醇类化合物三七黄酮 A，即槲皮素。

【药理作用】 三七温浸液能缩短家兔凝血时间，并有收缩血管作用。能降低胆固醇，降低全血黏度。对麻醉开胸犬，静脉注射三七提取液，有增加冠状动脉血流量，减少心肌耗氧量，对抗垂体后叶素的作用；能降低动脉压和减慢心率；对离体蛙心有强心作用，三七醇提取物对兔有显著持久的降压作用。可降低小鼠毛细血管通透性，增加毛细血管抗力。

【临床应用】三七为散瘀、定痛、止血之良药，可用于各种出血证候。配人参粉、琥珀末可治疗心绞痛、风湿性心脏病之二尖瓣狭窄咯血、各种心脏病引起的心力衰竭、咯血等。每日服三七粉 1～2 g 对降低血脂有一定疗效。

【用法用量】内服：煎汤 3～10 g，研末吞服，每次 1～3 g。外用适量。

【注意事项】孕妇忌服，无瘀血者勿用，血虚吐衄，血热妄行者禁用。

（六）蒲黄

【药物诠释】蒲黄性凉，味甘、辛。归心、肝经。《本草从新》："生用性滑，行血瘀，通经脉。"《证类本草》："止血，消瘀血，益气力。"《本草纲目》："凉血活血，止心腹诸痛。"

【功用主治】有凉血，止血，活血，消瘀等功用。主治心脉瘀阻疼痛，跌仆血肿，吐血、咯血、衄血等。

【主要成分】含固醇类：α-香蒲固醇及 α-谷固醇；亦含挥发油、黄酮类、生物碱等。近自其水溶性成分中分离出亮氨酸、缬氨酸、丙氨酸和 β-氨基嘌呤。

【药理作用】蒲黄煎剂可使猫犬血压下降，其作用可被阿托品所阻断。醇提取液对蟾蜍离体心脏，低浓度可增加收缩力，高浓度则抑制。总浸膏有较明显的降甘油三酯作用。蒲黄能激活体内单核巨噬细胞系统，有利于肉芽肿中脂质的吸收，有助于动脉粥样硬化病变的消退。可抗血小板聚集、降低毛细血管通透性，改善心肌血液循环，缩小心肌梗死范围。

【临床应用】蒲黄生用治疗冠状动脉粥样硬化性心脏病心绞痛、高脂血症；炒用治疗风湿性心脏病咯血；对心脏病有气血虚者，需配伍黄芪、当归等益气养血药，对心痛者配伍五灵脂。

【用法用量】内服：煎汤 5～10 g，或入丸、散。

【注意事项】孕妇慎服。一切劳伤发热，阴虚内热，无瘀血者禁用。用于出血者，炒黑。

三、利心水药

（一）葶苈子

【药物诠释】葶苈子性寒，味辛、苦。归肺、膀胱经。《本草纲目》："治胸中痰饮结气。"《本草从新》："肺中水气膹急者，非此不能除……消肿除痰，止嗽定喘，通经利便。"《开宝本草》："疗肺壅上气咳嗽，定喘促，除胸中痰饮。"

【功用主治】有强心，利水消肿，泻肺平喘等功用。主治肺壅喘急，痰饮咳嗽，慢性肺源性心脏病，心力衰竭等。

【主要成分】含挥发油、芥子苷、蛋白质、糖类等；种子中尚可分离出两种强心苷，其一名七里香苷甲。

【药理作用】葶苈子醇提取物有强心作用，使心肌收缩加强、心率减慢、心传导阻滞，对衰竭的心脏可使其输出量增加，降低静脉压，有利尿作用。

【临床应用】用北葶苈子末 3～6 g，每日分 3 次食后服，并配合一般对症处理和抗生素，治疗慢性肺源性心脏病并发心力衰竭，效果良好。葶苈子配伍杏仁、鱼腥草、桑白皮、大枣治疗慢性肺源性心脏病咳嗽，气喘，颜面浮肿；配伍桂枝，猪茯苓，防己，泽泻治疗风湿性心脏病伴肝郁血，足踝水肿，尿少。葶苈子治疗心脏病临床煎剂用量一般为 15～30 g。

【用法用量】内服：煎汤 5～10 g，或入丸、散。

【注意事项】脾虚肿满者忌，久服令人虚。

（二）泽泻

【药物诠释】泽泻性寒，味甘。归肾、膀胱经。《本草汇言》："有固肾治水之功""利水之主药"。《神农本草经》："主风寒湿痹……养五脏。"

【功用主治】有利水，渗湿，降脂，降压，抑制动脉粥样硬化等功用。主治水肿胀满、痰饮、肥胖病、高脂血症、高血压等。

【主要成分】本品含三萜类化合物：泽泻醇 A、B 及泽泻醇 A、B、C 的醋酸酯。其茎和叶中亦含泽泻醇 A、B 及其醋酸酯。此外，泽泻块茎中尚含挥发油、生物碱、胆碱、卵磷脂、甲硫氨酸、甲酰四氢叶酸、维生素 B_{12}、生物素和豆固醇等。

【药理作用】麻醉犬静脉注射泽泻浸出液可以降压，泽泻醇提取物对家兔实验性高脂血症的形成有对抗作用；对已形成的高脂血症有治疗作用及抗脂肪肝作用。泽泻具有干扰胆固醇的吸收，促使其分解或排泄作用。泽泻在降低血清总胆固醇的同时，亦降低三酰甘油，提高高密度脂蛋白的含量和高密度脂蛋白胆固醇/总胆固醇的比率。可用于防治动脉粥样硬化。泽泻提取物水溶部分有显著扩张冠脉作用。泽泻有利尿及降血糖作用。

【临床应用】用泽泻片治疗高脂血症病人，血胆固醇和三酰甘油明显下降，自觉症状改善。泽泻浸膏片对高脂蛋白血症Ⅱa、Ⅱb、Ⅳ和Ⅴ型均有一定疗效。泽泻有减肥、延年益寿的功效，临床更适用于老年肥胖之高脂血症、冠状动脉粥样硬化性心脏病、原发性高血压、糖尿病等。

【用法用量】内服：煎汤 5～12 g，或入丸、散。

【注意事项】肾虚精滑者忌服。

（三）防己

【药物诠释】防己性寒，味苦。归肺、膀胱经。《药性本草》："去湿风……手足拘痛，散流痰，肺气喘嗽。"《珍珠囊》："去下焦湿肿及痛，并泄膀胱火邪，必用汉防己。"

【功用主治】有利水消肿，祛风止痛，降压等功用。主治水肿脚气，小便不利，风湿痹痛，原发性高血压等。

【主要成分】汉防己含多种生物碱，已提纯的有汉防己甲素，汉防己乙素等。

【药理作用】汉防己甲素有显著的降压作用，原理是它对血管的直接扩张与拟 M 一样作用，以及抑制了血管运动中枢及交感中枢所致。有明显增加冠脉流量的作用，对垂体后叶素性的冠状动脉痉挛有对抗作用。粉防己硷对哇巴因、乌头碱、氯化钙、氯化钡及氯仿—肾上腺素诱发的动物心律失常，均有一定的拮抗作用，其作用特点与异搏定相似。汉防己甲素尚能对抗豚鼠羊角拗苷、哇巴因中毒引起的室性心律失常，使室颤出现推迟，致颤阈提高；粉防己有抑制钙离子内流的作用。

【临床应用】防己具有抗风湿、降压、利尿作用。汉防己甲素片每日120 mg，分3次口服治疗高血压有明显疗效。用注射剂治疗高血压急诊，作用快，疗效稳定。配伍羌活、独活、桑寄生、当归、五加皮等治疗风湿性心脏病。配伍黄芪、白术、茯苓、桂枝、甘草等治疗多种心脏病引起的心力衰竭伴水肿有一定疗效。

【用法用量】内服：煎汤 5～10 g，或入丸、散。

【注意事项】阴虚而无湿热者忌，上焦湿热者不可用，气分风热，小便不通，禁用。

（四）蟾酥

【药物诠释】性温，味甘、辛，有毒。归心经。《本草求真》："味辛气温，有毒，能拔一切风火热毒之邪，使之外出。"《山东中草药手册》："强心利尿，镇痛，治水肿腹水。"

【功用主治】有解毒消炎，消肿止痛，强心，开窍，抗心律失常等功用。主治疮疡，癖积，臌胀，水肿，早搏，心力衰竭等。

【主要成分】含蟾蜍二烯内酯、蟾蜍甾族化合物、吲哚系碱类、氨基酸类等。其主要强心成分为苷，即蟾酥毒，水解可得蟾毒配基。

【药理作用】蟾酥有洋地黄样强心作用，直接作用于心肌，无蓄积作用。小剂量能加强离体蟾蜍心脏收缩，增加心排血量，但不影响心率，大剂量则使心跳停于收缩期。其升压作用与肾上腺素相似，也可被 α 受体阻滞剂阻断，能引起肾上腺素释放，对肾上腺素的敏感性增加；有呼吸兴奋作用，较洛贝林和尼可刹米强，并能对抗吗啡和巴比妥类的呼吸抑制作用；有利尿作用；蟾酥制剂有促进巨噬细胞吞噬功能及提高血清溶菌酶的作用。

【临床应用】有报道：以蟾酥 4～8 mg 装胶囊，用冷开水饭后送服，每日 2～3 次，治疗Ⅱ～Ⅲ度心力衰竭，多数能于用药后 2～48 小时内，症状体征有所改善。又以蟾酥口服治疗频发性室性、房性、结区性早搏和短阵性室性心动过速，取得较好疗效。副作用有口干，头昏，食欲不振，恶心等，个别病人出现 ST 段下移，T 波低平或倒置，严重时出现洋地黄样中毒反应。故在使用时必须严格掌握适应证和用药剂量，密切观察病情。

【用法用量】内服：每日 0.01～0.025 g，分 3 次服；或入丸、散。或外用调敷。

【注意事项】服食蟾酥能引起中毒，其心电图表现酷似洋地黄样中毒改变，用作外敷，亦可能吸收入血而引起中毒。不可入目，孕妇及哺乳期妇女忌用。

四、救心厥药

（一）附子

【药物诠释】附子性大热，味辛、甘。归心、肾、脾经。《本草经读》："味辛气温，火性迅发，无所不到，故为回阳救逆第一品药。"《名医别录》："脚疼冷弱，腰脊风寒，心腹冷痛……为百药长。"

【功用主治】有急救强心，回阳救逆，温中止痛，补火助阳，逐风寒湿等功用。主治心腹冷痛，心力衰竭，亡阳虚脱，肢冷脉微，阴寒水肿，寒湿痹痛等。

【主要成分】含次乌头碱、乌头碱、新乌头碱、塔拉胺、川乌碱甲和川乌碱乙。

【药理作用】熟附片煎剂对青蛙离体心脏具有明显的强心作用，与其中所含的钙有密切关系；煎煮愈久，强心作用愈显著，毒性愈低；熟附子煎剂对麻醉犬可引起迅速而暂短的降压，且能扩张冠状动脉。附子水溶液不含乌头碱类生物碱的水溶液，静脉或十二指肠给药，或口服均能预防和治疗乌头碱引发的心律失常，且作用强度随剂量增加而加强，这说明致心律失常和抗心律失常的物质均存在于附子中。实验表明：附子的强心成分和毒性成分是可以分开的，附子具有 β 和 α 受体激动作用。附子的有效成分去甲基乌药碱及其人工合成附子Ⅰ号与异丙肾上腺素作用相似，有兴奋

β受体作用，对心肌细胞团的激动作用能被β受体阻滞药普萘洛尔减弱和完全对抗。

【临床应用】制附子配干姜、甘草名为四逆汤，配人参名为参附汤，常用于急性心肌梗死合并休克，各种心脏病引起的心力衰竭，心动过缓，病态窦房结综合征等；有报告认为附子水溶剂不能完全除尽乌头碱的毒性成分，故临床使用时应予注意。用熟附子制成注射液（每1 ml含附子2 g），肌内注射，每次2 ml，每日3～4次，治疗各种原因引起的Ⅲ度心力衰竭，能使症状得到控制。

【用法用量】附子需经炮制后使用。内服：煎汤3～10 g。宜先煎半小时以上再入他药，并宜久煎，或入丸、散。外用：研末调敷。

【注意事项】有大毒，阴虚阳盛，真热假寒及孕妇均禁服。不宜与半夏、瓜蒌、贝母、白蔹、白及同用。

（二）枳实

【药物诠释】枳实性微寒，味苦。归脾、胃经。《名医别录》："除胸胁痰癖，逐停水，破结实，消胀满，心下急痞痛。"《千金翼方》："长肌肉，利五脏，益气轻身。"《本草纲目》："心下急，痞痛逆气，卒胸痹痛，厚朴、瓜蒌、薤白煎服。"

【功用主治】有破气，散痞，强心，升压等功用。主治胸腹胀满，内脏下垂，心力衰竭，休克等。

【主要成分】枳实含挥发油、黄酮苷等；川枳实含生物碱、苷类、皂甙，其黄酮苷包括：新橙皮苷、柚皮苷、野漆树苷和忍冬苷。

【药理作用】枳实注射液对实验动物有升压、强心、利尿作用。能增加脑肾血流量，直接增强心肌的收缩力，明显改善心脏泵血功能；有显著的利尿作用；对皮肤骨骼肌的血管有收缩作用，其作用机理主要与兴奋α和β受体有关。对蟾蜍离体心脏，小量兴奋，大量抑制；对麻醉狗，枳实有非常显著的增加冠状动脉流量的作用。

【临床应用】枳实配白术治疗右心衰竭所致肝郁血、下肢水肿；配葶苈子治疗左心衰竭所致肺郁血、咳嗽、气喘；配人参、黄芪、干姜、制附子治疗低血压休克等。

【用法用量】内服：煎汤 5～10 g，或入丸、散。

【注意事项】脾胃虚弱及孕妇慎服。小儿如大量服入果皮，可致中毒（腹痛、痉挛等）。

（三）延胡索

【药物诠释】延胡索性温，味辛、苦。归肝、脾经。《本草纲目》："能行血中气滞，气中血滞，故专治一身上下诸痛。"《证类本草》："止心痛，酒服。"

【功用主治】有活血化滞，理气止痛，抗心律失常等功用。主治胸胁及脘腹疼痛、跌仆肿痛、心绞痛、心肌梗死、早搏等。

【主要成分】含生物碱近 20 种，主要有：延胡索素甲、乙、丙、丁、戊、己、庚、辛、壬、癸、子、丑、寅等。

【药理作用】延胡索总碱对乌头碱诱发大鼠心律失常有明显治疗作用，总碱中水不溶性部分，治疗作用更为显著。延胡索对房性早搏、室上性心动过速、阵发性房颤，均有一定疗效；尚能减慢房颤的心室率，使部分慢性房颤转复为窦性心律。延胡索碱Ⅰ对室性早搏、碱Ⅱ对房性、交界区性早搏治疗作用较好。延胡索能增加离体兔心冠状动脉流量，对抗垂体后叶素引起的豚鼠急性心肌缺血心电图改变；有扩张冠状动脉血管，提高冠状动脉血流量，改善心肌营养性血流量，增强心肌耐缺氧能力，以及有保护缺血心肌、防止坏死等作用；能使外周阻力降低，血压下降。延胡索乙素有抗 5 -羟色胺作用，延胡索尚有镇痛、镇静、麻醉等作用。

【临床应用】延胡索辛温善走，能行血中气滞，理气中血滞，为血中气药，善治气郁血瘀之心绞痛，并有镇静、催眠等作用；对心律失常、高血压之心神不安，头痛失眠，烦躁恐惧有很好的疗效。以延胡索醇浸膏制成片剂和注射剂对冠状动脉粥样硬化性心脏病之心绞痛，可改善症状及心电图。延胡索、川楝子等分为末，白汤送服，每次 6 g，治热厥心痛有效。延胡索粉大剂量服用，部分病人有嗜睡、头晕、腹胀，个别病人谷丙转氨酶升高，或发生药物热。

【用法用量】内服：煎汤 5～10 g，醋炒用或研末吞服，每次 1.5～6 g。

【注意事项】孕妇忌用。延胡索一般多入煎剂，以粉剂效果较好。醋制剂生物碱总含量提高，活血效果较好，但醋制浸膏毒性较大，一般不宜用。

（四）郁金

【药物诠释】郁金性凉，味辛、苦。归心、肺、肝经。《本草从新》："上行入心及包络，兼入肺经，凉心热，散肝郁，破血下气，治血气诸痛。"《本草纲目》："厥心痛，不可忍，……男酒女醋下，奇效方。"《袖珍方》："产后心痛，血气上冲欲死……米醋调服。"

【功用主治】有行气解郁，凉血破血，抗心律失常等功用。主治胸腹胁肋诸痛，心悸，心律失常等。

【主要成分】块根含挥发油，其中有莰烯、樟脑、倍半萜烯、姜黄烯、倍半萜烯醇等多种成分。

【药理作用】能减轻家兔或大白鼠主动脉及冠状动脉内膜斑块的形成及脂质沉积，具有抗乌头碱所致心律失常的作用。

【临床应用】郁金有理气活血之功用，是冠状动脉粥样硬化性心脏病之心绞痛常用中药，对室性、交界区性早搏有效，对房性早搏效果欠佳。郁金常用于治疗高脂血症，用药后血浆胆固醇、三酰甘油均有下降。

【用法用量】内服：煎汤 5～10 g，磨汁或入丸、散。

【注意事项】阴虚失血者忌服，孕妇慎用。

五、安心神药

（一）五味子

【药物诠释】五味子性温，味酸、甘。归肺、心、肾经。《本草纲目》："酸咸入肝而补肾，辛苦入心而补肺，甘入中宫益脾胃。"《用药法象》："生津止渴……补元气不足，收耗散之气，瞳子散大。"

【功用主治】有收敛固涩，益气生津，补肾宁心等功用。主治久咳虚喘，心悸失眠，短气脉虚，自汗，盗汗，津伤口渴等。

【主要成分】果实含挥发油、柠檬酸、苹果酸、酒石酸、单糖类、树脂等；种子含脂肪油；其非皂化部分含有强壮剂的有效成分五味子素、五味子醇，此外含有叶绿素、甾醇、维生素 C、维生素 E、树脂、鞣质及少量糖类。

【药理作用】五味子能增强中枢神经系统的兴奋及工作效能，并能调节心血管系统而改善血循环，还能调整血压。北五味子酊对青蛙离体心脏和在体心脏有强心作用，可使心脏收缩有力，舒张完全；对循环衰竭者，升血压作用颇为显著。

【临床应用】五味子与人参、麦冬组成生脉散，对冠状动脉粥样硬化性心脏病心功能不全，能增强心脏收缩，改善冠脉循环；对失血性休克有升高血压和强心作用。与茯苓、干姜、细辛、桂枝等配伍能温化痰饮，止咳平喘，祛寒散风，活血通络，治慢性肺源性心脏病、风湿性心脏病。与人参、炙甘草、紫石英、炒酸枣仁、柏子仁等配用，能安神宁心，治心律失常。

【用法用量】内服：煎汤 3～5 g，或入丸、散。

【注意事项】外有表邪，内有实热，或咳嗽初起者忌服。

（二）麦冬

【药物诠释】麦冬性微寒，味甘、微苦。归心、肺、胃经。《医宗必读》："清心气惊烦。"《本草汇言》："清心润肺之药也。"《本草新编》："补心气之劳伤。"《本草述钩元》："复脉通心，调经益血，肺气欲绝，去心热，安心气不足，疗血妄行。"

【功用主治】有养阴生津，润肺清心、增强心功能，抗心律失常等功用。主治心悸、早搏、心烦、失眠、肺燥干咳、津伤口渴等。

【主要成分】含多种甾体皂苷，其苷元为罗斯考皂苷元；含 β-谷甾醇、豆甾醇、β-谷甾醇-β-D-葡萄糖苷。果实含沿阶草苷，为山柰酚-3-葡萄糖半乳糖苷。

【药理作用】麦冬有强心利尿作用。能增强心肌收缩力，改善冠脉循环，提高心肌耐缺氧能力，能提高实验小鼠在缺氧条件下的存活数。麦冬注射液能对抗氯化钡和乌头碱诱发的大鼠实验性心律失常。有抗菌作用。

【临床应用】麦冬对各种心脏病表现为心阴不足，五心烦热，心悸不安，口咽干燥，舌红少津，脉细而数者均为适用。配伍人参、五味子为生脉散，适用于治疗气阴两虚之心脏病人，对失血性休克有升高血压和强心作用。与大青叶、金银花、连翘、重楼等配伍，用于急性病毒性心肌炎的治疗。口服麦冬汤剂合用小剂量硫酸镁静脉滴注，可预防心肌梗死后心律失常的发生，降低心肌耗氧量，增加心肌能量供给，限制心肌梗死范围。由红参、麦冬组成的参麦注射液，可治疗室性、房性早搏等心律失常。

【用法用量】内服：煎汤 6～12 g，或入丸、散。

【注意事项】凡脾胃虚寒、泄泻，胃有痰饮、湿浊，或暴感风寒咳嗽者均忌服。

（三）玉竹

【药物诠释】玉竹性微寒，味甘。归肺、胃经。《药性论》："主时疾寒热，内补不足，去虚劳客热。"《本草纲目》："主风温自汗灼热……一切虚损。"《本草备要》："补中益气，润心肺、悦颜色、除烦渴。"

【功用主治】有养阴润燥，生津止渴，强心安神等功用。主治心烦口渴，心悸不宁，肺胃阴伤，燥热咳嗽。

【主要成分】玉竹铃兰苦苷、铃兰苷、山柰酚苷、槲皮醇苷、维生素 A、黏液质等。

【药理作用】青岛崂山玉竹可使血压缓缓上升，但较大剂量可使血压暂时下降；小剂量对离体蛙心有强心作用，大剂量则作用相反；其强心作用与含有铃兰苦苷及铃兰苷有关。有降血糖作用。有预防三酰甘油上升的作用，对动脉粥样斑块的形成有一定缓解作用。对垂体后叶素所致的急性心肌缺血有一定保护作用。

【临床应用】玉竹药性平和，滋阴补气，为心脏病气阴两虚之首选药物。与人参、黄芪、麦冬、五味子配伍，主治心肌炎及冠状动脉粥样硬化性心脏病、风湿性心脏病等引起的心力衰竭；配伍南沙参、北沙参、天冬、麦冬、鱼腥草、葶苈子等治疗肺源性心脏病心力衰竭颇有疗效。

【用法用量】内服：煎汤 5～10 g，或煎膏，或入丸、散。

【注意事项】胃有痰湿气滞者忌服。

（四）地黄

【药物诠释】地黄性寒，味甘。归心、肝、肾经。《本草从新》："补五脏内伤不足，通血脉。"《本草经疏》："益阴血之上品。"《本草逢原》："内专凉血滋阴，外润皮肤荣泽，病人虚而有热者宜加用之。"

【功用主治】有清热凉血，养阴生津，强心利尿等功用。主治热病舌绛烦渴，阴虚内热，心悸怔忡等。

【主要成分】地黄根茎主要含 β-谷甾醇与甘露醇，及少量豆甾醇，微量的菜油甾醇，还含地黄素、生物碱、脂肪酸、梓醇、葡萄糖与维生素 A 类物质，根又含水苏糖、精氨酸、γ-丁氨酸。

【药理作用】地黄浸膏液静脉注射于家兔和狗可使血压上升，但亦有报道：静脉注入地黄水煎浸膏剂或醇浸剂 0.8 g/ kg 对麻醉犬均有降压作用。醇浸膏在中等浓度时对离体蛙心有强心作用，高浓度时则抑制。蟾蜍后腿灌流时，中等浓度使血管收缩，高浓度则扩张。地黄有降低血糖作用。有利尿作用，其原理可能与其强心及扩张肾血管等作用有关。

【临床应用】地黄加当归、白芍、羌活、独活、防风、防己、秦艽等，治疗慢性风湿性心脏病；加生石膏、地骨皮、知母、白薇、青蒿等治疗急性风湿性心脏炎和病毒性心脏炎；六味地黄丸对肾性高血压病人有降压作用，能改善肾功能，减少死亡率。

【用法用量】内服：煎汤 10～15 g，或煎膏，或入丸、散。

【注意事项】脾虚泄泻，胃虚食少，胸膈多痰者慎服；中寒有痞，易泄者禁。恶贝母，畏芜荑，忌萝卜、葱白、薤白，勿令犯铜铁器。

六、降血压药

（一）夏枯草

【药物诠释】夏枯草性寒，味苦、辛。归肝、胆经。《滇南本草》："祛

心胸刺痛、高血压等。

【主要成分】含多种黄酮类化合物，多种三萜类化合物、绿原酸、咖啡酸、表儿茶酚、胆碱、乙酰胆碱、β-甾固醇、硬脂酸、柠檬酸等多种果酸、糖类、山梨醇、果胶、维生素 C、皂苷、蛋白质、脂肪及消化酶等。

【药理作用】山楂能降低胆固醇，提高卵磷脂/胆固醇之比，降低器官的胆固醇沉着。山楂的降血脂作用主要不是在于防止胆固醇的吸收，而在于加快对胆固醇的清除作用。山楂能增加心肌营养性血流量，扩张血管，舒张冠状动脉血管，降低心肌氧耗量；能加速垂体后叶素引起的狭心症的恢复，能较快地恢复由乌头碱引起的心律失常；能增强心肌收缩力，抑制心脏进行性肥大。

【临床应用】用山楂煎剂治疗高胆固醇血症，有显著疗效。山楂加决明子、泽泻各 30 g，煎汤代茶饮，长期使用，降脂减肥，清脑明目。山楂制剂治疗冠状动脉粥样硬化性心脏病、高血压有效。

【用法用量】内服：煎汤 10～12 g，或入丸、散。

【注意事项】脾胃虚弱者慎服，服人参者忌之。

（二）决明子

【药物诠释】决明子性微寒，味甘、苦、咸。归肝、大肠经。《神农本草经》："久服益精光者，益阴泄热、大补肝肾之气所致也。"《本草正义》："明目，乃滋益肝肾，以镇潜补阴为义，是培本之正治。"

【功用主治】有清肝明目，利水通便，降脂，降压等功用。主治风热赤眼、青盲、雀目、高脂血症、高血压、大便秘结等。

【主要成分】新鲜种子含大黄酚、大黄素、芦荟大黄素、大黄酸、大黄酸葡萄糖苷、大黄素蒽酮、大黄素甲醚、决明素、决明内酯、维生素 A 及新月孢子菌玫瑰色素。

【药理作用】决明子的水浸液、醇-水浸液、醇浸液对麻醉犬等动物皆有降压作用。对离体蟾蜍心脏有抑制作用，对血管有收缩作用。对喂胆固醇家兔，同时给予决明子粉（每日 10 g），具有抑制血清胆固醇水平升高作用，并有抑制动脉粥样硬化斑块形成的作用。

【临床应用】决明子 50 g，煎服或制成糖浆、片剂服用，治疗血清胆固醇过高有显著疗效。决明子降脂作用肯定，对肥胖之人，高脂血症伴高血压者尤为适用，但需坚持长期服用，可以巩固远期疗效，一般用量多在 30～50 g/d，为方便服用，可将决明子炒研布袋装，置于热开水中浸泡，频频饮用。服药最初副作用为腹泻腹胀，但不妨碍继续治疗。

【用法用量】内服：煎汤 10～15 g。

【注意事项】恶大麻子。

（三）何首乌

【药物诠释】何首乌性温，味苦、甘、涩。归肝、心、肾经。《重庆堂随笔》："内调气血，外散疮痈，功近当归，亦是血中气药。"《开宝本草》："止心痛，益血气，黑须发，悦颜色，久服长筋骨，益精髓。"

【功用主治】有补肝益肾，养血祛风，降脂等功用。主治肝肾阴虚，发须早白，血虚头晕，腰膝软弱，筋骨酸痛，高脂血症等。

【主要成分】块根含卵磷脂及蒽醌衍生物，以大黄酚、大黄素为最多，其次为大黄酸、大黄素甲醚、洋地黄蒽醌及食用大黄苷。此外还含有 2，3，5，4′，—四羟基乙烯-2-O-β-D-葡萄糖苷。另含丰富的钙、铁、锌、锰、铜、锶、镍等。

【药理作用】何首乌有降血脂作用。体外试验何首乌能与胆固醇结合，在肠道内能减少胆固醇的吸收，能阻止胆固醇在肝内沉积，阻止类脂质在血清滞留或渗透到动脉内膜；具有纤溶活性，能促使纤维蛋白裂解，从而减轻动脉粥样硬化。何首乌可提高血浆高密度脂蛋白胆固醇和总胆固醇的比值，增加冠状动脉粥样硬化性心脏病的负危险因子。能减慢心率，增加冠状动脉血流量，对垂体后叶素所致兔的急性心肌缺血有一定保护作用。

【临床应用】何首乌是延缓衰老，用于心血管病防治的常用中药，尤适用于老年心脏病人，与黄芪、当归、丹参、延胡索等配伍治疗气虚血瘀心绞痛、心律失常、高脂血症。用药时常见的副作用是大便次数增多或腹泻，可能是何首乌中含有大黄酚，能促进肠管的运动而抑制胆固醇的吸收及促进排泄有关。用何首乌片、何首乌延寿丹治疗高脂血症有较好效果，但停药后少数病人胆固醇有回升现象。

【用法用量】内服：煎汤 2～3 g，熬膏，浸酒或入丸、散。

【注意事项】肝功能异常者，肝病家族史者，大便溏泄及有痰湿者不宜，避免长期用药，服药过程中若发现肝功能异常，停药就医，临床用制何首乌，因生何首乌有小毒。

八、治早搏药

（一）黄连

【药物诠释】黄连性寒，味苦。归心、肝、胃、大肠经。《注解伤寒论》："苦入心，寒除热。"《仁斋直指方》："治心烦懊憹反复，心乱，怔仲，上热，胸中气乱，心下痞闷，食入反出。"

【功用主治】有泻火，解毒，燥湿，除满，抗心律失常等功用。主治时行热毒，心烦，痞满，咽喉肿痛，心律失常等。

【主要成分】主含小檗碱、属异喹啉类生物碱。其他生物碱有：黄连碱、甲基黄连碱、棕榈碱、非洲防己碱等。

【药理作用】小檗碱可对抗乙酰胆碱所引起的家兔心动过缓与 ST 段下移；能拮抗肾上腺素及其同类物，如去甲肾上腺素、异丙肾上腺素、甲氧胺等在麻醉兔身上引起的心律失常。对实验动物可引起血压下降；一般剂量能兴奋心脏，增加冠状动脉血流量，大剂量则抑制之。小檗碱的降压作用与血管的扩张有关，不为苯海拉明、普萘洛尔、酚妥林、苯苄胺等药物所影响。也有认为其降压作用还与抑制胆碱酯酶活性，增强乙酰胆碱的降压作用，抗肾上腺素及抑制升压反射，抑制血管运动中枢有关。

【临床应用】对感染性心肌炎所致的室性早搏，使用黄连素可起到消炎和抗早搏的双重作用。对急性肾炎之高血压，用黄连素治疗，可起到控制链球菌感染和降压的双重效果。黄连素对室性或室上性心律失常均有效。

【用法用量】内服：煎汤 1.5～3 g，或入丸、散。

【注意事项】凡阴虚烦热，胃寒呕恶，脾虚泄泻，五更泄泻者慎服。

（二）苦参

【药物诠释】 苦参性寒，味苦。归肝、肾、大肠、小肠经。《寿世保元》："治卒心痛。"《本草经百种录》："专治心经之火，与黄连功用相近。"《证类本草》："主心腹结气，癥瘕积聚……安五脏，定志益精。"

【功用主治】 有清热，燥湿，理气，止痛，抗心律失常等功用。主治热毒血痢，咽喉肿痛，皮肤瘙痒，心律失常等。

【主要成分】 主要含苦参碱、氧化苦参碱、还含苦参醇碱、苦参总黄酮及金雀花碱等。

【药理作用】 苦参煎剂及其中所含之苦参碱给兔口服或注射，可产生利尿作用。苦参可使心率减慢，心肌收缩力随剂量增加而减弱，但冠状动脉血流量增加；苦参总碱对氯化钡、乌头碱诱发大鼠及哇巴因诱发豚鼠心律失常均有一定治疗或预防作用，其中氧化苦参碱可能是苦参抗心律失常的主要活性成分。苦参对不同药物所致心律失常均能有效地对抗，其作用原理可能是一种非特异性"奎尼丁样"效应机制，即通过影响心肌细胞钾、钠电子传递系统降低心肌应激性，延长绝对不应期，从而抑制异位节律点的作用。抗心律失常作用也可能与中枢有关。

【临床应用】 苦参对感染性心肌炎引起的早搏疗效较好，可制成冲剂，每日用量含生药 30～50 g，分 3 次服。苦参治疗快速心律失常疗效尤佳，对风湿性心脏病、冠状动脉粥样硬化性心脏病所致的室性或房性早搏、心动过速、心房颤动均有一定作用。

【用法用量】 内服：煎汤 5～10 g，或入丸、散。外用：煎水洗。

【注意事项】 脾虚胃寒者忌服。久服能损肾气，肝肾虚而无大热者勿服。

《心脏病证治》，南京出版社，1991 年 5 月第 1 版，150～184 页。

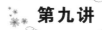

第九讲

心脏病临证治法

一、心肌梗死

心肌梗死包括在中医的"心痛"病证中，与"卒心痛""真心痛""厥心痛"的症状描述极为相似，如"真心痛，手足清至节，心痛甚，旦发夕死，夕发旦死"。其病机总属本虚标实，治疗原则不外"补"和"通"两个方面，防厥防脱是治疗的关键。临证治法如下：

1. 分标本虚实

心肌梗死分邪实和正虚两大类。

邪实多为痰瘀所致，分为寒痰瘀血型和热痰瘀血型，前者治以温阳豁痰、活血散结止痛法，用药如桂枝、瓜蒌、薤白、法半夏、桃仁、三七、琥珀；后者治以清热化痰、活血祛瘀止痛法，用药如牡丹皮、瓜蒌、苦参、法半夏、红花、蒲黄、五灵脂。

正虚多为心肾亏损：

（1）阴虚型：治宜养阴、补心肾，方用生脉散合六味地黄丸加减。

（2）阳虚型：治宜温阳、补心肾，方用右归饮加减，重用枸杞子、山茱萸、桂枝、附制子。

（3）阴阳俱虚型：治宜益气养阴、补心肾，方用炙甘草汤合金匮肾气丸加减。

（4）阴虚阳亢型：治宜滋水涵木、镇肝降逆，方用生地黄、白芍、生石决明、夏枯草、赭石、牛膝、桑寄生、杜仲、菊花。

本病危重时，常有厥脱等并发症，此时应急则治标，用回阳固脱法，常选用参附汤、参附龙牡汤、苏合香丸等救治，病情缓解后，多以气虚阴亏为主，兼见血瘀，常立补气养阴活血之治则，基本方：党参、黄芪、麦冬、玉竹、五味子、当归、川芎、赤芍、延胡索、丹参。

2. 辨阴阳痰瘀

心肌梗死的辨证应抓住阴、阳、痰、瘀四字以及本虚标实的病机特点，治疗着重于：

（1）补和通的关系：如本虚为主当先扶正补虚，多用于阳虚阴竭的厥逆证；若以标实为主，当先祛邪通脉，一般只用于壮实而虚证不显的病人，但即使虚象显见而用补法时，也不可忘"通"。

补法用药：气虚阳虚重用党参或红参、黄芪、桂枝、附制子，阴虚重用生地黄、石斛、麦冬、玉竹、北沙参。

通法主要用活血化瘀药：当归、川芎、丹参、三七、失笑散、乳香、没药等。

（2）厥脱的防治：重点观察病人的精神、气息、汗出、疼痛、四肢及鼻尖部位的温度、舌脉的变化，以辨厥脱之发生与否。厥脱发生前，阳虚用独参汤、参附汤；阴虚用鲜生地、石斛、黄精、生脉散。厥脱证用参附龙牡汤、回阳救急汤，配重剂山萸肉以敛阴固脱。

（3）缓解期的用药原则：温阳而不伤阴，养阴而不滋腻，益气而不滞气，行气而不破气，活血而不破血。

3. 按病程分期

证型与病程长短有关，不同证型常见于本病的不同时期，其中寒热两型有明显的经时变化规律，发病后 1 日内均有不同程度的寒象，其显著时为心痛的当时，病后 1 日左右见热证，8 日左右消失；证型与病情轻重有关，各种心气虚证中，其轻重程度依次为心气虚证→心气竭证→心气脱证；各种证型中，瘀是最根本的证型。

根据心肌梗死的不同时期，一般分危重期（1～6 日）、演变期（7～12 日）和恢复期。

（1）危重期立温补心阳、活血化瘀法，主方：人参、黄芪、熟附子、丹参、麦冬、陈皮、三七粉。

（2）演变期从调补阴阳、益气活血入手，主方：党参、黄芪、黄精、丹参、山楂、郁金、赤芍、鸡血藤、红花、当归、川芎、三七粉。

（3）恢复期则以活血化瘀为主，主方：黄芪、黄精、当归、丹参、川芎、红花、郁金、鸡内金、山楂、三七粉。

4. 兼夹证治疗

（1）痰浊兼证：急性心肌梗死病人最常出现痰浊壅盛的兼夹证，化痰泄浊在本病的治疗中占有重要地位。

1）气滞血瘀夹痰浊宜疏肝理气、活血化瘀，用四逆散、柴胡疏肝散或逍遥散加丹参、血竭、三七、瓜蒌、薤白、半夏等。

2）气虚血瘀夹痰浊宜健脾益气、活血化浊，脾胃虚弱用参苓白术散，气血两虚用参芪四物汤加丹参、郁金、藿香、佩兰、枳壳等。

3）阴虚夹痰浊宜养阴为主，佐以化痰，气阴两虚用生脉散，阴虚胃热用玉女煎，均加用丹参、川芎、藿香、佩兰、蔻仁、厚朴、制半夏。

4）阳虚血瘀夹痰浊宜益气温阳、活血化浊，重者当回阳救逆、温阳化浊，用参附汤、真武汤或当归四逆汤，加用丹参、赤芍、当归、陈皮、瓜蒌、木香等。

（2）便秘兼证：便秘如用力大便可引起心脏停搏，应引起重视，对重型心肌梗死病人，特别是膈面梗死者要注意防治腹胀，配合通便法治疗，能促进病情稳定。

1）气虚便秘以益气补中润肠法，用补中益气汤加减。

2）阴虚便秘以滋阴润便法，用增液承气汤、药用当归、生地黄、麻仁、桃仁、枳壳。

3）湿热便秘以泄热化浊为主，选用藿香、大黄，热重于湿者予黄连温胆汤或连朴饮加通腑之品，湿重于热者用三仁汤、藿香正气丸加通腑之品。

4）气滞便秘者以导滞消痞、和胃降逆法，用木香槟榔丸、保和丸以及六磨汤化裁。

较为通用的方药如：厚朴、枳壳、槟榔、莱菔子、大腹皮、大黄（后下）、制半夏、瓜蒌子、桃仁、薤白、全当归。饱餐后发病者加六曲、山楂、麦芽；呃逆加生赭石、沉香、降香；习惯性便秘加芒硝（冲服）。服药后，一旦矢气频频，腹胀即渐消失，恶心、呃逆停止，胸闷、气促等症状亦随之消失。

二、心绞痛

中医之"胸痹""心痛"可概括心绞痛的病理过程，总属本虚标实。

本虚即心阳不足、心气虚弱及其他脏腑功能低下；标实即气滞、血瘀、痰浊等致病因素。

由于疼痛的性质不同，因而所反映的病机也不一样，一般来讲，闷痛与气滞，痰浊有关；刺痛与血瘀有关；烧灼样疼痛多属湿浊化热；绞痛多由阳气不足而寒凝气滞。定时痛与脏腑经络气血流注多寡和体内阴阳消长有关；发作不定时多由劳累、情绪诱发气血失调，血脉瘀阻不畅所致。

以脏腑辨证，心绞痛除心脏本身的病变外，还与肝、胃、肾等脏腑的关系密切。由于肝主情志，而情绪变化是心绞痛发作的常见诱因，故心绞痛与肝脏有不可分割的联系，临床治疗从肝论治者亦相当多见。心绞痛发病时除疼痛之外，常伴有恶心呕吐、上腹部饱胀等脾胃证候。心肾乃水火之脏，阴阳之宅，肾脏阴阳的虚衰和失调是冠状动脉粥样硬化性心脏病发展变化的重要病理基础，运用补肾固本、调整阴阳以改善或消除冠状动脉粥样硬化性心脏病内在发病基础也是治疗心绞痛的根本方法之一。

对于心绞痛的治疗，既要重视心痛发作的气滞、血瘀、浊阻、寒凝、热结等表证，也要重视脏腑虚损、功能低下或失调的本证。在治疗本病时，不但要注重心脏本身的病变，还要重视其他脏腑病变时对心脏的影响，应以调整脏腑功能为基础，同时重视疏通气血这一重要环节。临证治法如下：

1. 益气活血法

主要用于气虚血滞型，以补气药和活血化瘀药组成，在使用补气药时，应适当加用行气或理气药，使补而不腻。方药如：党参、黄芪、丹参、赤芍、川芎、郁金、香附、木香。对饱餐后诱发或夜间易发的心绞痛加鸡内金、莱菔子、延胡索、柴胡。

2. 行气化瘀法

气血之间有着紧密的联系，气以行血，血以载气，气滞则易致血液瘀阻，故采用行气化瘀法以治疗气滞血瘀型心绞痛。方药如：丹参、当归、川芎、赤白芍、生地黄、桃仁、红花、茯苓、木香、陈皮、甘草。心绞痛频发可适加虫类药，如：水蛭、虻虫、地龙等。

3. 健脾化痰法

健脾化痰法适用于痰湿痹阻、心阳不振所致心胸闷痛，头重身困的痰湿型心绞痛。方药如：太子参、白术、茯苓、陈皮、丹参、赤芍、麦冬、制半夏、炙甘草。

4. 除痰化瘀法

本法适用于痰瘀互结型病人，临证时应视病情权衡侧重，若痰结较重，以祛痰为主佐以化瘀；若血瘀较重，则应活血化瘀为主佐以祛痰；两者并重，则痰瘀并治。方药如：瓜蒌、制半夏、北沙参、茯苓、麦冬、五味子、枳实、丹参、川芎、赤芍等。

5. 益气养阴法

本法属补法的一种，在补气的同时兼以生津敛液，对气阴两虚型心绞痛可在生脉饮的基础上加用黄芪、玉竹以增强补气养阴的功能。

6. 芳香止痛法

本法是急则治标的一种方法，主要功效是缓解疼痛。芳香药有辛香理气止痛的功能，现代研究认为，大多有扩张血管、增加冠状动脉血流量的作用。如苏合香丸、冠心苏合丸、速效救心丸、麝香保心丸等。

三、原发性高血压

由于高血压的临床表现以头晕目眩为主，故隶属于中医之"眩晕"病范畴。对于本病的辨证，比较一致的意见是：病之本为阴阳失调，病之标为内生之风、痰、瘀血、中医治疗本病，不仅在于单纯降低血压，其着重点在于调整机体阴阳平衡，以期从根本上解除原发性高血压发生与发展的内在原因，在降低血压的同时，改善心、脑、肾血流供求不平衡，从而明显地改善症状，促进心、脑血管病理改变的恢复等多方面综合作用。中药对Ⅰ、Ⅱ期高血压的疗效较好。临证治法如下：

1. 育阴潜阳法

育阴潜阳法是滋阴与潜阳相结合，治疗肝肾阴虚而肝阳上亢的方法。临床表现头痛眩晕、耳鸣耳聋、烦躁易怒、头面烘热、失眠多梦。舌质红，脉弦细数、常用熟地黄、枸杞子、墨旱莲、何首乌等以滋补肝肾之阴；用生牡蛎、生龙骨、生石决明等以潜阳、本法亦常与钩藤、菊花、夏枯草、天麻等平肝药合用。头痛明显者加用川芎、白芷、石膏；颈项强者加葛根；耳鸣加磁石、五味子；眼花加枸杞子、女贞子；心烦加黄芩、栀子；心悸加柏子仁；失眠加炒酸枣仁、首乌藤；气短加党参、五味子；胸痛加瓜蒌、郁金；恶心加赭石，竹茹，制半夏；肢麻加全蝎、鸡血藤；腰酸腿软加杜仲、桑寄生；半身不遂加川芎、桃仁、红花、地龙。

2. 引火归元法

引火归元是治疗肾火上升的方法。肾火上升主要表现为上热下寒、面色浮红、头晕耳鸣、腰酸腿软、两足发冷等症状，在老年高血压病人中多见。此型的治疗，可在滋肾阴药中加附子、肉桂之类以引火下行，使阴阳平衡，虚火不升，从而使血压得以下降。引火归元法常用方为八味肾气丸，药物有干地黄、山药、山茱萸、泽泻、茯苓、牡丹皮、肉桂、炮附子。手心发热、失眠、头面烘热酌何首乌、龟甲、鳖甲、牛膝；妇女更年期可合用二仙汤（仙茅、淫羊藿、巴戟天、当归、知母、黄柏）。肾阳虚不明显者，可单独肉桂一味，而且用量亦不宜过大。

3. 息风化痰法

眩晕的病理因素为风、痰为主，与肝有关。"诸风掉眩、皆属于肝""无痰不作眩"都是对眩晕病的认识。在中青年高血压病人中，以肝郁化火、风痰上扰巅顶为主要病机，可选此法。方药如：牡丹皮、栀子、黄芩、菊花、白芍、茯苓、钩藤、夏枯草、当归、薄荷。治疗风痰型高血压时，可适当选用虫类药物，以增强疗效，常用的有地龙、僵蚕、全蝎、蜈蚣等。

4. 益气活血法

本法主要治疗气虚血瘀型高血压，气虚血瘀型高血压的表现除血压升高外，常有头晕、体虚乏力、心悸失眠、肢体发麻，舌质偏淡，脉细弦。常用方由益气药和活血祛瘀药组成。益气药以人参（或党参）、黄芪为主；活血药常用的有当归、川芎、桂枝、丹参等。适加平肝潜阳药，如天麻、菊花、夏枯草、钩藤。

5. 调整阴阳法

本法适用于阴阳俱虚型高血压。对无症状型高血压仅表现为血压升高者亦可选用此法。方药如：女贞子、墨旱莲、白芍、丹参、牛膝、地龙、钩藤、茺蔚子、珍珠母、杜仲、当归、淫羊藿、仙茅、枸杞子。

四、高脂血症

高脂血症是冠状动脉粥样硬化性心脏病最常见、最主要的危险因素之一。高脂血症中医学认为其病理因素多属痰湿，与脾的运化、肝的疏泄、肾的主水功能失调有关，其治疗多从调理肝脾肾的功能从而恢复脂质的正常代谢。临证治法如下：

1. 消导健脾法

本法是消法的一种，主要是通过消除食滞以恢复脾胃的运化功能，适当配合活血药而达到降低血脂的目的。

用药如：决明子、生山楂、泽泻、川芎。

2. 利胆去湿法

选用疏肝利胆药和淡渗利湿药，以纠正脂质代谢紊乱，本法对肥胖兼有高血压的高脂蛋白血症较为适宜。

用药如：柴胡、决明子、生山楂、生大黄。脾虚痰湿加制半夏、陈皮；气滞血瘀加川芎、当归；肉积气滞加炒麦芽、鸡内金。

3. 化痰通瘀法

痰和瘀的病理表现主要反映在高脂血症的某些症状上，如头晕、头痛、胸闷、睡眠不佳、反应迟钝，此法适用于高脂蛋白血症病程较长者。

用药如：天竺黄、山楂、丹参、泽泻。

4. 益肾补元法

高脂血症多见于中老年，与肾阴肾阳的功能低下有关，可有腰酸腿软、神疲乏力等表现，特别是年龄偏大的病人宜用此法治疗。

用药如：制何首乌、生山楂、女贞子、杭菊花、生地黄。

5. 有效单验方

（1）泽泻：泽泻能抑制胆固醇在体内合成，使高胆固醇实验性家兔血胆固醇下降，动脉粥样硬化病变减轻。其中所含的三萜化合物可能影响脂肪酸分解，减少合成胆固醇的原料（乙酰辅酶 A）的合成，一般用量每日 20～30 g，煎服。

（2）决明子：其中含有大黄素，可增加肠蠕动，抑制脂质及胆固醇在肠道吸收，一般用量每日 20～30 g，煎服。

（3）茵陈：所含香豆素类成分有降低血脂活性作用，促进胆固醇的排泄，一般用量每日 20～30 g，煎服。

五、风湿热与风湿性心脏病

"风寒湿三气杂至，合而为痹"是中医对关节病变的最早认识，当然也包括风湿热，至于"脉痹不已，复感于邪，内舍于心"则很可能是对痹症影响到心脏的一种解释，"心痹"的症状与风湿性心脏病的症状相似，如"脉不通，烦则心下鼓，暴上气而喘，嗌干善噫，厥气上则恐"。本病的病理过程由实转虚，因虚致实，后期则以虚实夹杂为主，痰（湿）、瘀贯穿于疾病的始终，治疗大法不外寒者温之，热者清之，留者去之，虚者补之。临证治法如下：

（一）风湿热

1. 清热解毒、 活血通络法

（1）白虎汤加味：石膏、知母、金银花、连翘、黄连、黄芩、秦艽、赤芍、姜黄、虎杖、桂枝。本方适用于急性期关节红肿热痛，对壮热不退、大便秘结者加芒硝、大黄；亦可用紫雪丹以清热、解毒、通便；关节红肿、疼痛剧烈者加鳖甲、水牛角。

（2）养阴通络方：黄柏、黄精、鳖甲、秦艽、木瓜、防己、丝瓜络、威灵仙、青蒿、忍冬藤、鸡血藤、首乌藤、地龙、五味子。本方适用于热甚伤阴或素体阴虚感邪所致者。

2. 祛风散寒、利湿通络法

（1）蠲痹汤加减：羌活、独活、桂枝、秦艽、当归、川芎、苍术、防己、生薏苡仁、乳香，寒象明显，关节疼痛剧烈者加用麻黄、制川乌、制草乌；湿盛加用蚕沙、制半夏。

（2）乌头汤：制乌头、麻黄、黄芪、赤芍、甘草、蜂蜜。本方适用于寒甚关节剧痛者。

3. 益气和血、温经通络法

（1）四物汤加味：当归、赤芍、生地黄、鸡血藤、海风藤、络石藤、桑寄生、川芎、地龙。

（2）黄芪桂枝五物汤加味：黄芪、白芍、桂枝、生姜、大枣、当归。本方适用于气血两虚之痹症。

（二）风湿性心脏病

1. 稳定期

（1）四君子汤合苓桂术甘汤：常用补气药如人参、党参、黄芪、炙甘草、莲子；温阳药如肉桂、制附子等；健脾利尿消肿药如白术、茯苓、猪苓、泽泻、车前子、木通等。

（2）利湿活血化瘀方：制半夏、枳实、川芎、赤芍、麦冬、五味子、茯苓、丹参、沙参。本方对心血痹阻、稳定病情有作用。

2. 心衰期

（1）活血化瘀法：本法多选用血府逐瘀汤加减，对于痰瘀阻肺者则用小陷胸汤加减，合并水肿者则以真武汤加丹参、桃仁、红花、苏木、益母草。

（2）化瘀利水法：用柴胡、枳壳、党参、泽泻、防己、红花、丹参、车前子、瓜蒌皮。

（3）泻肺平喘法：用葶苈大枣泻肺汤，葶苈、大枣，肺郁血加丹参、归尾、赤芍、红花、桃仁、土鳖；气虚加黄芪、四君子汤，阳虚加制附子、补骨脂、桂枝。用药后，病人咯血，水肿等症状消失较快，心力衰竭好转。

（4）温肾利水法：常用参附汤加味。便溏水肿者加桂枝、干姜、白术；喘满肿甚者加桑白皮、葶苈子、防己、陈葫芦、猪苓。

（5）益气养阴法：常选用生脉散、炙甘草汤、天王补心丹、归芍六君子汤等。

（6）补气活血法：治疗顽固性心力衰竭，用补阳还五汤，黄芪、当归、川芎、赤芍，桃仁、红花。

六、慢性肺源性心脏病

慢性肺源性心脏病属中医"肺胀""心悸""水肿"等病证范畴，与"咳喘""痰饮""水气"等病证也有共同之处，但都不能概括本病全貌及其发生发展的过程。由于长期咳喘，痰浊壅遏，以致肺、心、脾、肾脏气亏虚，使气血津液的运行敷布障碍。

慢性肺源性心脏病病人的血黏度与舌质分析表明，出现紫舌时，多伴有全血黏度增高，当出现呼吸衰竭时，紫舌的出现更提示高血黏度。在脉象方面，急性发作期以弦、滑、数、细脉多见，并可相兼出现。

本病的临证治法分急性发作和症状缓解两期分别施治。

急性发作期

1. 清肺化痰法

（1）加味麻杏石甘汤：麻黄、石膏、杏仁、甘草、桔梗、金银花、黄芩、地龙、瓜蒌、贝母、竹沥。本方适用于慢性肺源性心脏病急性发作时发热、咳嗽、气喘、痰黄等肺部感染所表现的症状，如痰多色黄者，亦可以麻杏石甘汤合千金苇茎汤（苇茎、薏苡仁、冬瓜子、桃仁）加减。

（2）涤痰汤加减：菖蒲、胆南星、竹沥、郁金、黄芩、栀子、大黄、赤芍、丹参。本方对于急性发作期痰多色黄、咯痰不爽、胸胁满闷，大便秘结以及舌苔黄腻、脉弦滑者治疗效果较好。

2. 活血化瘀法

（1）桃红四物汤加减：本方的基本组成是桃仁、红花、丹参、赤芍、川芎、当归。便秘加杏仁，火麻仁，浓痰不易咯出加野菊花，金银花、鱼腥草、葛根；气喘，水肿加车前草、沉香、陈皮、北沙参、黄芪。

（2）化痰活血通下方：大黄、地鳖虫、枳壳、川朴、桔梗、杏仁、莪术。水肿者加茯苓、葶苈子；痰浊壅盛者加制半夏、陈皮、茯苓、制胆星；热灼伤阴加天花粉、玄参、麦冬。本方适用于肺源性心脏病急性发作期咳喘、痰浊壅盛、发绀、腹胀便秘等证。

3. 温阳蠲饮法

（1）葶苈五味汤：葶苈子、五味子、制附子、赤芍、白术、干姜、茯苓、益母草。额汗淋漓、气短不续息、四肢厥逆加白参、麦冬，头昏嗜睡加菖蒲、郁金，痰稠不爽加皂角。本方可治疗慢性肺源性心脏病呼吸衰竭伴心力衰竭。

（2）加味泻肺汤：葶苈子、大枣、车前草、泽泻、茯苓、白术、丹参、桂枝、桑白皮、甘草。咳喘不能平卧，咯吐泡沫痰，一身尽肿者可用本方予以治疗。

4. 化痰开窍法

（1）菖蒲郁金汤：菖蒲、郁金、连翘、天竺黄、石斛，上药煎汤送服至宝丹或苏合香丸。本方可治疗肺性脑病时痰火扰心或痰浊蒙窍所出现的神昏、谵语症状。

（2）清开灵注射液：以清开灵注射液 10～20 ml 加入 5％～10％葡萄糖液中静脉滴注，用于治疗痰浊蔽窍型病人。

5. 回阳救逆法

（1）生脉散合参附汤：红参、制附子、麦冬、五味子，当病人出现大汗淋漓、四肢厥逆。气微欲绝、元阳欲脱时可用本方急救。或以参麦注射液合参附注射液静脉输注治疗。

（2）加味参附汤：人参、龙骨、牡蛎、制附子、三七。心肺大伤、元阳欲脱者用此方治疗。

缓解期

1. 补气温阳法

参苓白术散加味：党参、茯苓、白术、山药、炒扁豆、莲子、薏苡仁、陈皮、炙甘草、桔梗、砂仁、丹参、淫羊藿。本方适用于气阳虚型偏于脾气虚者。

2. 益气养阴法

生脉散合玉屏风散：人参或党参或太子参、黄芪、白术、防风、麦冬、五味子。本方可作汤剂亦可以散剂服用，一般于秋冬两季治疗用药，对于气阴两虚型偏于肺虚者可益气养阴，预防感冒而致急性发作，可增强机体的免疫功能。

七、病毒性心肌炎

"病毒"相当于中医之《肘后方》和《小品方》中称之为"疫疬毒""温热毒""时行毒"。叶天士的"温邪上受，首先犯肺、逆传心包"论述与病毒性心肌炎的发病过程有相似之处，因此，病毒性心肌炎隶属于温病的范畴，其发生、发展过程符合卫气营血的传变规律，与病毒性心肌炎的分期相吻合。临证治法如下：

1. 初期

在出现心肌炎之前，病人常有上呼吸道感染、发热的病史，轻症病人以病毒感冒症状为主，根据发热，周身不适，口干，心悸以及舌尖红，苔薄或薄黄、脉浮等表现，辨证多属表证，热证，邪在卫表，治疗常以祛邪解毒为原则，选用解表药和清热解毒药为主。

（1）银翘散：金银花、连翘、桔梗、薄荷、竹叶、甘草、荆芥穗、淡豆豉、牛蒡子。本方的主要功效是辛凉透表、清热解毒，症见发热无汗或有汗不畅，微恶风寒，头痛口渴、咳嗽咽痛、舌尖红、苔薄白或薄黄，脉浮数等表现。对于邪毒较盛，夏令暑湿季节发病者可选用甘露消毒丹。

（2）桂枝汤：桂枝、芍药、甘草、生姜、大枣。本方的选用是根据《难经》"损其心者，和其营卫"的治疗原则。

祛邪解毒药大多都有一定的抗病毒作用，治疗病毒性心肌炎初期的有效率较高。根据近代研究，抗病毒较强的中药有：大青叶、板蓝根、金银花、连翘、蒲公英、紫花地丁、黄芩、黄柏、大黄、野菊花、鱼腥草、茵陈、贯众、虎杖、重楼、射干、穿心莲等，在治疗选方时，可根据临床表现结合使用。

2. 急性期

病毒性心肌炎病程在 6 个月以内一般为急性期，此期一般表现为气分病变或卫气同病，以及某些并发症的出现，邪热较轻者可以清热解毒药治疗为主，邪毒较盛可加用清热泻火药，并发症则以辨证治疗为主。

（1）普济消毒饮：黄芩、黄连、陈皮、生甘草、玄参、柴胡、桔梗、连翘、板蓝根、牛蒡子、僵蚕。本方清热解毒力量较强，对急性期颇为适用。

（2）半夏泻心汤：制半夏、黄芩、干姜、人参、炙甘草、黄连、大枣。本方的治疗作用主要在开结除痞，对于心胸闷塞或心慌、心悸的治疗效果明显。

（3）四君子汤合苓桂术甘汤或真武汤合四苓散：本方主要治疗病毒性心肌炎出现充血性心力衰竭的并发症。根据胸闷、气短、咳逆、倚息不能平卧、心下痞坚或肿等症状，从"心下支饮"论治，可用小半夏加茯苓汤治疗。

（4）参附龙牡汤：当病情危急，正衰邪盛而致心悸怔忡、气短乏力或大汗淋漓、气虚欲脱时可用本方治疗。

3. 恢复期

病程在 6 个月至 1 年者，为病毒性心肌炎的恢复期，此期既表现为邪毒稽留，又表现为正气不足。由于是温热毒邪为患，故正气不足主要是气阴两伤，治疗多采取扶正祛邪的原则，益气养阴、宁心安神法是常用的方法。

（1）天王补心丹：组成为生地黄、人参、丹参、玄参、茯苓、五味子、远志、桔梗、当归、天冬、麦冬、柏子仁、酸枣仁。主要功效为滋阴养血、补心安神，对心肌炎恢复期较为适用。亦可选用加减复脉汤治疗。

（2）生脉散合保元汤：生脉散由人参、麦冬、五味子组成，保元汤由黄芪、人参、肉桂、甘草组成。主要适用于气阴两虚而以气虚为主者。亦可以生脉散合甘草大枣汤加减治疗。生脉散是益气养阴的代表方，现代研究认为，能提高机体免疫力，且有免疫双向调节作用，可以改善左心功能，降低心肌耗氧量，调整心肌对氧的供求平衡等作用。此外可供选的还有炙甘草汤、清心莲子饮等。

（3）安神汤：主要组成为党参、黄芪、丹参、炒酸枣仁、当归、川芎、薤白、茯神、白术、柏子仁、瓜蒌、郁金、远志、龙眼肉、大枣等，本方对于解除心悸、怔忡、烦躁、失眠等症状效果明显，归脾汤亦可选用。

丹参有促进心肌代谢的作用，治疗中每加用丹参或以丹参注射液治疗。

4. 慢性期

凡病毒性心肌炎病程超过一年以上而未恢复者即为慢性期，此期可逐渐出现进行性心肌扩大，心功能减退，心律失常，并易有栓塞性并发症。此期的治疗，除参照恢复期的治疗外，可针对下列情况用药。

（1）心动过速：常用万年青、龙齿、紫石英、珍珠母等。万年青为百合科植物，万年青的根及茎有增加心肌收缩力及心搏出量，减慢心率的功效，同时亦具有扩张冠状动脉的作用，对各型快速心律失常的治疗有效。

（2）心动过缓：常选用红参、制附子、仙茅等。使用红参可使多数病人的心率增加，附子含有一种活性成分——消旋去甲乌头碱，其作用性质及强度和异丙肾上腺素相近，对缓解慢性心律失常有较快的提升心率作用。有改善窦房结及房室传导等作用。

（3）期前收缩：可酌情选用万年青、桑寄生、苦参、常山、甘松、紫贝齿、丹参、青龙齿、炙甘草。万年青对房性早搏及慢性持续性房颤疗效较好，苦参有降低心肌收缩力，减慢心搏、延缓房室传导及降低自律性等作用，对快速型心律失常均有治疗作用，桑寄生对房性及室性早搏以及阵发性房颤均有疗效，有类似异搏定的作用。

（4）房室传导阻滞：用麻黄、女贞子、炙甘草、知母、党参、生地黄、熟地黄、川芎、麦冬、炙黄芪、淫羊藿、红花组方治疗，可起到改善房室传导的作用。

（5）心力衰竭：常用红参、制附子。参附汤中的主要组成即红参和附子，对于心力衰竭元气大亏、阳气暴脱所出现的手足厥冷、汗出、呼吸微弱、脉微等症有治疗作用。

八、病态窦房结综合征

由于病态窦房结综合征临床表现有以下几个特点：①多见于中老年人；②以心悸、昏厥、乏力、水肿、喘息为主要症状，舌质多淡或紫暗，脉沉缓无力；③心电图主要包括持久而显著的心动过缓、窦房传导阻滞、慢性房颤、过缓-过速心律失常综合征等。中医辨证以阴证、寒证、虚证为主。因此，治疗大法多立益气、温阳之原则，常用黄芪、党参、制附子、细辛、桂枝等药。临证治法如下：

1. 益气温阳补肾法

病窦综合征表现为虚证、寒证主要是由于气虚阳微，病位在心，但病本在肾，心肾阳虚，阴寒内聚，心脏气阳两虚是本病的根本原因，故在温振心阳的同时，配合温壮肾阳药。代表方为麻黄附子细辛汤。该方出自《伤寒论》温经助阳是其主要功效，麻黄一般用量为 3～5 g，制附子 6～10 g，细辛 2～3 g，亦可加用甘草 3～5 g，本方治疗病窦综合征可提高心率，改善症状，疗程一般为 2 周至 1 个月，方中附子为温肾壮阳之主药，归心、脾、肾经，附子煎剂有强心作用，新近的电生理学观察表明，本品能增加窦房结的自律性，改善窦房结传导，从而增快心率，麻黄的主要成分是麻黄碱，麻黄碱能使心率增快，外周血管收缩，血压升高，且作用缓和持久，细辛性温，主要含挥发油，对心脏有正性肌力和正性频率作用。

此为本方治疗病窦综合征的电生理基础。

附子制成的附子注射液治疗本病亦有明显效果，附子注射液每支 2 ml。含生药 4 g，一般每日量 4~6 ml，加入 5％葡萄糖 500 ml 静脉滴注，10~20 滴/min。用药后胸闷、心悸、头晕都能改善，心率有所提高。

细辛有一定的毒性，对肾功能不全者慎用，使用的量一般为 3 g，不宜用大剂量，使用细辛可使各种自觉不适症状减轻或消失，但对快慢综合征兼阵发性房颤者宜小剂量短期使用，大剂量可诱发或加重房颤或快速心率，应予注意。

除麻黄附子细辛汤外，还可使用阳和汤治疗，阳和汤由熟地黄、白芥子、鹿角胶、炮姜炭、麻黄、肉桂、生甘草组成，对于形寒肢冷较甚者可加用制附子，临床有较好的疗效。

临床对温阳法、益气法、益气温阳法、温补肾阳法和温通心阳法用药的治疗观察表明，益气温阳法和温阳法均优于单纯益气法；益气温阳法加用麻黄，基础心率提高最显著；温补肾阳法与温通心阳法疗效无显著差异，单纯益气法不能显著提高心率，必须益气法和温阳法同用，温阳药常用制附子、细辛、淫羊藿、补骨脂、鹿角片、肉桂、巴戟天、锁阳、桂枝、干姜、麻黄；益气药常用黄芪、党参、人参、炙甘草。

2. 益气温阳养阴法

根据阴阳互根的观点，阳虚的同时，可出现阴虚的病理变化，而且心的主血功能又决定了阴血对心脏的营养、濡润作用，单纯使用温阳益气的药物辛热有余，有耗液伤阴之弊，因此，当以益气温阳法治疗病窦综合征效果不明显或有明显的阴虚时，可用本法治疗。

临床上常用的益气养阴方是生脉散。基本组成是人参、麦冬、五味子，亦可用党参代替人参。生脉散不仅有良好的养阴生津敛液作用，药理研究还证实对心血管系统疾病有良好的治疗效果，可以改善心功能，有正性肌力作用，可以恢复心脏正常的节律，以方制成的注射液常用以治疗心源性休克、急性心肌梗死，对实验性休克有保护、强心、升压作用。

常用的治疗方药有麻黄附子细辛汤合生脉散加减：制附子、细辛、五

枢性交感神经冲动，并扩张外周静脉和小动脉，有镇静减轻烦躁，降低心肌耗氧量作用。用药期间注意呼吸抑制等不良反应，若病者伴颅内出血，神志障碍，慢性阻塞性肺疾病则禁用，并应备有拮抗药纳洛酮。如急性心力衰竭肺水肿系下壁心肌梗死引起，用吗啡有可能诱发心动过缓和房室传导阻滞，可用哌替啶（杜冷丁）50～100 mg，肌内注射。

2）利尿药：适用于急性心力衰竭伴肺与体循环明显瘀血以及容量负荷过重的病人。呋塞米（速尿）20～40 mg，缓慢静脉注射，必要时可重复使用，有扩张静脉作用，5～10 分钟后即可利尿，减轻肺水肿病情，使用期间应注意电解质紊乱和对肾功能的影响。

3）血管扩张药：适用于血压过高或有高血压危象而无低血压的急性心力衰竭病人。

①硝普钠注射剂 50～100 mg 加入 5％葡萄糖注射液 250 ml 中，避光静脉滴注（输液泵维持 8 小时）。初始剂量为 10～20 $\mu g/min$，根据病情变化，在血压、心率监测下，每 5～10 分钟增加剂量 1 次，每次增加 5～10 $\mu g/min$，最大剂量 250～300 $\mu g/min$。硝普钠能降低心脏前后负荷，主要用于严重高血压伴有重度肺淤血，急性二尖瓣反流伴有急性心力衰竭者。急性心肌缺血的病人不宜用，单纯二尖瓣狭窄引起的急性左心房衰竭或低血压、休克者禁用，代偿性高血压如动静脉分流或主动脉缩窄者禁用。本品降压作用迅速，停药后作用可在数分钟内消失，故停药应逐渐减量，或加用口服血管扩张药，以避免反跳现象。但连续使用不得超过 3 日，以免引起硫氰酸盐和氰化物中毒。

②硝酸甘油注射剂 20 mg 加入 5％葡萄糖注射液 250 ml 中，静脉滴注（输液泵维持 8 小时）。初始剂量为 5～10 $\mu g/min$，根据病情变化，在血压、心率监测下，每 5～10 分钟增加剂量 1 次，每次增加 5～10 $\mu g/min$，最大剂量 100～200 $\mu g/min$。或用硝酸异山梨酯（异舒吉）注射剂 20 mg，加 5％葡萄糖注射液 40 ml，静脉滴注（输液泵维持 8 小时），起始剂量 1 mg/h，最大剂量 5～10 mg/h。硝酸盐可扩张静脉血管，降低心脏前负荷，减轻肺淤血，尤其适合合并高血压、冠状动脉缺血和重度二尖瓣关闭

不全者。以上连续滴注 10～12 小时后停药，空出 10～12 小时的无药期。在急性左心衰竭特别是伴有急性冠脉综合征的病人，硝酸盐可以缓解肺充血而不降低每搏心排血量，不增加心肌需氧量，对急性下壁伴右室心肌梗死、收缩压＜90 mmHg 的严重低血压、肥厚性梗阻型心肌病、限制性心肌病、重度主动脉瓣和二尖瓣狭窄、缩窄性心包、颅内压增高等均为禁忌证。对循环低灌注状态、心室率＜50 次/min 或＞110 次/min、青光眼、肺源性心脏病合并动脉低氧血症、重度贫血等亦应慎用或不用。

上列血管扩张药应用至肺水肿缓解或收缩压降低到 90 mmHg，如有低血压，可合用多巴胺或合并用间羟胺（阿拉明），每分钟 2～10 μg/kg 静脉滴注（输液泵控制滴速与剂量）。

4）洋地黄类强心剂：最适合用于快速型房颤或已知心脏增大伴左心室收缩功能不全者。首剂以毛花苷 C（西地兰）注射液 0.4 mg，加入 5％葡萄糖注射液 20 ml 中，缓慢静脉注射，2 小时后可酌情再给予 0.2～0.4 mg。对急性心肌梗死发病期 24 小时内不宜用；单纯二尖瓣狭窄引起的急性左心房衰竭者窦性心动过速也不宜用，但对有快速型心房颤动者可用，以降低心室率。对高血压的急性心力衰竭，不宜使用正性肌力药而应以降压为先。

5）支气管痉挛解痉药：对有支气管痉挛性哮喘者，用氨茶碱注射剂 0.25 g 加入 5％葡萄糖注射液 100 ml 中，缓慢静脉滴注。本品对解除支气管痉挛性哮喘作用明显，并有一定的正性肌力作用及扩血管和利尿作用，对缓解肺水肿有利，但对没有支气管痉挛性哮喘者，则不宜选用，以免增加心率和心律失常的危险。对急性心肌梗死、不稳定性心绞痛、心动过速、心律失常的急性心力衰竭者也不宜使用。对老年人，肾功能减退者也应减量使用。

6）糖皮质激素类药：地塞米松 5～10 mg，缓慢静脉注射，必要时可重复给药。本品对改善急性心源性肺水肿病人的应激状态和缓解支气管痉挛性哮喘有益。

（3）中药治疗：《金匮要略》曰："心水者，其身重而少气，不得卧，烦而躁,其人阴肿。"《外台秘要》亦曰:"心咳,咳而吐血。"此等描述与急性心力衰竭的临床表现颇有某些相似之处。自拟中药方剂"强心泻肺饮"。

【组成】人参 10 g(或党参 30 g),黄芪 50 g,麦冬 20 g,玉竹 20 g,五味子 10 g,葶苈子(布包)30 g,甘草 10 g,大枣 30 g。浓煎取液频饮。

【功能】益气强心,滋阴敛汗,泻肺利水。适用于多种心脏病或其他原因导致急性心力衰竭的治疗。

(4)基本病因及诱因治疗:急性心力衰竭心源性肺水肿病人的症状缓解后,针对具体病情给予相应治疗。如是急性心肌梗死者,符合溶栓适应证的进行溶栓与抗栓;高血压者降压;有心律失常者纠正心律;有感染者抗感染;有心脏瓣膜病变者行置换术;有水与电解质紊乱者予以纠正等。

二、慢性心力衰竭

慢性心力衰竭系由于各种原因引起的慢性心肌病损和长期心室负荷过重,导致心肌收缩力原发性或继发性地减弱,使心脏不能正常搏出来自静脉回流及满足身体组织代谢所需相称的血液供应,临床表现可分为左心衰竭、右心衰竭和全心衰竭。

1. 诊断

心悸发慌,胸闷气短,甚则咳嗽,咳血性泡沫状痰,劳累时或夜间有阵发性呼吸困难,甚者不能平卧,乏力,尿少,下肢踝部水肿,重则胸腹水,瘀血性肝大,上腹胀满,食少,恶心,呕吐,黄疸。颈静脉怒张,肝颈静脉回流征阳性,心脏扩大,左心室收缩末期容量增加及左室射血分数(LVEF)＜40%,心率增快,可有奔马律。两肺底部湿啰音,指趾发绀,唇紫舌胖有齿印,脉细数或有间歇等。以上症情需与支气管哮喘、肝硬化腹水伴下肢水肿、心包积液、缩窄性心包炎等相鉴别。

2. 治疗

(1)一般治疗:病人应注意劳逸结合,多休息,少活动,少食多餐,适当限制盐量,必要时可进行间歇性吸氧,注意水与电解质平衡。

（2）西药治疗：

1）血管紧张素转换酶抑制剂（ACEI）：可扩张动脉和静脉，减轻心脏的前后负荷，减轻和延缓心室重构。当代列为治疗慢性心力衰竭的主要基石药物。对有症状的慢性心力衰竭和有证据的所有左心室功能不全（LVEF<40%）的病人，急性心肌梗死后伴有心力衰竭的临床征象或明显的收缩功能不全（射血分数<40%）均可应用，且必须长期治疗，除非有禁忌证或不能耐受。无症状的左心室收缩功能不全（NYHA Ⅰ级）病人亦应使用，可预防和延缓发展为心力衰竭。可选用下列任何一种 ACEI，一般是开始用短效制剂，待适应后用长效制剂，开始使用小剂量，逐渐加量至目标剂量。

①卡托普利（开博通）6.25～25 mg，口服，每日 2～3 次。

②依那普利（依苏）12.5～25 mg，口服，每日 2 次。

③贝那普利（洛汀新）2.5～10 mg，口服，每日 1 次。

④培多普利（雅施达）2～4 mg，口服，每日 1 次。

ACEI 常见的不良反应为咳嗽，可用血管紧张素Ⅱ受体拮抗剂（ARB）替代，如氯沙坦（科素亚）12.5～50 mg，口服，每日 1 次；或缬沙坦（代文）40～80 mg，口服，每日 1 次；或厄贝沙坦（吉加）75～150 mg，口服，每日 1 次。

对 ACEI 曾有致命性不良反应的病人，曾有血管神经性水肿导致喉头水肿；无尿性肾衰竭，或妊娠妇女应绝对禁用。对血肌酐升高＞265.21 μmol/L，血钾＞5.5 mmol/L，收缩压<80～90 mmHg，需经其他处理，待指标改善，病情稳定后决定是否用，对左心室流出道梗阻的病人，梗阻性肥厚型心肌病、主动脉瓣狭窄、二尖瓣狭窄、双侧肾动脉狭窄病人，哺乳期妇女，均应慎用或不用 ACEI。

2）β受体阻滞药：治疗慢性心力衰竭可以改善心脏收缩功能，逆转与延缓心室重构，并且有抗氧化和抗细胞凋亡作用。所有心功能Ⅱ、Ⅲ级病人，无液体潴留，病情稳定者，无症状性心力衰竭或 NYHA Ⅰ级病人，伴收缩功能障碍，LVEF<35%～40%病人，均应及早且长期使用，除非

有禁忌证或不能耐受。以下制剂可选用 1 种，从小剂量开始逐渐加量至目标剂量。

①美托洛尔（倍他乐克）6.25～25 mg，口服，每日 2 次。

②比索洛尔（博苏）1.25～10 mg，口服，每日 1 次。

③索他洛尔（坦释）80～160 mg，口服，每日 1 次。

④卡维洛尔（卡维地洛）6.25～25 mg，口服，每日 1～2 次。

有阻塞性肺疾病、严重的变应性鼻炎、支气管痉挛性哮喘、心率＜50 次/min、收缩压＜90 mmHg、窦房传导阻滞、病窦综合征、完全性左束支传导阻滞、有症状的Ⅰ度房室传导阻滞 PR＞0.24 秒、Ⅱ度以上房室传导阻滞（除非已安装永久性心脏起搏器保护）、肾衰竭、严重心脏肥大、心功能Ⅳ级、LVEF＜20％、新发心肌梗死、心源性休克、雷诺病、1 型糖尿病等均为禁忌证，孕妇及哺乳期妇女亦不宜使用。有明显液体潴留或正在使用扩血管药和正性肌力药的病人，暂不能应用，待病情稳定后方可考虑应用。

3）利尿药：是治疗心力衰竭的主要措施，它可以减轻心脏的前负荷，快速改善症状，减轻肺水肿和周围水肿，充分控制液体潴留。此类药物不宜单独使用，必须与 ACEI 或 β 受体阻滞药等联合应用，以达到更好的效果和减少风险。还需监测血容量和电解质的变化，以避免其过大的波动。一般先以小剂量开始，逐渐加量；先以单品种口服为主，必要时多品种搭配，或肌内、静脉注射。以下利尿药可单用或排钾与保钾合用，酌情选用其一种或两种：

①氢氯噻嗪（双氢克尿噻）12.5～50 mg，口服，每日 1～2 次。

②呋塞米（速尿）20～40 mg，口服，每日 1～2 次。

③螺内酯（安体舒通）20～40 mg，口服，每日 1～2 次。

④氨苯蝶啶 25～50 mg，口服，每日 1～2 次。

其中，①、②排钾，③、④保钾。

⑤复方阿米洛利（武都力）1～2 片，口服，每日 1～2 次。本品内含阿米洛利 2.5 mg（保钾），氢氯噻嗪 25 mg（排钾）的复方制剂。

实际使用中可将排钾、保钾利尿药合用，或间歇用药，以减少水与电解质紊乱。肾功能不全的病人或有代谢异常如糖尿病、高血脂、高尿酸病人宜用呋塞米，非甾体抗炎药吲哚美辛（消炎痛）抑制多数利尿药的利钠作用，特别是襻利尿药的致氮质血症倾向，应避免同时使用。

4）洋地黄类强心剂：能加强心肌收缩力，增加心排血量，缩小扩大的心脏，减少心室壁的张力，减慢心率，以降低心脏的耗氧量，改善心功能，防止心脏损害加重；还可以降低血浆肾素活性，促进心钠肽分泌和利尿；以及通过对心肌的电活动作用，减慢心房颤动或心房扑动的心室率。常用的有地高辛（狄戈辛）0.125～0.25 mg，口服，每日 1 次；必要时用毛花苷 C（西地兰）注射液 0.2～0.4 mg，缓慢静脉注射，每日 1 次。地高辛可用于全部伴心房颤动的心力衰竭病人和有症状的窦性心力衰竭病人，主要用于左心室收缩功能障碍为主的心力衰竭（无论有无房颤），对于有严重心力衰竭的病人都应服用地高辛，而对轻到中度心力衰竭只有经 ACEI 和利尿药治疗的症状仍不消失者才考虑应用。在心力衰竭治疗中，地高辛通常不单独应用，而应与利尿药、ACEI 或 β 受体阻滞药联合应用。

地高辛禁用于下列病症：室性心动过速、心室颤动、肥厚性心肌病、颈动脉窦综合征、预激综合征、心动过缓、病窦综合征、窦房传导阻滞、Ⅱ度或高度房室传导阻滞无永久性心脏起搏器保护的病人、低钾或高钙血症病人。对孕妇和哺乳期妇女必须应用，则当权衡利弊，谨慎使用。

5）醛固酮受体拮抗剂：可抵制醛固酮的有害作用。因在人体衰竭心脏中，心室醛固酮生成及活性增加，可加重心力衰竭程度。使用醛固酮受体拮抗剂，螺内酯除有轻度保钾利尿作用外，还能抑制心肌内纤维组织增生，能减轻或逆转心室重构，延缓心力衰竭的进展，进而延长病人生命。

临床主要用于中、重度心力衰竭，NYHA 心功能Ⅲ、Ⅳ级；对急性心肌梗死后并发心力衰竭，且 LVEF<40％ 的病人亦可应用。入选者血肌酐浓度应在 176.8（女）～221.0（男）mmol/L 以下，且近期无恶化；血钾 <5.0 mmol/L 以下，且近期无高钾血症，本药应用的主要危险是肾功能异常和高钾血症，对伴有这两种情况的心力衰竭病人列为禁忌，尤对老年

或消瘦病人更应谨慎。

【用法】螺内酯（安体舒通）起始剂量 10 mg/d，最大剂量 20 mg/d，亦可隔日给予，并同时加用呋塞米为宜。若病人已用大剂量 ACEI，则应减用 ACEI 量；停用钾盐、保钾利尿药；避免使用非甾体抗炎药，尤其老年人，可能引起肾功能恶化和高血钾，如血钾＞5.5 mmol/L，肾功能有损害应停用或减量。用药期间应经常监测血钾与肾功能，并注意及时发现与处理腹泻及其他可引起脱水的原因，因血容量减低会增加肾功能异常和高钾血症的发生率。

6）硝酸酯类：在使用 β 受体阻滞药，ACE1 或 ARB 及利尿药等标准治疗的基础上，对仍有明显充血性症状的慢性收缩性心力衰竭病人可加用硝酸酯，以减轻静息或活动的呼吸困难症状，改善运动耐量，硝酸酯可显著改善冠状动脉粥样硬化性心脏病合并心力衰竭时反复发作的心肌缺血。硝酸酯亦可减轻左心室射血分数正常的心功能不全病人的呼吸困难等症状。常用的有硝酸异山梨酯片（消心痛）5～10 mg，口服，每日 1～3 次，每次间隔 4～5 小时；或用单硝酸异山梨酯片（欣康）20 mg，口服，每日 1～2 次，每次间隔 8 小时以上。初服时常有心悸、头胀等不良反应。

（3）中药治疗：

1）强心康汤：人参 5 g（或党参 30 g），黄芪 30 g，当归 10 g，川芎 10 g，生山楂 10 g，益母草 30 g，麦冬 10 g，玉竹 10 g，五味子 5 g，桂枝 10 g，制附子（先煎）5 g，淫羊藿 20 g，白术 20 g，茯苓 20 g，猪苓 20 g，泽泻 20 g，葶苈子（布包）30 g。加水适量，小火慢煎，头煎 2 小时以上，2 煎、3 煎各 1 小时，每日服药 3 次，7～10 日为 1 个疗程。

2）利心水汤：人参 10 g（或党参 30 g），黄芪 40 g，玉竹 12 g，当归 10 g，川芎 10 g，桂枝 10 g，制附子（先煎）10 g，白术 10 g，葶苈子（布包）30 g，猪苓 30 g，泽泻 30 g。加水适量，小火慢煎，头煎 2 小时以上，2 煎、3 煎各 1 小时，每日服药 3 次，7～10 日为 1 个疗程。

以上两自拟方，有益气强心、活血通脉、滋阴安神、温阳利水之功效。

（4）基本病因及诱因治疗：引起导致慢性心力衰竭的病因诱因较多，对原有的心脏病如冠状动脉粥样硬化性心脏病、高血压心脏病、风湿性心脏病、肺源性心脏病、心肌炎、心律失常等应针对性治疗；对新近急慢性感染、体力活动、气候变化、情绪激动、饮食失节等都要仔细分析与处理。

总之，慢性心力衰竭的标准治疗是以利尿药为基础，以 ACEI/血管紧张素Ⅱ受体拮抗药（ARB）和 β 受体阻滞药（β-B）为核心，以地高辛为重要辅助的综合治疗，必要时加用醛固酮受体拮抗剂或硝酸酯类，即不仅要改善慢性心力衰竭的症状，更要应用 ACEI/ARB 和 β-B 改善心脏的重构和预后，并结合中医药治疗，方可获得更显著的疗效。

三、冠状动脉粥样硬化性心脏病稳定型心绞痛

稳定型心绞痛又称稳定型劳力性心绞痛，系由劳累或情绪激动引起心肌缺血，致心前区及附近部位压榨感、闷塞感、烧灼感，或紧缩感、闷痛或刺痛，在一两个月以上其病情稳定，疼痛感觉相对不变。心绞痛病史在2 个月以上，且每次发作的诱因及其强度、疼痛性质、持续时间以及缓解情况等变化不大时，称为慢性稳定型心绞痛。

1. 诊断

有典型的反复发作心绞痛病史在一两个月以上，常因劳累或情绪激动、饱餐或寒冷诱发。多数在胸骨中上部位，可向左侧肩背臂部放射，也有少数可能放射至胸骨下端或上腹部，或下颌。经休息或舌下含化硝酸甘油可获缓解。静息时普通心电图、心绞痛发作时心电图、运动心电图和动态心电图有心肌缺血的 ST-T 改变，异常 Q 波及其动态改变，冠状动脉造影，可确定其部位和程度。对疼痛放射至胸骨下端及上腹部者，需与食道反流或痉挛、胃炎、胃溃疡、肝胆疾病等相鉴别，如放射到下颌需与龋齿、三叉神经痛等相鉴别。

2. 治疗

（1）一般治疗：注意劳逸结合，不要过度体力活动，稳定情绪，低

脂、低钠、低糖饮食，多吃瓜果、蔬菜，忌辛辣生冷，忌暴饮暴食，晚餐不要过饱，戒烟，控制体重，伴有高血压、糖尿病、高脂血症等应予积极治疗。

（2）西药治疗：

1）硝酸酯类：可松弛血管平滑肌，扩张全身小静脉和小动脉，减轻心脏前后负荷，降低心肌耗氧量，并能扩张心外膜冠状动脉，增加心肌供血，减轻静息或活动的呼吸困难，改善运动耐量。常用的有硝酸异山梨酯片（消心痛）5～20 mg，口服，每日 1～3 次，每次间隔 4～5 小时；或用单硝酸异山梨酯片（欣康）10～20 mg，口服，每日 1～2 次，每次间隔 8 小时以上。心绞痛急性发作时，舌下含服硝酸甘油片 0.5 mg，无效者，间隔 3～5 分钟再含 1 片，15 分钟内不要超过 3 片；或用硝酸异山梨酯喷雾剂（异舒吉喷雾剂），喷入口腔 1～2 喷，必要时可重复使用。硝酸酯类药常见的副作用是头部胀痛、面红、低血压，老年人还可能出现心动过缓。

2）β受体阻滞药：能减慢心率，降低心肌耗氧量，缓解和预防心绞痛发作。常用的有美托洛尔（倍他乐克）12.5～50 mg，口服，每日 2～3 次；或用美托洛尔缓释片（倍他乐克缓释片）47.5 mg 或 95 mg，口服，每日 1 次；比索洛尔（博苏）2.5～10 mg，口服，每日 1 次；索他洛尔（坦释）80～160 mg，口服，每日 1 次。使用β受体阻滞药应从小剂量开始，逐渐增加剂量，使安静时心率在或不得低于 55～60 次/min。

主要副作用包括支气管痉挛、恶心呕吐、体位性低血压、乏力倦怠、阳痿、抑郁，甚者房室传导阻滞。用药期间不可突然停药，有必要时可逐渐减量，因突然停药可诱发不稳定型心绞痛、心律失常、心肌梗死甚或猝死。支气管哮喘、慢性阻塞性肺病禁用。有症状的Ⅰ度房室传导阻滞 PR 间期>0.24 秒、Ⅱ度以上房室传导阻滞、严重窦性心动过缓、收缩压<90 mmHg、肺水肿、休克、左心衰竭等均避免使用。

3）钙拮抗药：能抑制心肌收缩，扩张周围血管和冠状动脉，消除冠状动脉痉挛，增加心肌供血，降低动脉压。常用的有硝苯地平（心痛定）

10～20 mg，口服，每日 2～3 次；或硝苯地平控释片（拜新同）30 mg，口服，每日 1 次；非洛地平缓释片（波依定）2.5 mg 或 5 mg，口服，每日 1 次；氨氯地平（麦利平）5 mg，口服，每日 1 次。常见的副作用有头痛发胀、心悸、面红、足踝水肿等。低血压和重度主动脉瓣狭窄病人禁用。

4）抗血小板药：抑制血小板聚集，首选阿司匹林肠溶片 50～150 mg，口服，每日 1 次；或用拜阿司匹林 100 mg，口服，每日 1 次；或用氯吡格雷（波立维）75 mg，口服，每日 1 次。服药期间观察有出血现象即停服用，待后再定继续用否。

5）血管紧张素转换酶抑制剂（ACEI）：对慢性稳定型心绞痛病人，特别是伴有糖尿病、高血压、慢性肾病、心肌梗死病史或左心室收缩功能异常的高危病人，应积极考虑使用 ACEI，长期服用有可能减少心血管病事件，降低死亡率。常用的有卡托普利（开博通）6.25～25 mg，口服，每日 2～3 次；依那普利（依苏）12.5～25 mg，口服，每日 2 次；贝那普利（洛汀新）2.5～10 mg，口服，每日 1 次。使用 ACEI 应从小剂量开始，逐渐增加剂量，先用短效制剂，适应后可改换长效制剂。对不适宜用 ACEI 者，可用 ARB 替代。

6）他汀类调脂药：不仅可降脂，且能恢复血管内皮功能，稳定斑块。心绞痛病人总胆固醇为 5.5～8.0 mmol/L，给予他汀类药物可以明显降低心肌梗死，降低死亡的危险性，即使血脂在正常范围内，给予他汀类药对病人亦有益。常用的有辛伐他汀（舒降之）20～40 mg，口服，每晚 1 次；或阿托伐他汀（立普妥）20～80 mg，口服，每晚 1 次；或氟伐他汀（来适可）40 mg，口服，每晚 1 次。

总之，慢性稳定型心绞痛在缺血急性发作时应首先选用硝酸甘油终止发作。而在长期抗缺血治疗时，应选用 β 受体阻滞药、硝酸酯或钙拮抗剂，联合用药更有益。β 受体阻滞药与硝酸酯合用优势互补。硝酸酯降低血压和心脏后负荷之后，可反射性增加交感活性，使心肌收缩力增强，心率加快，削弱其降低心肌耗氧量的作用，而 β 受体阻滞药则可抵消这一不良反应；β受体阻滞药通过抑制心肌收缩力，减慢心室率等，可显著降低心肌做功和耗氧量，但心率减慢，伴随舒张期延长，回心血量增加，可使左心室舒张末期容积和室壁张力增加，部分抵消了其降低心肌氧耗的作用，硝酸酯扩张静脉血管，使回心血量减少，可克服β受体阻滞药的这一不利因素。再与钙拮抗药以及抗血小板药、他汀类、ACEI/ARB联用，更能增强抗心绞痛之效果。

有资料表明，治疗慢性稳定型心绞痛常用药是：抗血小板药阿司匹林、氯吡格雷；β受体阻滞药美托洛尔、比索洛尔；ACEI贝那普利、福辛普利；ARB缬沙坦、替米沙坦；他汀类阿托伐他汀、辛伐他汀；CCB硝苯地平、氨氯地平；硝酸酯类单硝酸异山梨酯、硝酸异山梨酯等。

（3）中药治疗：

1）辨证施治：分为气滞郁结证和气虚血瘀证，自拟理心气汤与活心血汤，分别予以对证证治。

①气滞郁结证：胸痛憋气，有堵塞感，阵阵隐痛，痛无定处，每因情志不遂或激动时诱发加剧，时欲叹息，嗳气，矢气则舒。舌暗红，苔薄白，脉细弦。

证属气血郁滞，脉络不和。

治拟宽胸理气，活血通络。

方用理心气汤：柴胡10 g，香附10 g，郁金10 g，延胡索10 g，瓜蒌皮10 g，薤白10 g，桂枝10 g，当归10 g，川芎10 g，檀香10 g，香橼皮10 g。

②气虚血瘀证：心悸怔忡，胸闷气短，心前区痛，甚则难忍，牵引肩臂，发作有时，过劳则重，神疲自汗。舌淡紫暗，脉弦紧或有间歇。

证属气虚不运，心脉血瘀。

治拟益气活血，化瘀通脉。

方用活心血汤：党参15 g，黄芪30 g，玉竹12 g，桂枝10 g，丹参30 g，当归12 g，川芎10 g，香附10 g，郁金10 g，山楂20 g，益母草30 g。

2）中药成药：

①速效救心丸：40 mg/丸。每次含服 4～6 粒，重者 10～15 粒，每日含服 3 次。适用于心绞痛、心肌梗死胸闷憋气者。

②麝香保心丸：22.5 mg/丸。每次服 2～3 粒，每日 3 次。适用于心绞痛、心肌梗死胸闷或神志恍惚者。

③复方丹参滴丸：每次服 10 粒，每日 3 次。适用于心绞痛、心肌梗死胸闷，唇甲发绀者。

④冠心丹参滴丸：舌下含服，每次 10 粒，每日 3 次。适用于冠状动脉粥样硬化性心脏病心绞痛气滞血瘀者。

⑤心通口服液：每支 10 ml，每次服 10～20 ml，每日 2～3 次。适用于冠状动脉粥样硬化性心脏病心绞痛气阴两虚、痰瘀痹阻者。

⑥地奥心血康胶囊：每次服 1～2 粒，每日 3 次。适用于冠状动脉粥样硬化性心脏病心绞痛瘀血内阻、心胸憋闷者。

⑦血塞通滴丸：每次服 20 丸，每日 3 次。适用于冠状动脉粥样硬化性心脏病心绞痛心脉瘀阻者。

⑧复方川芎胶囊：每次服 4 粒，每日 3 次。适用于冠状动脉粥样硬化性心脏病心绞痛心血瘀阻者。

⑨通心络胶囊：每次服 2～4 粒，每日 3 次。适用于冠状动脉粥样硬化性心脏病气虚血瘀、心胸绞痛刺痛者。

⑩脉络宁注射液：10 mg/支。每次 10～20 ml，加入 5％葡萄糖注射液 250～500 ml 中静脉滴注，每日 1 次。适用于冠状动脉粥样硬化性心脏病心绞痛阴虚血瘀者。

⑪复方丹参注射液：2 ml/支，10 ml/支。每次 10～20 ml，加入低分子右旋糖酐 500 ml 中静脉滴注，每日 1 次。适用于冠状动脉粥样硬化性心脏病心绞痛气滞血瘀者。

⑫参附注射液：2 ml/支，10 ml/支。每次 10～20 ml，加入 5％葡萄糖注射液 250～500 ml 中静脉滴注，每日 1 次。适用于冠状动脉粥样硬化性心脏病心绞痛阳气虚衰者。

⑬生脉注射液：2 ml/支，10 ml/支。每次 10～20 ml，加入 10％葡萄糖注射液 20 ml 中缓慢静脉注射；或 60～100 ml，加入 5％葡萄糖注射液 250 ml 中静脉滴注，每日 1～2 次。适用于冠状动脉粥样硬化性心脏病心绞痛气阴两虚者。

其他如银杏叶片、三七总苷片、血栓心脉宁片、脑心通胶囊、消栓通络胶囊、养心气口服液、补心气口服液、滋心阴口服液等均可辨证选用。

四、冠状动脉粥样硬化性心脏病不稳定型心绞痛

不稳定型心绞痛（UA）是指介于稳定型心绞痛和急性心肌梗死（AMI）之间的一组临床心绞痛综合征。

1. 诊断

（1）临床表现：

1）初发劳力型心绞痛：病程在 2 个月内新发生的心绞痛（从无心绞痛或有心绞痛病史，但在近半年内未发作过心绞痛）。

2）恶化劳力型心绞痛：病情突然加重，表现为胸痛发作次数增加，持续时间延长，诱发心绞痛的活动阈值明显减低，硝酸甘油缓解症状的作用减弱，病程在 2 个月之内。

3）静息心绞痛：心绞痛发生在休息或安静状态，发作持续时间相对较长，含硝酸甘油效果欠佳，病程在 1 个月内。

4）梗死后心绞痛：指 AMI 发病 24 小时后至 1 个月内发生的心绞痛。

5）变异型心绞痛：休息或午夜至凌晨时段或一般活动时发生的心绞痛，通常无体力劳动或情绪激动等诱因，发作时心电图显示 ST 段一过性暂时性抬高，其典型者＞2 mm，胸痛缓解后 ST 段恢复正常。变异型心绞痛可发生在冠状动脉正常，或有冠状动脉粥样硬化性狭窄的病人。单纯冠状动脉痉挛导致发病的病人，缺血改变主要发生在下壁导联。变异型心绞痛大多自行或经治疗后缓解，但可复发，也可发展成 AMI、严重室性心律失常、晕厥或猝死。

（2）心电图变化：心绞痛发作时心电图 ST 段抬高和压低的动态变化

最具诊断价值。应及时记录心绞痛发作时和症状缓解后的心电图：

1）动态 ST 段水平型或下斜型压低≥1 mm 或 ST 段抬高，在肢体导联≥1 mm、胸导联≥2 mm 有诊断意义。

2）发作时病者原有倒置的 T 波呈伪性改变（假正常化），发作后 T 波恢复原倒置状态。

3）以前心电图正常者，近期内出现心前区多导联 T 波深倒，在排除非 Q 波性 AMI 后结合临床也应考虑 UA 的诊断。

4）当发作时心电图显示 ST 段压低≥0.5 mm 但<1 mm 时，仍需高度怀疑 UA 的诊断。

（3）相关检查：

1）心肌损伤标志物：肌酸激酶（CK）、肌酸激酶同工酶（CK-MB）、肌钙蛋白 T 或 I，是否正常或升高多少。

②超声心动图：左室射血分数（LVEF）是否正常或降低多少。

③冠状动脉造影：明确冠状动脉有无病变或病变情况，决定是否进行急诊介入性治疗或急诊冠状动脉旁路移植术。

2. 治疗

（1）一般治疗：UA 急性期病人应及时收治，卧床休息，吸氧，心电监护。经治疗后一般病人未再发生心绞痛，心电图也无缺血改变，无左心衰竭征象，未发现 CK、CK-MB 升高，肌钙蛋白 T 或 I 正常者，留观 2～3 日后，可出院继续门诊治疗，如仍发心绞痛，心电图及相关检查未完全正常或好转则需继续住院，延长治疗，目的是减轻心绞痛症状和心肌缺血，预防心肌梗死和猝死。

（2）西药治疗：

1）硝酸酯：硝酸甘油和长效硝酸酯是治疗 UA 的主要药物。心绞痛发作时立即口含硝酸甘油片 0.5 mg，严重者间隔 3～5 分钟再含 1 片，15 分钟内不要超过 3 片。如仍不能控制疼痛，除应用一次强镇痛剂吗啡 3～5 mg，静脉或皮下注射以缓解疼痛外，继以硝酸甘油注射剂 20 mg，加入 5% 葡萄糖注射液 250 ml 中，缓慢静脉滴注，以 5 μg/min 开始，以后

5～10 分钟增加 5 μg/min，直至症状缓解或收缩压降低 10 mmHg，最高剂量一般不超过 80～100 μg/min。一旦病人出现头痛或收缩压＜90 mmHg，应迅速减少静脉滴注剂量，维持剂量以 10～30 μg/min 为宜，一般用 1～2 日，以免产生耐药性而降低疗效。

常用的口服硝酸酯：短效的有硝酸异山梨酯片（消心痛），每次 5～10 mg，作用持续时间为 4～5 小时，以每日 3～4 次口服为妥；长效的有单硝酸异山梨酯片（欣康），每次 20 mg，作用持续时间为 8～12 小时，以每日 1～2 次口服为宜。

2）β受体阻滞剂：对控制 UA 病人心绞痛症状，改善近、远期预后均有益，除有禁忌证如肺水肿、未稳定的左心衰竭、支气管哮喘、低血压、严重窦性心动过缓或Ⅱ度及以上房室传导阻滞等外，主张常规使用。剂量应个体化，从低剂量逐渐加量，调整至病人安静时心率为 50～60 次/min，适合于病人本人的最有效量。美托洛尔 25～50 mg，口服，每日 2～3 次，有效后可改用美托洛尔缓释片 47.5 mg 或 95 mg，口服，每日 1 次；或索他洛尔 80～160 mg，口服，每日 1 次；或比索洛尔 5～10 mg，口服，每日 1 次。β受体阻滞药没有血管扩张作用。冠状动脉造影提示有固定狭窄的变异型心绞痛病人用之可能有效，但无狭窄的单纯冠状动脉痉挛导致的变异型心绞痛，尤其在休息时或夜间发心绞痛者需避免使用。

3）钙拮抗药：以控制心肌缺血而发作的心绞痛为主要目的，其效显著。如硝苯地平（心痛定）10～20 mg，口服，每日 4～6 小时 1 次，有效后可改用硝苯地平缓释片（利焕）20 mg，口服，每日 1 次；或控释片（拜新同）30 mg，口服，每日 1 次；或非洛地平缓释片（波依定）5 mg，口服，每日 1 次；或氨氯地平（麦利平）5 mg，口服，每日 1 次；或维拉帕米缓释片（异搏定缓释片）120 mg，口服，每日 1 次。钙拮抗剂对缓解冠状动脉痉挛有独到的效果，故列为治疗变异型心绞痛的首选用药，有预防心绞痛复发、降低心梗发生率，应长期服用。维拉帕米有负性肌力和减慢心率的作用，心动过缓、房室传导阻滞、左心功能不全者应慎用，也不宜与β受体阻滞药合用。

4）抗血小板治疗：UA 急性期，口服水溶阿司匹林（巴比尔）150～300 mg/d 之间，可达到快速抑制血小板聚集的作用，3 日后可改为小剂量，即 50～120 mg/d 维持治疗，如对阿司匹林禁忌者，可用氯吡格雷口服，首次 300 mg，以后每日用 75 mg 作为替代维持治疗。用药期间检查血常规与出凝血时间，有无出血倾向，以便及时调整，防止副作用。阿司匹林可抑制前列环素（冠状动脉扩张剂）的合成作用，用于变异型心绞痛病人时有可能加重缺血发作。

5）抗血凝治疗：UA 急性期，用依诺肝素注射液 0.4 ml（40 mg），腹壁皮下注射，每 12 小时 1 次，一般用 3～7 日。对降低病人心血管事件有益。

6）他汀类：阿托伐他汀（立普妥）40～80 mg，口服，每日 1 次，有降脂与稳定斑块、降低血小板聚集、减少血栓形成作用。

（3）中药治疗：速效救心丸，麝香保心丸，复方丹参滴丸，冠心丹参滴丸，心通口服液，地奥心血康，血塞通滴丸，复方川芎胶囊，通心络胶囊等，以及脉络宁注射液，复方丹参注射液，参附注射液，生脉注射液，理心气汤，活心血汤等均可辨证选用。

（4）介入性或外科手术治疗：对 UA 经内科药物治疗心绞痛仍反复发作，不能控制，且出现低血压、急性心力衰竭、严重心律失常等，可考虑紧急或择期进行介入性治疗或外科手术治疗。

总之，不稳定型心绞痛形式多端，变化快速，及时、合理治疗可逆转为稳定性心绞痛。若急性发作时，未予积极正确处理，也可进展为急性心肌梗死甚或猝死，故应高度关注。接诊病人后，一旦明确诊断，应尽快及早用以下药物：

1）硝酸酯：扩张冠状动脉血管，降低冠状动脉阻力，增加冠状动脉血流，扩张外周血管，减少静脉回流，降低心负荷，改善心脏局部与整体功能。

2）β 受体阻滞药：减慢心率，减少心肌耗氧，是劳力型心绞痛治疗的首选药，但此类药对冠状动脉痉挛变异性心绞痛无效，不宜使用。

3）钙拮抗药：可抑制心肌收缩，降低血压，减少心肌氧耗，扩张冠状动脉，对冠状动脉痉挛变异型心绞痛及其他类型心绞痛均有良好效果，但由于此类药可引起反射性心率加快，对于恶化劳力型心绞痛治疗则应予β受体阻滞药合用。

上述三类药可视为治疗心绞痛的基石，是必不可少的，问题在于如何选择性合理搭配使用。混合型心绞痛病人兼有劳力型与自发型心绞痛发作，应联用上述 3 种药物。变异型心绞痛治疗药物，主要为硝酸酯和钙拮抗药，两药联用可能有相加的血管扩张效益。

一般而言，劳力型心绞痛宜在晨起后服药，变异型心绞痛宜在睡前服药，其他时间按次数服药。此外，还应及时使用抗血小板制剂与他汀类药及抗凝血药，因血小板聚集时可释放血管收缩物质，引起冠状动脉收缩，血液黏度高，可以使冠状动脉循环减慢，容易引起血小板聚集，血栓形成，故用此类药对改善血液流变、防治心绞痛有重要作用。中成药能活血化瘀，扩张冠状动脉，改善冠状动脉流量，温通止痛；中西药结合使用，具有协同叠加效益；对于药物治疗不满意者可考虑介入或手术治疗。

《心系说——曾学文临床经验集》，中国中医药出版社，2013 年 4 月第 1 版，272～296 页。

慢性肺源性心脏病

慢性肺源性心脏病是由肺、胸廓以及肺血管的慢性疾病导致肺动脉高压、右心室肥大，或伴右心功能不全的心脏病。本病发病率较高，特别多见于气候寒冷的地区，农村较城市为高，年龄多在 40 岁以上，男性多于女性；吸烟者多见。最常见的病因是慢性支气管炎及阻塞性肺气肿。另外，支气管哮喘、支气管扩张、严重肺结核及肺间质病变、纤维化，胸膜、胸廓及肺动脉病变都可以成为本病病因。诱发因素为呼吸道感染，其急性发作以冬春季为多。本病可归属于中医"肺胀""痰饮""心水"等范畴。

一、病机

本病多因长期慢性咳喘，并在外感、内伤等因素反复诱发下，致肺失宣降而作咳喘并损伤肺气，久则由肺累及脾、肾，后期及心。脾主运化，脾失健运则水湿内聚而成痰，上壅于肺则加重咳嗽气喘，多痰。若痰从寒化，则咳吐大量泡沫状清稀痰涎；痰从热化，则痰黄黏稠。肾主纳气，肾虚失纳，则作喘促。肾阳不足，失于温煦，水湿内停，泛溢肌肤而见面浮肢肿。肺、脾、肾俱虚，久必及心，致心肺气虚，胸闷、气短、气喘、心悸、心慌、自汗出。心主血脉，肺朝百脉而主治节，并能助心行血。心肺气虚则无力推动血行，心血瘀阻则胸闷、气喘，心悸、怔忡时发，口唇发绀，手足逆冷，舌质紫暗，苔白厚腻，脉沉细而弱或沉细虚数。此时若再感受风寒或风热外邪，每夹痰饮壅遏气机，致痰气上逆，蒙心犯脑，可见烦躁不宁，神昏谵语。若热盛生风则出现高热神昏、惊厥抽搐等症。总之，本病属本虚标实之证，其外邪、痰、瘀、水湿为标；肺、脾、肾、心之阳气亏虚为本，且标本互为因果，从而形成虚中夹实的慢性病变过程。

二、诊断

1. 临床表现

（1）本病发展缓慢，病程较长，反复伴发呼吸道感染，导致肺、心、脑的功能不全，出现胸闷气短、心悸、不能平卧、上腹胀满。剑突下有心脏收缩期搏动，此处心音较心尖区心音强，肺动脉瓣区第二音亢进。

（2）发生心力衰竭时，肝肿大伴有压痛，肝颈静脉回流征阳性，唇、指发绀，颜面及下肢水肿，有腹水，小便短少。听诊两肺呼吸音减弱，肺底有湿啰音或散在哮鸣音。心音遥远，三尖瓣区出现收缩期吹风样杂音及舒张期奔马律，还可出现各种心律失常（房性多见）。

（3）严重者可并发上消化道出血，如呕血、便血。更有甚者出现头痛汗出，烦躁不安，白天嗜睡，夜间失眠，定向力差，神志恍惚，精神错乱，肌肉颤动，谵妄，昏迷等，此称为肺性脑病。

2. 理化检查

（1）X线检查：肺野透明度增强，横膈下降且变平；右下肺动脉干扩张，其横径≥15 mm；肺动脉段或肺动脉圆锥突出；右心室增大。

（2）超声心动图：右心室流出道内径增宽，右心室内径增大，右心室前壁增厚，右肺动脉内径增大。

（3）心电图：可见电轴右偏；重度顺时针向转位；右心室肥大或右束支传导阻滞；肺型P波；各种心律失常。

（4）实验室检查：①血常规检查。红细胞和血红蛋白增高，合并感染时白细胞总数及中性粒细胞增高。②血黏度检查。红细胞压积正常或增高，全血黏度和血浆黏度增高。③尿常规检查。心力衰竭时可见尿中少量蛋白、管型和红、白细胞。④动脉血气分析。呼吸衰竭时，$PaCO_2 >$ 50 mmHg，$PaO_2 < 60$ mmHg。

3. 鉴别诊断

本病多见于中老年人，易发生心力衰竭，此时需与冠状动脉粥样硬化性心脏病、原发性高血压、心肌病、风湿性心脏病等引起心力衰竭相鉴别。当出现肺性脑病昏迷时，需与老年糖尿病高渗性昏迷及卒中昏迷等，从病史、症状、体征和X线、心电图、超声心动图、脑CT及实验室有关检查结果加以鉴别。

三、治疗

1. 辨证论治

（1）痰浊阻肺：

【证候】胸闷气短，咳吐痰涎量多，色白质稀呈泡沫状，平卧气喘，脘痞纳少，形寒肢冷，骨节酸楚，倦怠乏力，心悸不宁，足踝水肿。舌淡苔腻，脉浮滑数。

【病机】痰浊壅盛，饮停心下。

【治法】祛痰化浊，温肺化饮。

【方药】三子养亲汤合小青龙汤加减。常用药：紫苏子、白芥子、莱菔子、炙麻黄、桂枝、干姜、细辛、白芍、法半夏、五味子、炙甘草。

【运用】恶寒甚者，加荆芥、葛根；发热甚者，加黄芩、生石膏；痰黄黏稠者，加杏仁、鱼腥草、瓜蒌皮、浙贝母；痰鸣喘促者，加葶苈子、桑白皮；唇甲青紫者，加当归、川芎；水肿甚者，加茯苓、白术、车前子；血压高者，去炙麻黄、细辛加地龙、夏枯草。

（2）心肺气虚：

【证候】心悸心慌，胸闷气喘，咳吐白沫，面浮苍白，神疲自汗，头昏眩晕，肤肿乏力，劳则气短。舌质淡胖，苔薄白，脉细无力。

【病机】心气虚弱，肺气不足。

【治法】养心补肺，敛汗固表。

【方药】五味子汤加减。常用药：人参、黄芪、麦冬、五味子、炙甘草。

【运用】咳喘气短甚者，加葶苈子、川贝母、蛤蚧；心慌怔忡者，加茯苓、白术、桂枝；五心烦热，口干舌红，脉细数者，加北沙参、玉竹、生地黄；腰酸腿软，畏寒肢冷者，加杜仲、桑寄生、桂枝；痰多食少者，加杏仁、浙贝母、桑白皮、鸡内金。

（3）血瘀水泛：

【证候】心慌气急，咳嗽喘促，烦躁不安，脘胁胀痛，不能平卧，畏寒身冷，面色瘀滞，唇甲青紫，浮肿尿少。舌胖质紫，脉数细涩。

【病机】气虚血瘀，阳虚水泛。

【治法】益气活血，温阳利水。

【方药】利心水汤加减。常用药：人参、黄芪、当归、川芎、玉竹、桂枝、制附子、白术、葶苈子、猪苓、泽泻。

【运用】痰多黏稠者，加杏仁、浙贝母；咳痰不爽者，加桔梗、桑白皮；咳咯黄痰者，去桂枝、制附子，加黄芩、鱼腥草；呕血、便血者，去桂枝、制附子，加地榆炭、海螵蛸；出现神志恍惚者，加菖蒲、远志；震颤抽搐者，加龙骨、牡蛎；谵妄昏迷者，加菖蒲、郁金、制南星、天竺黄；唇、舌青紫甚者，加丹参、桃仁、红花。

（4）痰浊蒙窍：

【证候】心慌气促，汗出肢冷，身浮，唇紫，咳逆喘急，喉中痰鸣，表情淡漠，神志恍惚，欲睡不已，昏迷抽搐。舌紫苔腻，脉微细弱。

【病机】痰瘀夹杂，蒙闭心窍。

【治法】涤痰化瘀，辟秽开窍。

【方药】涤痰汤加减。常用药：法半夏、茯苓、胆星、橘红、竹茹、枳实、菖蒲、郁金、远志。煎汤送服苏合香丸1粒，每日1～2次。

【运用】痰热内盛，身热烦躁，神昏谵语者，加黄连、竹沥水；抽搐者，加钩藤、羚羊角、全蝎；唇甲发绀明显者，加丹参、桃仁、红花。

2. 中药成药

（1）竹沥达痰丸：每次服6～9 g，每日2～3次。适用于痰热壅肺证。

（2）安宫牛黄丸：每次服1粒，每日2～3次。适用于肺性脑病谵妄昏迷者。

（3）苏合香丸：3 g/丸。每次服 1 丸，每日 2 次。适用于痰迷心窍所致痰厥昏迷。

（4）礞石滚痰丸：每次服 1～2 粒，每日 1 次。适用于痰热壅肺，咳喘便秘者。

（5）金水宝胶囊：每次服 3 粒，每日 3 次。适用于久咳虚喘，神疲乏力者。

（6）双黄连颗粒：每次服 10 g，每日 3 次。适用于痰热咳嗽气促者。

（7）清开灵注射液：10 ml/支。每次 20～40 ml，加入 5％葡萄糖注射液 250～500 ml 中静脉滴注，每日 1 次。适用于痰浊壅盛、高热神昏者。

（8）丹红注射剂：10 ml/支。每次 20～60 ml，加入 5％葡萄糖注射液 500 ml 中静脉滴注，每日 1 次。适用于肺源性心脏病血瘀水泛，心功能不全者。

（9）复方丹参注射剂（香丹注射剂）：2 ml/支、10 ml/支。每次 10～20 ml，加入 5％葡萄糖注射液 500 ml 中静脉滴注，每日 1 次。适用于血瘀水泛、弥散性血管内凝血。

（10）生脉注射液：2 ml/支、10 ml/支。每次 10～20 ml，加入 10％葡萄糖注射液 10～20 ml 中静脉注射，或 40～100 ml，加入 5％葡萄糖注射液 250～500 ml 中缓慢静脉滴注，每日 1～2 次。适用于心肺气虚心力衰竭者。

（11）参附注射液：2 ml/支、10 ml/支。每次 2～4 ml 肌内注射，或 20～100 ml，加入 5％葡萄糖注射液 250～500 ml 中静脉滴注，每日 1～2 次。适用于阳虚水泛心力衰竭者。

（12）热毒宁注射液：10 ml/支。每次 20 ml，加入 5％葡萄糖注射液或 0.9％氯化钠注射液 250 ml 中静脉滴注，每日 1 次。适用于风热咳嗽黄痰高热者。

（13）痰热清注射液：10 ml/支。每次 20～40 ml，加入 5％葡萄糖注射液或 0.9％氯化钠注射液 250～500 ml 中静脉滴注，每日 1 次。适用于风温痰热阻肺证。

（14）喘可治注射液：2 ml/支。每次 4 ml，肌内注射，每日 2 次。适用于肾虚挟痰咳喘证。

（15）醒脑静注射液：2 ml/支、5 ml/支、10 ml/支。每次 2～4 ml，肌内注射，每日 1～2 次，或用 20～40 ml 加入 5％葡萄糖注射液 250～500 ml 中静脉滴注，每日 1 次。适用于痰热神昏者。

3. 单方验方

（1）葶苈子：每日用 15～50 g，加大枣 20 枚，煎汤频饮。适用于痰鸣气喘、水肿、尿少者。

（2）白及粉：每日用 10～30 g，加糯米、大枣各适量，煮稀粥汤凉后频服。适用于本病严重病例并发上消化道出血者。

4. 西药治疗

（1）控制肺部感染：

1）一般首选青霉素，400 万～800 万 U，加入 5％葡萄糖注射液 250～500 ml 中静脉滴注，每日 1 次。或用氨苄青霉素或氧哌嗪青霉素；重者用头孢唑啉（先锋霉素Ⅴ），或头孢拉啶（先锋霉素Ⅵ），剂量为 4～8 g，加入 5％葡萄糖注射液 500 ml 中静脉滴注，每日 1 次；对极重症感染应及时选用 1 种第三代广谱头孢菌素，如头孢噻肟钠（CTX）、头孢他啶（复达欣）、头孢哌酮（先锋必素）、头孢三嗪（菌必治）等，剂量为 2～4 g，加入 5％葡萄糖注射液 100 ml 中静脉滴注，每日 1～2 次。

2）在使用以上药物的同时，可加用其他适宜的抗生素：罗红霉素缓释片，0.3 g，口服，每日 1 次。阿奇霉素软胶囊，第 1 日，服 1 次 0.5 g，第 2～5 日，每日服 1 次，0.25 g。

3）喹诺酮类，左氧氟沙星胶囊（左克），100 mg，口服，每日 2 次。或洛美沙星注射液 100 ml，0.2 g/瓶，静脉滴注，每日 1 次。或氟罗沙星葡萄糖注射液（福路新）100 ml，0.4 g/瓶，静脉滴注，每日 1 次。

（2）改善呼吸功能：

1）祛痰：溴己新（必嗽平），8～16 mg，口服，每日 3 次。氨溴索口服溶液，10 ml，口服，每日 3 次。

2）镇咳：喷托维林（咳必清），25 mg，或二氧丙嗪（克咳敏），

5 mg，口服，每日 2～3 次。

3）平喘：氨茶碱，0.1 g，口服，1 日 3 次；或以氨茶碱注射剂 0.25 g，加入 5％葡萄糖注射液 250 ml 中静脉滴注，每日 1 次；或特布他林（博利康尼），2.5 mg，口服，每日 2～3 次。或用 α-糜蛋白酶，5 mg；庆大霉素，8 万 U；氨茶碱，0.25 g；地塞米松，5 mg，加入生理盐水 30 ml 中雾化吸入，每日 1～2 次。或用硫酸特布他林气雾剂（喘咳速），对准口腔喷吸 2～3 次。

（3）纠正心力衰竭：

1）利尿药：以缓慢、短程、小剂量为原则。常用氢氯噻嗪（双氢克尿噻），25 mg，加螺内酯（安体舒通），20 mg，或氨苯蝶啶，100 mg，口服，每日 1～3 次；或用复方阿米洛利（武都力），口服，每日 1 片，用 3～5 日停药，或改用间歇给药。高度水肿时，加用呋塞米（速尿），20～40 mg，肌内注射。

2）强心药：口服地高辛，用维持量的 1/2，即每日 1 次，0.125 mg，在病情较重时，每日 2 次。当疗效不显或伴有左心衰竭时，加用毛花苷 C（西地兰）注射液 0.2～0.4 mg；或毒毛花苷 K，0.125～0.25 mg，稀释于 10％葡萄糖注射液 20～40 ml，缓慢静脉注射。

3）血管扩张剂：宜从小量开始，在舒张压不低于 60 mmHg 时应用下列 1～2 种药物：硝酸异山梨酯（消心痛），10 mg，口服，每日 3 次；卡托普利（开博通、巯甲丙脯酸），12.5～25 mg，口服，每日 1～3 次；肺源性心脏病伴有重度高血压者，用硝普钠，25 mg，加入 5％葡萄糖注射液 500 ml 中避光缓慢静脉滴注并严密观测血压变化，调整滴速。

5. 氧疗

及时采用导管或鼻塞法低流量持续吸氧。或以高频通气机，在频率 60～100 次/min，驱动压 0.5～0.75 kg/cm² 条件下高频通气（给氧），对提高低氧血症有较显著的效果。要求每日至少给氧 15～18 小时，或 24 小时持续给氧，疗程因人而异。

6. 气管内插管与气管切开及人工呼吸器的应用

对急危重症病人陷入昏迷，发生抽搐；积痰过多，排出困难；顽固性支气管痉挛或肺水肿；预防呕血、呕吐物、口腔分泌物吸入肺内而加重感染等情况者，均应及时应用。

7. 并发症治疗

（1）肺性脑病：

1）呼吸兴奋剂：对呼吸浅表，神志模糊，嗜睡昏迷者，可先用可拉明，0.375～0.75 g，静脉注射，继之以可拉明 1.5～3.75 g，氨茶碱 0.25～0.5 g，地塞米松 5～10 mg，共加入 10％葡萄糖注射液 500 ml 中静脉滴注；或用洛贝林 12 mg，二甲弗林（回苏灵）16 mg，哌甲酯（利他林）20 mg，共加入 10％葡萄糖注射液 250～500 ml 中静脉滴注。

2）脱水剂：有脑水肿时，可用 20％甘露醇，250 ml，快速静脉滴注，每日 2～3 次；地塞米松，5～10 mg，加入 10％葡萄糖注射液 500 ml 中静脉滴注。每日 1～2 次。

（2）弥散性血管内凝血（DIC）：

1）复方丹参注射剂（香丹注射剂），20 ml，加入 5％葡萄糖注射液 500 ml中静脉滴注。每日 1～2 次。

2）双嘧达莫（潘生丁），50～100 mg，口服，每日 3 次。

3）依诺肝素，100 IU/ kg，皮下注射，每日 1 次。一般 5～7 日为 1 个疗程。

8. 一般调治

心肺功能较好者，适当参加体育锻炼与户外活动，增强体质。衣着适时，预防风寒侵袭。及时治疗呼吸道感染，防止病情蔓延。卧床病人，体弱多痰者，帮助其翻身，每 2～3 小时击胸拍背 1 次，辅助排痰。进食易于消化食物，忌辛辣、甜腻、咸味，戒烟酒。练习缩唇呼吸与腹式呼吸，增加肺活量，改善心肺循环。为提高机体免疫功能，可肌内注射核酪、转移因子等药物，每周 2 次，每次 2～4 ml，3～6 个月为 1 个疗程。

附一　方剂中药组成

（1）三子养亲汤：紫苏子、白芥子、莱菔子。

（2）小青龙汤：麻黄、桂枝、白芍、细辛、干姜、炙甘草、五味子、法半夏。

（3）五味子汤：五味子、麦冬、人参、黄芪、甘草。

（4）利心水汤：人参、黄芪、玉竹、桂枝、制附子、当归、川芎、白术、葶苈子、猪苓、泽泻。

（5）涤痰汤：法半夏、陈皮、茯苓、炙甘草、胆南星、枳实、人参、石菖蒲、竹茹、生姜。

附二　中药成药组成

（1）竹沥达痰丸：黄芩、制半夏、酒制大黄、橘红、甘草、沉香。

（2）安宫牛黄丸：人工牛黄、黄芩、麝香、珍珠、黄连、郁金、水牛角浓缩粉、朱砂、雄黄、栀子、冰片。

（3）苏合香丸：苏合香、安息香、冰片、水牛角浓缩粉、麝香、沉香、丁香、香附、木香、制乳香、荜茇、白术、诃子肉、朱砂。

（4）礞石滚痰丸：煅金礞石、沉香、黄芩、熟大黄。

（5）金水宝胶囊：发酵虫草菌粉（CS-4）。

（6）双黄连颗粒：金银花、黄芩、连翘。辅料为蔗糖、糊精、β-环糊精。

（7）清开灵注射液：胆酸、珍珠母粉、猪去氧胆酸、栀子、水牛角粉、板蓝根、黄芩苷、金银花。辅料为依地酸二钠、硫代硫酸钠、甘油。

（8）丹红注射剂：丹参、红花。

（9）复方丹参注射剂（香丹注射剂）：丹参、降香。

（10）生脉注射液：红参、麦冬、五味子。

（11）参附注射液：红参、附片。

（12）热毒宁注射液：青蒿、金银花、栀子。辅料为聚山梨酯80。

（13）痰热清注射液：黄芩、熊胆粉、山羊角、金银花、连翘。辅料为丙二醇。

（14）喘可治注射液：淫羊藿、巴戟天。辅料为氯化钠。

（15）醒脑静注射液：麝香、郁金、冰片、栀子。

活动受限；开放速度减慢，幅度小于 1.5 cm×1.5 cm；左心室壁增厚。④主动脉瓣关闭不全：舒张期不能完全合拢，左心室内径增大。

（3）心电图：①二尖瓣狭窄、有"二尖瓣型 P 波"，右心室增大。②二尖瓣关闭不全、电轴左偏，左心房、左心室增大。③主动脉瓣狭窄。左心室肥厚、劳损。④主动脉瓣关闭不全、左心室肥厚，左束支传导阻滞。

3. 鉴别诊断

本病主要与梅毒性心脏病、感染性心内膜炎、高血压动脉硬化、重度贫血、夹层动脉瘤等病引起瓣膜病变的疾病加以鉴别。二尖瓣狭窄咯血要和肺结核、支气管扩张咯血相鉴别。二尖瓣关闭不全心尖区闻及吹风样病理性收缩期杂音要和青少年及高热、甲状腺功能亢进、贫血等功能性收缩期杂音相鉴别。主动脉瓣关闭不全"靴形心"要和高血压动脉硬化引起的相对性主动脉瓣关闭不全的"靴形心"相鉴别。其要点是从病史、症状、体征及心电图、超声心动图、X 线、心血管造影等检查结果加以鉴别。

三、治疗

1. 辨证论治

（1）痹邪侵心：

【证候】寒热汗出，咽痛，关节肿痛，皮下结节，心悸胸闷，气短乏力，时有心悸怔忡。舌质红，苔白微黄，脉浮滑数。

【病机】风湿热邪，内舍于心。

【治法】祛风除湿，清热养心。

【方药】银翘散加减。常用药：金银花、连翘、防风、虎杖、秦艽、防己、蚕沙、薏苡仁、鸡血藤、赤芍、黄芪、麦冬、当归、丹参。

【运用】关节肿痛明显者，可选用苍术白虎汤，或宣痹汤，伴有早搏与脉律不齐者，加苦参、黄连；失眠多梦者，加炒酸枣仁、柏子仁。

（2）心气阴虚：

【证候】心悸怔忡，乏力倦怠，面赤颧红，五心烦热，时有胸痛，劳则气短，自汗盗汗，失眠多梦。舌红苔薄，脉细滑数。

【病机】气虚阴亏，心神不宁。

【治法】补气滋阴，宁心安神。

【方药】生脉散合炙甘草汤加减。常用药：人参、黄芪、麦冬、五味子、生地黄、阿胶、麻仁、炙甘草、大枣。

【运用】发热咳嗽者，加鱼腥草、黄芩、杏仁；惊悸甚者，加紫石英、龙齿、炒酸枣仁、柏子仁；潮热，口干舌燥者，加地骨皮、知母；伴有关节酸痛者，加桑枝、桑寄生、秦艽。

（3）肺肾两虚：

【证候】气短喘促，动辄加剧，或夜间突发气促，端坐呼吸，平素易于感冒，咳嗽，自汗，骨节酸楚，心悸乏力。舌质淡紫，苔薄白，脉细弱或细数。

【病机】心痹日久，及于肺肾。

【治法】肃肺降气，补肾纳气。

【方药】葶苈大枣泻肺汤合玉屏风散加减。常用药：葶苈子、桑白皮、紫苏子、法半夏、陈皮、当归、黄芪、白术、防风、紫石英、山茱萸、菟丝子、五味子、大枣。

【运用】气短明显者，加入参、蛤蚧；恶寒，咳喘加重，痰多色白，质清稀者，宜用小青龙汤加减；咳吐黏稠黄痰，咯之不爽者，改用清气化痰丸加减。

（4）血瘀水阻：

【证候】面色暗红，心慌气短，胁下痞块胀痛，颈脉怒张，面颧口唇发绀，水肿尿少。舌胖淡紫，苔白水滑，脉细或涩或结代。

【病机】血瘀水泛，心气不足。

【治法】化瘀行水，佐以益气。

【方药】活心血汤加减。常用药：丹参、当归、川芎、桂枝、郁金、山楂、益母草、泽泻、白术、红参或党参、黄芪、玉竹。

【运用】咳喘甚者，加葶苈子、杏仁、桑白皮；水肿甚者，加茯苓、猪苓、车前子；脉律不齐显著者，加苦参、黄连、炙甘草；瘀阻甚者，加红花、桃仁；心悸甚者，加龙骨、牡蛎、柏子仁、山茱萸。

（5）阴竭阳脱：

【证候】 心慌气促，端坐呼吸，频繁咯血，烦躁不安，面色苍白，面颧、口唇青紫，冷汗淋漓。舌紫苔薄，脉微欲绝。

【病机】 阴液耗竭，阳气衰脱。

【治法】 益气敛阴，回阳固脱。

【方药】 生脉散合参附龙牡汤加减。常用药：人参、黄芪、麦冬、五味子、干姜、制附子、龙骨、牡蛎、炙甘草、生地黄、白芍、山茱萸、阿胶。

【运用】 咯血甚者，去制附子，加白及、三七、花蕊石、诃子；咳喘甚者，加葶苈子、天冬、玉竹、桑白皮；小便少者，加车前子、猪苓、茯苓、泽泻；心神不安者，加炒酸枣仁、柏子仁、首乌藤、合欢花。

2. 中药成药

（1）黄杨宁片：0.5 mg/片。每次服 2～4 片，每日 3 次。适用于心慌、心悸，胸闷疼痛者。

（2）心脉通片：每次服 4 片，每日 2～3 次。适用于慢性心功能不全，气滞血瘀水停或伴高血压、高血脂者。

（3）济生肾气丸：每次服 1 丸，每日 2～3 次。适用于心悸发慌，腰膝酸重，尿少水肿，心功能不全者。

（4）大活络丸（胶囊）：丸剂：每次服 1～2 丸，每日 2 次。胶囊剂：每次服 4 粒，每日 3 次。适用于风湿性关节炎寒湿瘀阻，骨节疼痛、屈伸不利。风湿性心脏病并发脑血管栓塞引起的肢体不遂。

（5）强力天麻杜仲胶囊：0.4 g/粒。每次服 2 粒，每日 2 次。适用于风寒湿痹，骨节肌肉肿痛。风湿性心脏病并发脑血管栓塞引起的肢体不遂。

（6）三宝胶囊：每次服 3 粒，每日 3 次。适用于畏寒肢冷，腰酸腿疼，面肢浮肿，心悸胸闷者。

（7）生脉饮：10 ml/支。每次服 1 支，每日 2～3 次。适用于气阴两虚的慢性心功能不全者。

（8）参附注射液：2 ml/支、10 ml/支。每次 20～100 ml，加入 5% 葡萄糖注射液 250～500 ml 中静脉滴注。每日 1 次。适用于心肾阳虚、心悸、浮肿、肢冷者。

3. 单方验方

（1）黄芪：1 日用 100 g，煎水去渣取汁加糯米、大枣适量，煮稀粥汤频服。适用于本病气虚体弱反复发作者。

（2）葶苈子、枳实：1 日各用 20 g，水煎频饮。适用于心悸，水肿，大便不畅，小便不多者。

（3）鲜万年青根：1 日用 10～30 g，玉米须 30～60 g，大枣 5～7 枚，水煎服。适用于本病慢性心力衰竭，尿少，肢肿者。

4. 西药治疗

（1）控制风湿活动：

1）近期呼吸道感染致咳嗽，咽喉肿痛，扁桃体肿大，关节肿痛者，用青霉素，400 万～800 万 U，加入 5% 葡萄糖注射液 250～500 ml 中静脉滴注，每日 1 次。对青霉素过敏或疗效不著者，改用红霉素，0.3～0.6 g，口服，每日 3～4 次，或复方新诺明，每次 2 片，口服，每日 2 次。

2）阿司匹林肠溶片，0.6～1.2 g，口服，每日 3 次，或双氯芬酸钠缓释片（依尔松），100 mg，口服，每日 1 次。

3）泼尼松，10～15 mg，口服，每日 1～3 次。

以上用药待症状控制后逐渐减量。

（2）纠正心力衰竭：

1）轻度心力衰竭，用利尿药：呋塞米（速尿），20 mg，或氢氯噻嗪（双氢克尿噻），25 mg，配合螺内酯（安体舒通），20 mg，或氨苯蝶啶，50～100 mg，口服，每日 2～3 次。

2）较重慢性右心衰竭，在用利尿药的同时加用地高辛，0.125 mg，口服，每日 2 次，需监测血钾，并谨防洋地黄中毒。

3）二尖瓣狭窄左心衰竭，咳血，或急性肺水肿时，宜取坐位或半卧位，两腿下垂；采用导管或鼻塞高流量持续吸入通过50％～75％乙醇湿化的氧；硝酸甘油，0.25～0.5 mg，或硝酸异山梨酯（消心痛），10～20 mg，舌下含化，或硝酸甘油，10～15 mg，加入5％葡萄糖注射液150～500 ml中缓慢静脉滴注；呋塞米（速尿），40～80 mg，加入10％葡萄糖注射液20～40 ml中缓慢静脉注射。单纯二尖瓣狭窄，不宜用小动脉扩张剂，洋地黄对窦性心律的二尖瓣狭窄无效，但可有效地减慢快速房颤的心室率，后期出现右心衰竭时使用洋地黄有效。

4）二尖瓣关闭不全或主动脉瓣关闭不全出现心力衰竭，用血管紧张素转换酶抑制剂卡托普利（开博通、巯甲丙脯酸），12.5～25 mg，口服，1日2～3次，并适当加用洋地黄、利尿药、血管扩张药。

5）主动脉瓣狭窄出现充血性心力衰竭时，用洋地黄和利尿药。扩血管治疗对主动脉瓣狭窄无作用。硝酸甘油对缓解主动脉瓣狭窄或关闭不全合并心绞痛有效。

6）血管扩张药酚妥拉明可减轻心脏后负荷，对瓣膜关闭不全之急、慢性心力衰竭有一定疗效，用10～20 mg，加入5％葡萄糖注射液250 ml中缓慢静脉滴注，每日1次，要严密监测血压。

7）阵发性快速房颤用毛花苷C（西地兰）注射液，0.4 mg，加入10％葡萄糖注射液40 ml中缓慢静脉注射，可控制心室率。

8）左心衰竭急性肺水肿，严重气急，烦躁不安，除用以上处理外，尚可予吗啡，5～10 mg，或哌替啶（杜冷丁），50～100 mg，皮下或肌内注射；地塞米松，10～30 mg，或氢化可的松，100～300 mg，加入10％葡萄糖注射液100～250 ml中静脉滴注；氨茶碱，0.25 g，加入10％葡萄糖注射液100～250 ml中静脉滴注，或氨茶碱，0.125～0.25 g，加入10％葡萄糖注射液40 ml中缓慢静脉注射。

5. 手术及介入性治疗

瓣膜病变适宜用手术治疗，且效果较为显著。如粘连性二尖瓣狭窄；中、重度主动脉瓣狭窄的儿童和青年，可采用瓣膜分离术或球囊瓣膜扩张成形术。对二尖瓣关闭不全可行瓣膜置换术或二尖瓣环成形术。对二尖瓣狭窄瓣膜重度钙化不能分离修补，或合并关闭不全者；严重主动脉瓣狭窄的成年人，主动脉瓣关闭不全有心力衰竭症状者，可采用人工瓣膜置换术。

6. 并发症治疗

风湿性心脏病二尖瓣狭窄伴房颤易发生栓塞症，对首次发生栓塞后3个月内，可予抗凝治疗，选用阿司匹林肠溶片，0.6～1.2 g；潘生丁，50～100 mg，或华法林，2～5 mg，口服，每日 1 次。较长期治疗观察，注意调整药量与疗程，后者宜监测凝血酶原时间。风湿性心脏病二尖瓣或主动脉瓣关闭不全易发生感染性心内膜炎，必要时应采用抗生素积极治疗。

7. 一般调治

对风湿性心脏病心功能较好的病人，适当参与体育活动，增强体质。衣着适时，避免外感风寒。改善居住条件，空气流通，阳光充足，避免潮湿。注意调配饮食，增加营养，水肿者低盐饮食，忌油腻、辛辣、生冷食品。急性咽炎、扁桃体炎、皮肤感染，以及拔牙、手术等，及时采用抗菌药物治疗，防治风湿活动与细菌感染性心内膜炎的发生。严重心功能不全或发热、血沉快者，应卧床休息，限制体力活动，减少钠盐摄入，待好转后逐渐下床活动。

附一　方剂中药组成

（1）银翘散：金银花、连翘、桔梗、薄荷、竹叶、生甘草、荆芥穗、淡豆豉、牛蒡子。

（2）生脉散：人参、麦冬、五味子。

（3）炙甘草汤：炙甘草、人参、生地黄、桂枝、阿胶、麦冬、火麻仁、生姜、大枣。

（4）葶苈大枣泻肺汤：葶苈子、大枣。

（5）玉屏风散：黄芪、白术、防风。

（6）活心血汤：党参、黄芪、玉竹、桂枝、丹参、川芎、香附、郁金、当归、山楂、益母草。

（7）参附龙牡汤：人参、制附子、龙骨、牡蛎。

附二　中药成药组成

（1）黄杨宁片：小叶黄杨所含环维黄杨星 D。

（2）心脉通片：当归，丹参、毛冬青、葛根、牛膝、钩藤、槐花、三七、决明子、夏枯草。

（3）济生肾气丸：熟地黄、制山茱萸、牡丹皮、山药、茯苓、泽泻、肉桂、制附子、牛膝、车前子。

（4）大活络丸（胶囊）：蕲蛇、乌梢蛇、全蝎、地龙、天麻、威灵仙、制草乌、肉桂、细辛、麻黄、羌活、防风、松香、广藿香、豆蔻、炒僵蚕、麝香、安息香、冰片、两头尖、水牛角、大黄、玄参、红参、麸炒白术、甘草、熟地黄、当归、何首乌、骨碎补、醋淬龟甲、油酥狗骨。

（5）强力天麻杜仲胶囊：天麻、盐制杜仲、制草乌、制附子、羌活、独活、藁本、玄参、当归、地黄、川牛膝、槲寄生。

（6）三宝胶囊：人参、鹿茸、醋炙龟甲、山药、当归、炒砂仁、山茱萸、灵芝、熟地黄、丹参、五味子、炒菟丝子、肉苁蓉、何首乌、菊花、牡丹皮、赤芍、杜仲、麦冬、泽泻、玄参。

（7）生脉饮：红参、麦冬、五味子。

（8）参附注射液：红参、附片。

第十三讲

病毒性心肌炎

病毒性心肌炎是因各种病毒，如柯萨奇病毒、埃可病毒、脊髓灰质炎病毒，以及流感、副流感病毒、呼吸道合胞病毒、粘病毒、腺病毒等感染，引起的心肌局限性或弥漫性急性或慢性炎性病变。病变还常涉及心脏起搏与传导系统，如窦房结、房室结和束支，或累及心内膜与心包。轻者可无症状，重者可发生心肌细胞水肿、坏死，可致心律失常、心脏扩大、心力衰竭、休克，甚则猝死或转为慢性。其发病为病毒直接侵犯，或免疫反应所致。本病多见于儿童及青壮年，男性多于女性，发病以夏秋季为多。成人病人多数经休息治疗后可完全恢复，极少数病人死于急性心力衰竭、休克或严重心律失常，部分病人可在一次急性发病后多次复发，或遗留永久性心脏损害，如早搏、心脏扩大、心电图异常，或炎症仍持续发展成慢性心肌炎。本病是儿童和青年猝死的重要原因。就其主要临床表现可归属中医学"温毒""时行毒""胸痹""心悸""怔忡""心胀"等范畴。

一、病机

本病的病位主要在心，并与肺、脾、胃、肠等脏腑相关。是由外感六淫邪毒、内伤饮食、先天禀赋不足等诸多因素作用于机体而发病。素体正气不足，感受时邪、疫毒，从鼻咽、卫表而入，先犯于肺，继侵心脉，则寒热，咽痛，咳嗽，咯痰，胸闷，心悸；或邪从口入，先犯胃肠，蕴湿郁热，上犯于心，则见发热，腹痛，泄泻，作恶欲呕及心悸、怔忡等症。邪毒炽盛，耗气劫阴，阴虚火旺，虚火妄动，上扰心胸，而致心之气阴亏虚，心神不宁，则心悸、怔忡，烦躁，失眠，多梦，汗出，气短。心气不足，主脉无权，心阴亏损，脉络涩滞，血脉瘀阻；心阳虚衰，鼓动血脉无力，血行不畅，则胸闷气短，心痛不宁，舌质紫暗，脉细涩结代。病情急重或病久耗气伤阴，阴损及阳，心之阳气虚脱，则见面色苍白，大汗淋漓，手足厥冷，神志恍惚，甚则喘促不止，猝然而死。由此可见，本病起于时邪疫毒或湿热邪毒内侵，犯肺侵肠损心，继致心之气阴亏虚，血脉瘀阻，终见于心之阳气衰脱之证。

二、诊断

1. 临床表现

（1）本病发病前 1～3 周或同时有病毒性上呼吸道感染、腹泻病史，出现胸痛和心悸。胸痛可为钝痛，或似心绞痛，由心肌炎症、心包炎或胸肌痛所致；心悸常由心动过速、过缓或节律不齐所致。并伴胸闷，头昏乏力，90％左右以心律失常为首见症状。重者气急、发绀、浮肿、尿少，甚则晕厥、休克。

（2）心脏叩诊心浊音界可扩大，安静时心动过速，听诊第一心音减弱，可有第 4 心音或第 3 心音，常可听到收缩期吹风样杂音与舒张期奔马律，或心律失常，并发心包炎时有心包摩擦音。随着病程的延长，心脏逐渐增大，心律失常增多，心功能也逐渐减退。

2. 理化检查

（1）实验室检查：白细胞计数可升高，血沉正常或稍快，血清谷草转氨酶（AST）、乳酸脱氢酶（LDH）、肌酸磷酸激酶（CPK）及其同工酶于发病 4 日以内可升高。

（2）X 线检查：病变广泛者心影扩大，心脏搏动减弱；心包积液时心影向两侧扩大，随体位移动而改变。

（3）超声心动图：重者心脏扩大，室壁搏动幅度减低，心排血量减少。

（4）心电图：广泛 ST-T 改变，出现异位心律或传导阻滞。

（5）核素检查：2/3 的病人可见到左室射血分数减低。

（6）细胞免疫功能检查：反复发作者常有细胞免疫功能低下。

（7）病毒学检查：发病早期，自咽、肛拭中可分离到病毒。急性期用聚合酶链反应（PCR）检测血中肠道病毒 RNA 常呈阳性。血清中抗体，如中和抗体、特异性 IgM 抗体、抗 ADP 抗体与 ATP 载体抗体之比及抗心肌抗体等常增高。

3. 鉴别诊断

本病急性期需与风湿性或细菌感染中毒性心肌炎相鉴别。心律失常需与青年人或自主神经功能紊乱致功能性心律失常相鉴别。当心脏扩大、心力衰竭时需与风湿性心脏病、高血压心脏病、冠状动脉粥样硬化性心脏病、肺源性心脏病，依据病史、症状、体征及有关理化检查结果相鉴别。

三、治疗

1. 辨证论治

（1）邪毒浸心：

【证候】发热身痛，咽痒喉痛，鼻塞流涕，咳嗽咯痰，胸闷疼痛，腹痛泄泻，困倦肢楚，心悸怔忡，出汗气短。舌红，苔薄黄，脉细数或结代，多见于本病急性期。

【病机】时邪热毒，内侵于心。

【治法】祛邪解毒，清心安神。

【方药】黄连清心饮合银翘散加减。常用药：黄连、生地黄、金银花、连翘、板蓝根、紫草、薄荷、牛蒡子、荆芥、桔梗、甘草、炒酸枣仁、远志、茯神。

【运用】胸痛甚者，加郁金、延胡索、瓜蒌皮、薤白；汗多心慌甚者，加生黄芪、北沙参、麦冬、五味子；频发早搏，烦躁失眠者，加苦参、琥珀、紫石英、柏子仁。

（2）胃肠湿热：

【证候】发热身痛，恶心呕吐，腹胀痛，大便溏薄，伴有心悸，气短。舌红，苔黄腻，脉滑，可见于本病急性期。

【病机】湿热蕴遏，损胃扰心。

【治法】清利湿热，和胃宁心。

【方药】温胆汤合葛根芩连汤加减。常用药：法半夏、陈皮、茯苓、竹茹、胆星、枳壳、黄芩、黄连、葛根、藿香、苦参、炒酸枣仁。

【运用】反复呕吐者，加丁香、生姜、白豆蔻；腹痛甚者，加木香、白芍；胸闷，气短，乏力者，加太子参、黄芪。

（3）心阳气脱：

【证候】病情急骤，心悸心慌，面色苍白，冷汗淋漓，烦躁不安，唇甲青紫，神志恍惚。舌胖青紫，苔薄白，脉微欲绝。见于本病急性期重症。

【病机】心阳受损，心气衰脱。

【治法】益气回阳，救逆固脱。

【方药】参附龙牡汤加减。常用药：人参、制附子、淡干姜、炙甘草、山茱萸、龙骨、牡蛎。

【运用】汗多口干者，加黄芪、麦冬、五味子；心率快者，加黄连、苦参；心率慢者，加桂枝、淫羊藿；胸痛者，加郁金、延胡索；水肿尿少者，加葶苈子、车前子、猪苓、泽泻；皮肤青紫甚者，加当归、丹参、红花、桃仁。

（4）气虚阴亏：

【证候】心悸怔忡，胸闷气短，头昏目眩，神疲乏力，活动汗出，五心烦热，失眠多梦，口干咽燥，大便干，尿少。舌淡红嫩，苔少，脉数细涩。可见于本病恢复期和慢性期。

【病机】气耗阴伤，心神不宁。

【治法】益气养阴，宁心安神。

【方药】生脉饮合炙甘草汤加减。常用药：炙甘草、黄芪、人参、麦冬、五味子、生地黄、阿胶、桂枝、火麻仁、大枣、生姜。

【运用】发热咽痛者，去桂枝、生姜，加金银花、玄参、重楼、射干；有腹痛泄泻者，去生地黄、阿胶、火麻仁，加葛根、木香、黄连；胸痛者，加郁金、延胡索；惊悸者，加琥珀、龙齿、炒酸枣仁、柏子仁。

（5）阳遏血瘀：

【证候】心悸怔忡，心慌肢冷，胸闷气憋或胸痛气短，肌痛肢楚，头昏倦怠。舌质紫暗，苔薄白，脉细涩结代。可见于本病恢复期或慢性期。

【病机】胸阳不振，血脉瘀阻。

【治法】通阳散结，活血化瘀。

【方药】栝蒌薤白白酒汤合血府逐瘀汤加减。常用药：柴胡、桔梗、瓜蒌、薤白、桂枝、当归、赤芍、川芎、生地黄、桃仁、红花、牛膝、枳壳、炙甘草。

【运用】气喘水肿者，加葶苈子、车前子；心慌不宁，心神不安者，加炒酸枣仁、柏子仁；动辄自汗者，加黄芪、五味子；心前区刺痛，胸痛彻背者，加丹参、三七。

2. 中药成药

（1）益气养血口服液：10 ml/支。每次服 10～20 ml，每日 3 次。适用于病毒性流感引发心肌炎后，进入恢复期或慢性期，气阳虚损，阴血不足证。

（2）归脾丸：9 g/大蜜丸。每次服 1 丸，每日 3 次。适用于病毒感染致肠炎而引发心肌炎后，进入恢复期，胃肠功能失调，消化吸收不良、体虚贫血者。

（3）补心气口服液：10 ml/支。每次服 10 ml，每日 3 次。适用于心气虚损证。

（4）滋心阴口服液：10 ml/支。每次服 10 ml，每日 3 次。适用于心阴不足证。

（5）乐脉颗粒：3 g/包。每次服 1～2 包，每日 3 次。适用于心肌炎阳遏血瘀证。

（6）炎琥宁注射液：80 mg/支。每次 40～80 mg，以注射用水适量溶解后，肌内注射，每日 1～2 次。或 160～400 mg，加入 5％葡萄糖注射液 250～500 ml 中静脉滴注，每日 1～2 次。适用于病毒性上呼吸道感染致邪毒淫心证。

（7）参麦注射液：2 ml/支、5 ml/支、10 ml/支、20 ml/支，50 ml、100 ml/瓶。每次 2～5 ml，肌内注射，每日 1 次。或 10～60 ml，加入 5％葡萄糖注射液 250～500 ml 中静脉滴注，或 50 ml/瓶、100 ml/瓶，静脉滴注，均为每日 1 次。适用于病毒性心肌炎属心气虚者。重则气阴虚脱休克，心衰者，用 20 ml，加入 50％葡萄糖注射液 50 ml 中静脉注射，然后用 40 ml，加入 5％葡萄糖注射液 500 ml 中静脉滴注维持。

（8）生脉注射液：2 ml/支、10 ml/支。每次 40～100 ml，加入 5％葡萄糖注射液 250～500 ml 中静脉滴注，每日 1 次。适用于心肌炎气虚阴亏证。

（9）参附注射液：2 ml/支、10 ml/支。每次 2～4 ml，肌内注射，每日 2 次；或 20～100 ml，加入 5％葡萄糖注射液 250～500 ml 中静脉滴注，每日 1 次。适用于心阳气脱证。

3. 单方验方

（1）炙甘草、苦参，每日各用 30 g，加大枣、龙眼各 30 枚，煎汤频饮。适用于心悸怔忡，过早搏动者。

（2）西洋参，每日用 3～5 g，切薄片，含嚼内服。适用于心慌乏力，眩晕，自汗等气阴两虚证。

4. 西药治疗

（1）控制病毒感染：近期有病毒性感冒，或病毒性腹泻，可选用病毒唑，0.1～0.2 g，口服，每日 3 次，或用 10 mg/kg，加入 5％葡萄糖注射液 250 ml 中静脉滴注，每日 1 次；病毒灵（吗啉胍、ABOB），0.1～0.2 g，口服，每日 3 次。利巴韦林注射液 1 ml：0.1 g。用 5 ml 加入 5％葡萄糖注射液 500 ml 中静脉滴注，每日 2 次。或用更昔洛韦注射液50 mg、250 mg/支。用 5 mg/kg，加入 5％葡萄糖注射液 250～500 ml 中静脉滴注，每日 1～2 次。或用更昔洛韦胶囊，250 mg/粒，每服 2～4 粒，每日 3 次。

（2）促进心肌代谢：

1）生化制剂：选用下列 2～3 种药物联合应用。如三磷酸腺苷，20 mg；

辅酶 Q_{10}，10 mg；肌苷，200 mg；脱氧核苷酸钠，20 mg；肌苷磷酸钠，200 mg；核苷酸，100 mg；复合磷酸酯酶，100 mg，口服，每日 3 次。

2）维生素 C：3～5 g，溶于 5％葡萄糖注射液 500 ml 中静脉滴注，每日 1 次，15～30 日为 1 个疗程。

3）极化液：普通胰岛素，8～12 U；氯化钾，1.0 g，同加入 10％葡萄糖注射液 500 ml 中缓慢静脉滴注，每日 1 次。

（3）肾上腺皮质激素：如病情重危，有高度房室传导阻滞、急性心力衰竭、心源性休克等，可用激素治疗。病情一般，发病 10 日以内不主张采用；病程超过 10 日，其他疗法无效，可考虑试用。对慢性心肌炎由免疫反应引起的可能有效。激素的用量开始用泼尼松，10 mg，口服，每日 3～4 次，或地塞米松，10 mg，或氢化可的松，100～200 mg，加入 10％葡萄糖注射液 500 ml 中静脉滴注，每日 1 次。并根据病情好转逐步递减至停用，一般疗程 4～6 周。

（4）其他药物治疗：免疫调节剂可选用免疫核糖核酸、胸腺素。如合并细菌感染者，予以抗生素治疗。

5. 并发症治疗

有心力衰竭者用强心、利尿和血管扩张药物。心肌炎时心肌对洋地黄的耐受性较差，用量宜小，以免产生毒性反应。凡有心律失常者，按一般原则选用抗心律失常药。本病严重心律失常如室颤、室速经药物治疗无效者，可用心脏电复律。高度或完全性房室传导阻滞引起急性心源性脑缺氧综合征，可进行临时性急救起搏，慢性病人可用长久性起搏，在体内埋藏起搏器。

6. 一般调治

急性期宜卧床休息，积极治疗 3 个月。饮食宜清淡、易于消化、含丰富蛋白质及维生素类。恢复期可做轻微活动，痊愈后可适当锻炼身体。平时应避免风寒、过劳、营养不良、酗酒、抽烟、精神刺激。积极防治呼吸道及肠道感染，控制病情复发，防止蔓延或加重。体虚自汗，易于感冒、腹泻者，可用黄芪、黑枣煎汤代茶饮，以增强抵御病邪的能力。

附一 方剂中药组成

（1）黄连清心饮：黄连、生地黄、当归、茯神、酸枣仁、远志、人参、石菖蒲、甘草。

（2）银翘散：金银花、连翘、桔梗、薄荷、竹叶、荆芥穗、淡豆豉、牛蒡子、生甘草。

（3）温胆汤：姜半夏、竹茹、枳实、陈皮、炙甘草、茯苓、人参。

（4）葛根芩连汤：葛根、黄芩、黄连、甘草。

（5）参附龙牡汤：人参、制附子、龙骨、牡蛎。

（6）生脉散：人参、麦冬、五味子。

（7）炙甘草汤：炙甘草、人参、生地黄、桂枝、阿胶、麦冬、火麻仁、生姜、大枣。

（8）栝蒌薤白白酒汤：瓜蒌、薤白、白酒。

（9）血府逐瘀汤：当归、生地黄、赤芍、川芎、桃仁、红花、柴胡、桔梗、枳壳、牛膝、甘草。

附二 中药成药组成

（1）益气养血口服液：去芦人参、黄芪、党参、炒白术、当归、地黄、制何首乌、鹿茸、淫羊藿、五味子、麦冬、地骨皮、陈皮。

（2）归脾丸：党参、炒白术、炙黄芪、炙甘草、茯苓、制远志、炒酸枣仁、龙眼肉、当归、木香、去核大枣。

（3）补心气口服液：黄芪、人参、石菖蒲、薤白等。

（4）滋心阴口服液：麦冬、赤芍、北沙参、三七。

（5）乐脉颗粒：丹参、川芎、赤芍、红花、香附、木香、山楂。

（6）炎琥宁注射液：炎虎宁。辅料为碳酸氢钠、甘露醇。

（7）参脉注射液：红参、麦冬。

（8）生脉注射液：红参、麦冬、五味子。

（9）参附注射液：红参、附片。

原发性高血压

原发性高血压临床表现为原因不明的体循环动脉压持续增高，伴有不同程度的脑、心、肾等脏器病变的慢性疾病。在安静条件下，多次测量血压，在未服降压药的情况下，收缩压≥140 nmHg 和/或舒张压≥90 nmHg，并初步排除继发性高血压后，确定为原发性高血压。本病40岁以后患病率增高，并随年龄递增。女性在绝经期前低于男性，后则高于男性。城市发病率高于农村。脑力劳动者较体力劳动者的发病率高。嗜盐量多，大量吸烟、肥胖、有高血压家族史者患病率亦高。是循环系统疾病中患病率最高的一种疾病。本病归属中医学"眩晕""头痛"等范畴。

一、病机

本病的发生常与情志失调、饮食不节、内伤虚损有关。其病位与肝、肾密切相关，并可涉及心、脾。缘由长期精神紧张，或恼怒忧思，导致肝郁气滞，气郁化火动风，气血随风火上逆，扰动清窍，则头晕昏胀而痛，且眩面烘目赤，心烦易怒。若肝风夹痰热上扰清空，则眩晕，头胀如蒙，口干口苦，泛恶欲呕。或因恣食酒辣肥甘，损伤脾胃，脾失健运，湿浊中阻，清阳不升，浊阴不降，发为眩晕头痛。或因劳倦内伤、经产出血、年迈肾亏、肾阴不足，肝木失养，阴不敛阳，肝阳偏亢，则眩晕头昏，目涩眼花，耳鸣耳聋，腰膝酸软。久病阴损及阳，导致阴阳两虚，则眩晕目涩，烦躁多梦，腰膝酸软，畏寒肢冷。此外，老年气虚血亏，血脉运行不畅，易致血瘀或痰瘀交阻，则头晕头痛，肢体麻木，胸闷，心痛，唇舌紫暗。上述诸多因素每每互为因果，相互影响，形成以风阳、痰火、痰浊、气血上逆等标实为主；继以阴虚阳亢，或夹痰、瘀为患；久病多以肝肾阴虚或心肾阴阳两虚兼夹风痰、瘀血而致病的复杂病理局面。

二、诊断

1. 临床表现

根据起病和病情进展的缓急、病程长短，可将原发性高血压分为缓进型和急进型两型。

（1）缓进型高血压（良性高血压占 95％）：多于中年以后发病，起病缓慢，早期血压常在劳累、精神紧张、情绪波动时升高，休息后降至正常。多数无明显症状。少数有头痛、眩晕、失眠、乏力、健忘等高级神经功能失调的表现。病程后期，血压持续在高水平，可出现脑、心、肾、眼底器质性损害和功能障碍，并出现相应的临床表现。

（2）急进型高血压（恶性高血压）：

1）血压显著升高，舒张压持续大于 130 mmHg。

2）眼底出血及渗出，常有双侧视神经乳头水肿，导致视力锐减。

3）病情发展迅速，出现蛋白尿、血尿、肾功能减退、心力衰竭或高血压脑病。

（3）高血压分级：

1 级高血压（轻度）：收缩压 140～159 mmHg，舒张压 90～99 mmHg。

2 级高血压（中度）：收缩压 160～179 mmHg，舒张压 100～109 mmHg。

3 级高血压（重度）：收缩压≥180 mmHg，舒张压≥110 mmHg。

单纯收缩期高血压：收缩压≥140 mmHg，舒张压＜90 mmHg。

若病人的收缩压与舒张压分属不同的级别时，则以较高的分级为准。单纯收缩期高血压也可按照收缩压水平分为 1、2、3 级。

（4）原发性高血压分期：

Ⅰ期：高血压而临床无心、脑、肾并发症者。

Ⅱ期：高血压并有下列一项者。①心电图、X 线、超声心动图示左心室肥大；②眼底检查示眼底动脉局部或普遍狭窄；③蛋白尿和血清肌酐浓度轻度增高。

Ⅲ期：高血压并有下列一项者。①脑出血或高血压脑病；②左心衰竭；③肾功能衰竭；④眼底出血或渗出和/或视神经盘水肿。

2. 理化检查

（1）X线检查：左心室向左下扩大。主动脉弓可有扩张并迂曲延长。

（2）超声心动图：左心室舒张功能减退，左心室壁厚度增加。

（3）心电图：左心室高电压、肥厚、劳损，或传导异常、心律失常。

（4）实验室检查：尿液可有蛋白、红细胞；血清肌酐、尿素氮增高；还可能伴血脂、血糖异常。

（5）动态血压测定（ABPM）：可自动记录24小时的血压昼夜变化，对估计预后、指导治疗具有重要参考价值。

3. 鉴别诊断

继发性高血压：又称症状性高血压，是由某些疾病在发生、发展过程中产生的症状之一，也是难治性高血压病因之一。早识别、早处理尤为重要。常见的有以下几种：

（1）肾实质性高血压：肾脏疾病所致的高血压称之为肾性高血压。如肾小球肾炎、慢性肾盂肾炎、多囊肾、糖尿病肾病、狼疮性肾炎等。其发生高血压往往与肾脏病同时存在，或稍后发生，从肾病史、蛋白尿、血尿、肾功能异常、肾小球滤过率降低（eGFR）、肾脏大小、形态异常、肾脏病理活检等明确诊断。同时与原发性高血压引起的肾损害相鉴别。肾实质性高血压一般难以控制，因原发肾病存在。有部分所谓难治性高血压，常是肾病引起的。对肾实质性高血压病人应予低盐饮食，优质高蛋白，降压药根据病情首选 ACEI 或 ARB，以及长效 CCB、利尿药、β 受体阻滞药、α 受体阻滞药等均可单用或联合使用。

（2）肾动脉狭窄性高血压：肾动脉主干或分支狭窄，动脉粥样硬化是常见病因之一，导致患肾分泌肾素-血管紧张素活性明显增高，引起高血压及患肾功能减退。以动脉血管造影确诊。降压药以 CCB 首选，对于严重肾动脉狭窄（直径＞70%），如出现血压控制不良、肾萎缩或严重肾功能减退，可行血管重建。

（3）主动脉狭窄性高血压：有先天性主动脉狭窄，表现为主动脉的局限性狭窄或闭锁，与获得性主动脉狭窄，如大动脉炎、动脉粥样硬化等。狭窄所致血流再分布和肾组织缺血引发的水钠潴留和 RAS 激活，结果引起左心室肥厚、心力衰竭、脑出血及其他重要脏器损害。主动脉狭窄主要表现上肢高血压，而下肢脉弱或无脉，双下肢血压明显低于上肢。听诊狭窄血管周围有明显血管杂音。根据具体病情选择腔内治疗或开放手术，活动期大动脉炎需给予糖皮质激素及免疫抑制剂治疗。

（4）原发性醛固酮增多症：是肾上腺皮质球状带自主分泌过多醛固酮，导致高血压、低钾血症（肌无力、发作性软瘫）、血浆肾素活性受抑制为主要表现的临床综合征。筛查主要采用血浆醛固酮/肾素比值（ARR）。治疗包括外科手术及内科药物治疗（首选螺内酯）。

（5）嗜铬细胞瘤：是来源于肾上腺髓质或肾上腺外神经嗜铬细胞的肿瘤。瘤体可分泌过多儿茶酚胺（CA）引起持续性或阵发性高血压和多个器官功能及代谢紊乱，高血压发作时常伴有头痛、心悸、多汗三联征，可伴有糖、脂代谢异常。诊断方法：测定儿茶酚胺及其代谢产物，增强 CT 作为胸、腹、盆腔病灶，磁共振成像（MRI）作为颅底和颈部病灶的首选定位。手术切除肿瘤是重要的治疗方法。

（6）库欣综合征：即皮质醇增多症，可引起向心性肥胖、高血压、糖代谢异常、低钾血症、骨质疏松症等多种合并症。临床表现为向心性肥胖、水牛背、锁骨上脂肪垫、满月脸、多血质、皮肤紫纹等。治疗药物首选 ACEI 或 ARB 类，或与 CCB 联用。

三、治疗

1. 辨证论治

（1）风阳亢盛：

【证候】头痛发胀，眩晕头昏，项强耳鸣，面红目赤，急躁易怒，失眠多梦，口苦舌干，大便秘结，舌红，苔黄，脉弦滑数。

【病机】肝郁化火，风阳上亢。

【治法】清肝泻火，平肝潜阳。

【方药】天麻钩藤饮加减。常用药：天麻、钩藤、石决明、生白芍、白蒺藜、黄芩、夏枯草、益母草、茯苓、桑寄生、栀子、首乌藤、牛膝。

【运用】头痛项强甚者，加葛根；面红目赤易怒，口苦尿赤，肝火亢旺者，加龙胆、牡丹皮；眩晕肢麻者，加地龙；身体肥胖者，加陈胆星、制半夏、泽泻、竹茹。

（2）阴虚阳亢：

【证候】头痛发胀，眩晕眼花，口干咽燥，五心烦热，腰酸耳鸣，失眠健忘，胸闷气短，腿酸乏力。舌红，苔薄，脉细弦数。

【病机】阴液亏虚，阳盛偏亢。

【治法】滋阴潜阳，平肝降火。

【方药】镇肝熄风汤加减。常用药：怀牛膝、赭石、生龙骨、生牡蛎、生龟甲、生白芍、玄参、天冬、川楝子、甘草。

【运用】视物模糊者，加枸杞子、决明子；颈肩酸痛者，加葛根、赤芍、川芎；肢体麻木者，加地龙；冲任失调者，用二仙汤治之。

（3）阴阳两虚：

【证候】头痛眩晕，耳鸣目涩，心悸气短，腰酸腿软，畏寒肢冷，失眠多梦，健忘，夜尿频多，舌质淡红，苔少，脉沉细无力。

【病机】肝阴不足，肾阳亏虚。

【治法】滋肝养肾，补阴壮阳。

【方药】金匮肾气丸加减。常用药：熟地黄、山药、山茱萸、首乌藤、牡丹皮、泽泻、防己、茯苓、肉桂、制附子、仙茅、淫羊藿。

【运用】五心烦热，皮肤有蚁行感，或女子绝经、男子阳痿者，去肉桂、制附子，加当归、苁蓉、枸杞子、知母；心悸怔忡者，加石决明、赭石、珍珠母；自汗或盗汗者，去肉桂、制附子、茯苓、泽泻，加黄芪、麦冬、五味子、龙骨、牡蛎；喘促或水肿者，加葶苈子、桑白皮、车前子、怀牛膝。

（4）瘀血阻络：

【证候】头痛头晕，心烦胸闷或胸痛，惊悸怔忡，精神不振，失眠健忘，语言謇涩，肢体麻木，舌质紫暗，苔白，脉弦涩或细涩。

【病机】瘀血内留，脉络痹阻。

【治法】活血化瘀，行血通络。

【方药】血府逐瘀汤加减。常用药：生地黄、枳壳、川芎、桔梗、甘草、柴胡、当归尾、丹参、赤芍、桃仁、红花、地龙、川牛膝。

【运用】肢肿尿少者，加泽兰、泽泻、五加皮、车前子；脉律不齐者，加炒酸枣仁、柏子仁、菖蒲、苦参；抽搐，偏瘫者，加僵蚕、蜈蚣、全蝎；气短，乏力，自汗者，加黄芪、牡蛎。

（5）痰浊上扰：

【证候】头痛头晕，晕甚欲仆，头重如蒙，喘促气急，痰涎上涌，胸闷泛恶，咳痰吐沫，食少多寐，肢体沉重困倦，舌质淡胖，苔白腻，脉濡或滑。

【病机】痰浊壅盛，上扰清空。

【治法】健脾化痰，升清降浊。

【方药】半夏白术天麻汤加减。常用药：法半夏、苍术、白术、天麻、陈皮、茯苓、泽泻、葛根、菖蒲、龙骨、牡蛎。

【运用】眩晕较甚，呕吐频作者，加赭石、牛膝、姜竹茹；脘痞食少者，加白蔻仁、砂仁；耳鸣重听者，加葱管、磁石；痰郁化火者，用黄连温胆汤加减。

2. 中药成药

（1）复方罗布麻片：每次服 1～2 片，每日 2～3 次。适用于高血压之肝火亢盛证，头痛眩晕，面红目赤，急躁易怒者。

（2）珍菊降压片：每次服 1 片，每日 1～2 次。适用于高血压之肝阳亢盛证或伴有水肿者。

（3）山绿茶降压片：每次服 2～4 片，每日 2～3 次。适用于肝阳上亢，高血压伴有胸痹者。

（4）牛黄降压丸：每次服 1 粒，每日 2～3 次。适用于高血压肝阳亢盛，伴有便秘者。

（5）杞菊地黄丸：每次服 6 g，每日 2～3 次。适用于肝肾阴虚证或头眩视物模糊血压偏高者。

（6）脑力清丸：每次服 10 粒，每日 2 次。适用于肝阳上亢，头晕目眩，耳鸣口苦，心烦难寐之高血压者。

（7）天麻钩藤颗粒：每次服 10 g，每日 3 次。适用于肝阳上亢之高血压头痛眩晕，震颤失眠者。

（8）清肝降压胶囊：每次服 3 粒，每日 3 次。适用于阴虚阳亢急躁易怒，口苦目赤之高血压者。

（9）山菊降压片：每次服 5 片，每日 2 次。适用于阴虚阳亢眩晕耳鸣，心悸健忘，形体肥胖之高血压者。

（10）松龄血脉康胶囊：每次服 3 粒，每日 3 次。适用于肝阳上亢头痛眩晕，心悸失眠之血压高者。

3. 中药敷贴外治法

吴茱萸末，3 g，用陈醋调和，敷双侧涌泉穴，胶布固定。每日换药 1 次，10 日为 1 个疗程。

4. 西药治疗

（1）利尿药：

1）氢氯噻嗪，12.5～25 mg，口服，每日 2 次。适用于多数高血压或伴心力衰竭、老年高血压、单纯收缩期高血压者。对痛风、妊娠高血压者忌用。为防止低血钾，应加服氯化钾，1 g，每日 3 次。或氢氯噻嗪与保钾利尿剂螺内酯（安体舒通）20 mg，氨苯蝶啶 50 mg，阿米洛利 2.5 mg，血管紧张素转换酶抑制剂卡托普利 25 mg，其中之一种合并应用，口服，每日 1 次。

2）吲达帕胺，具有钙拮抗作用的利尿药，一般适用于老年高血压及多数早期高血压病者或伴有糖尿病、高脂血症的病人，每次 2.5 mg，口服，每日 1 次。严重肝、肾功能不全者当忌用。痛风、低血钾倾向者慎用。

（2）β受体阻滞药：

1）普萘洛尔（心得安），10～20 mg，口服，每日 2～3 次，适用于血浆肾素活性过高或心排血出量过高，伴有心绞痛、快速性心律失常的原发性高血压病人。

2）比索洛尔（博苏），2.5～5 mg，口服，每日 1 次，适用于伴有心绞痛、早搏、Ⅰ～Ⅱ度心衰者。

3）美托洛尔（美多心安、倍他乐克），12.5～100 mg，口服，每日 1～2 次，或美托洛尔缓释片 47.5 mg 或 95 mg，口服，每日 1 次。

4）拉贝洛尔（柳胺苄心定），兼有 α 受体阻滞作用，能减低周围血管阻力，每次 50～100 mg，口服，每日 2～3 次。重症高血压危象用 25～50 mg，溶于 10％葡萄糖注射液 20 ml 中，5～10 分钟内缓慢静脉注射，或以 100～200 mg，加入 5％葡萄糖注射液 250 ml 中缓慢静脉滴注，注意防止体位性低血压。

β受体阻滞药对高血压伴早搏、房颤、冠状动脉粥样硬化性心脏病心绞痛、交感神经活性增高病人更适用。而在心脏传导阻滞、重度心力衰竭、心动过缓、哮喘时禁用。

（3）钙拮抗药：

1）硝苯地平（心痛定），10 mg，口服，每日 2～3 次，可治疗原发性高血压与心绞痛。缓释片利焕 20 mg，口服，每日 1 次，能维持 24 小时降压并有扩张冠状动脉作用。

2）维拉帕米（异搏定）缓释片，120 mg，口服，每日 1～2 次，能维持降压 12～24 小时，对高血压病、心绞痛及房性心律失常有治疗作用。

3）尼群地平（落普思），10～20 mg，口服，每日 1～2 次，降压持续时间长。

4）氨氯地平（络活喜），5 mg，口服，每日 1 次，降压作用持续 24 小时。

5）非洛地平缓释片（波依定），2.5 mg 或 5 mg，口服，每日 1 次。对高血压伴心绞痛疗效较好。

（4）血管紧张素转换酶抑制剂（ACEI）或血管紧张素Ⅱ受体拮抗剂（ARB）：本类药有延缓高血压及糖尿病肾病发展，能改善冠状动脉血流量，减轻心脏前后负荷，防治心力衰竭，逆转左心室肥厚，不影响血脂及血糖等优点，目前应用广泛，但部分病人服用 ACEI 后发生干咳。可用血管紧张素Ⅱ受体拮抗剂（ARB）替代，如氯沙坦（科素亚）25～100 mg，缬沙坦（代文）40～160 mg，厄贝沙坦（吉加）75～300 mg，任选一种，口服，每日 1 次。

1）卡托普利（开博通、巯甲丙脯酸），12.5～25 mg，口服，每日 3 次。

2）长效制剂：培哚普利（雅施达），4 mg；西拉普利（抑平舒），2.5～5 mg；贝那普利（洛汀新），5～10 mg；依那普利（依苏），5～10 mg，任选一种，口服，每日 1 次，可维持降压效果 24 小时。

（5）血管扩张剂：

1）哌唑嗪（脉宁平），首次 0.5～1 mg，睡前服，后渐增至 2～5 mg，口服，每日 2 次，老年高血压病人慎用。

2）硝普钠，25～50 mg，加入 5‰葡萄糖注射液 250～500 ml 中，避光，缓慢静脉滴注。适用于原发性高血压急症，需严密观测血压，调整滴速。

3）氯苯甲噻二嗪（低压唑），首次 150 mg，临用时溶于专用溶剂内，快速静脉注射，如无不良反应，5 分钟后可再注射 150 mg。适用于高血压危象、高血压脑病、急进型高血压，每日总量不超过 1 200 mg，可配合与呋塞米（速尿）并用。

4）长压定（敏乐定），2.5 mg，口服，每日 2 次。后渐增量。适用于严重高血压或伴有肾功能不全者，与利尿药、β受体阻滞药合用，能增强疗效。

5）肼苯哒嗪，10～25 mg，口服，每日 3 次，后递增，每日总量不超过 200 mg。对肾性高血压及妊娠毒血症引起的高血压危象，可肌肉或静脉给药。

6）甲基多巴，0.25 g，口服，每日 3 次。用于中度高血压、肾性高血压或伴肾功能不良的高血压者。

（6）复方制剂：如常药降压片、复方罗布麻片、复方降压片、复方利血平氨苯蝶啶片、安达血平、复方氯压定等，每次 1～2 片，口服，每日 1～3次。适用于Ⅰ、Ⅱ期高血压病人。

（7）降压药的联合应用：

1）利尿药和 β 阻清清滞药。

2）利尿药和 ACEI 或 ARB。

3）钙拮抗药（二氧吡啶类，如非洛地平、氨氯地平）和 β 阻滞药。

4）钙拮抗药和 ACEI 或 ARB。

5）钙拮抗药和利尿药。

6）α 阻滞药和 β 阻滞药。

（8）降压药的选择：

1）青年和高肾素高血压病人选用 ACEI 和 β 受体阻滞药，老年和低肾素病人用钙拮抗药和利尿药。老年人高血压合并前列腺肥大者，可优先使用 α 阻滞药，如特拉唑嗪。

2）急性心肌梗死合并严重高血压用硝普钠或硝酸甘油静脉滴注。高血压伴有冠状动脉粥样硬化性心脏病者用 β 受体阻滞药、钙拮抗药、ACEI/ARB；急性冠脉综合征用 β 阻滞药，ACEI/ARB；心梗后用 ACEI/ARB、β 阻滞药和醛固酮受体拮抗剂。

3）高血压脑病、急性左心衰竭时用硝普钠静脉滴注，或用氯苯甲噻二嗪（低压唑）静脉注射，一般紧急状态可用硝苯地平（心痛定）舌下含化或咬碎服，或与 ACEI、利尿药合用。

4）合并左心室肥厚者用 β 受体阻滞药、钙拮抗药、ACEI/ARB。

5）合并肾功能不全时，首用钙拮抗药和 ACEI/ARB，利尿药则用呋塞米（速尿）为佳。

6）合并高脂血症、糖尿病、痛风，可选用 ACEI、钙拮抗药、吲达帕胺，不宜用 β 受体阻滞药和氢氯噻嗪利尿药。

7）合并脑动脉硬化用钙拮抗药、ACEI/ARB。

8）合并房性早搏用维拉帕米或 β 受体阻滞药，室性早搏用 β 受体阻滞药。

9）妊娠合并高血压选用甲基多巴、肼苯哒嗪，预防先兆子痫濒临抽搐时，常用硫酸镁肌内或静脉注射，不用利尿药，避免使用硝普钠、ACEI/ARB。

10）顽固性高血压选用 ACEI/ARB，合并使用血管扩张药、钙拮抗药、利尿药。

另外，尚需注意服药治疗宜从小剂量或一般剂量开始。以单药治疗为主，效果不佳改用或增另一种药联合应用。

老年人、长期高血压者，用几种降压药组合，应在不同时间分开服，降压不宜过快、过猛，晚上药量应减少，长效制剂宜早上服。坚持长期治疗，在血压控制正常后可渐减量，但不骤停。

（9）使用降压药的一些相对优势：

1）预防卒中：ARB 优于 β 阻滞药；钙拮抗药优于利尿药。

2）预防心力衰竭：利尿药优于其他类。

3）延缓糖尿病和非糖尿病肾病的肾功能不全：ACEI 或 ARB 优于其他类。

4）改善左心室肥厚：ARB 优于 β 阻滞药。

5）延缓颈动脉粥样硬化：钙拮抗药优于利尿药或 β 阻滞药。

5. 并发症治疗

急性脑血管疾病、高血压心脏病、心力衰竭、肾衰竭等，均应及时予以治疗。

6. 一般调治

稳定情绪，消除紧张，避免动怒及抑郁。注意劳逸结合，合理安排生活，适当参与文体活动，如练气功、打太极拳。调节饮食结构，低盐低脂低糖，多吃蔬菜、豆制品。戒烟酒，控制体重。

附一　方剂中药组成

（1）天麻钩藤饮：天麻、钩藤、石决明、栀子、黄芩、牛膝、杜仲、益母草、桑寄生、首乌藤、茯苓。

（2）镇肝息风汤：赭石、牛膝、龙骨、牡蛎、龟甲、白芍、玄参、天冬、川楝子、生麦芽、茵陈、甘草。

（3）金匮肾气丸：干地黄、山药、山茱萸、泽泻、牡丹皮、茯苓、桂枝、制附子。

（4）血府逐瘀汤：当归、生地黄、赤芍、川芎、桃仁、红花、柴胡、桔梗、枳壳、牛膝、甘草。

（5）半夏白术天麻汤：制半夏、白术、天麻、陈皮、茯苓、炙甘草、蔓荆子、生姜、大枣。

附二　中药成药组成

（1）复方罗布麻片：罗布麻片、野菊花、防己、三硅酸镁、硫酸双肼屈嗪、氢氯噻嗪、盐酸异丙嗪、维生素 B_6、泛酸钙。

（2）珍菊降压片：野菊花膏粉、珍珠层粉、盐酸可乐定、氢氯噻嗪、芦丁。

（3）山缘茶降压片：山缘茶。

（4）牛黄降压丸：人工牛黄、羚羊角、珍珠、冰片、黄芪、郁金、白芍等。

（5）杞菊地黄丸：枸杞子、菊花、熟地黄、制山茱萸、牡丹皮、山药、茯苓、泽泻。

（6）脑力清丸：磁石、赭石、珍珠母、清半夏、酒曲、炒酒曲、牛膝、薄荷脑、冰片、猪胆汁（或猪胆粉）。

（7）天麻钩藤颗粒：天麻、钩藤、石决明、栀子、黄芩、牛膝、盐制杜仲、益母草、桑寄生、首乌藤、茯苓。

（8）清肝降压胶囊：制何首乌、桑寄生、夏枯草、炒槐花、小蓟、丹参、葛根、川牛膝、盐炒泽泻、去芯远志。

（9）山菊降压片：山楂、菊花、盐制泽泻、夏枯草、小蓟、炒决明子。

（10）松龄血脉康胶囊：鲜松叶、葛根、珍珠层粉。

第十五讲

冠状动脉粥样硬化性心脏病

冠状动脉粥样硬化性心脏病，又称缺血性心脏病。绝大多数是由于冠状动脉粥样硬化使动脉管腔狭窄、闭塞，或在此基础上合并痉挛，以及血栓形成，引起冠状动脉血流和心肌氧需之间不平衡而导致心肌缺血或梗死的一种心脏病。临床上分为原发性心脏骤停、心绞痛、心肌梗死、心力衰竭、心律失常、无症状性冠状动脉粥样硬化性心脏病 6 个类型。现仅述心绞痛及心肌梗死。本病男性多于女性，男性 40 岁、女性绝经以后发病率增高，人群中 A 型行为、高血压、高血脂、糖尿病、肥胖者、吸烟者、脑力劳动者，以及有冠状动脉粥样硬化性心脏病家族史者患病率较高。本病可归属于中医"胸痹""心痛"等范畴。

一、病机

本病的发生，可因七情内伤，如长期精神刺激，或突受精神创伤，或终日伏案，思虑劳心等导致人体气血阴阳的偏盛偏衰，气机逆乱，气滞血瘀，或气郁化火，火烁津液，化为痰浊，痹阻心脉，血行不畅，则胸闷心痛。或因平素饮食失节，恣食膏粱厚味，饮酒无度，损伤脾胃，运化失健，聚湿生痰，上犯心胸，痹阻心脉。或因外感风冷寒邪，突致脉络收引，气血失畅，胸阳痹阻，发为心痛，手足清至节。也有因年老气血不足，或肝肾亏虚，或肾阳不足，不能鼓舞心之阳气，推动血脉运行，以致气血瘀阻，络脉不通。或由肝肾阴虚，火灼阴液成痰，或为肥胖之体，痰湿素盛，阻遏气机，致痰瘀交阻心脉，而作心胸憋闷刺痛，舌质紫暗，苔腻，脉来涩滞。亦有因久病阳气亏损，气虚血瘀，甚或心之阳气暴脱，而卒发厥心痛或真心痛，致心脏停搏而猝死。由此可见，冠心病的病位在心，但在整个病程中与肝、脾、肾诸脏关系密切。其病机主要是本虚标实。本虚者，是阳气虚与阴血不足，而阳气虚是指心、脾、肾之阳气不足；阴血虚则为肝肾阴亏，心脾血虚；标实者，则以气滞、痰浊、瘀血阻滞心脉为多见。其中尤以心脉瘀滞为病机之关键。

二、诊断

1. 临床表现

心绞痛与心肌梗死是冠状动脉粥样硬化性心脏病的最常见类型，其他各型常伴发其间。

心绞痛

指短暂胸骨后压榨感、闷塞感，或紧缩感、疼痛，并向左肩臂内侧放射，休息 3～5 分钟或口含硝酸甘油后缓解，心电图可有缺血性改变。

（1）劳力型：多在体力劳动或情绪激动时诱发。按病情程度又分为：①稳定型：心绞痛典型发作，病情稳定 1 个月以上。此类型最常见。②初发型：为数日或 1 个月内快速发病。③恶化型：原为稳定型心绞痛，近期内发作频繁，程度加重及持续时间延长，且引起发作的活动强度减小，硝酸甘油疗效减退。

（2）自发型：多在休息时发作，发作持续时间较长，程度较重，心电图出现暂时性 ST 段压低或 T 波改变。如心电图出现暂时性 ST 段抬高则称变异型心绞痛。

上述类型除稳定型心绞痛外，其余均称不稳定型心绞痛。

急性心肌梗死

指突发胸骨后或心前区剧痛，有窒息感、恐惧感或濒死感，病人烦躁不安。疼痛向左肩臂或其他多处放射，持续半小时以上，甚则 1～2 日，含硝酸甘油片疗效甚微，或无效，常伴有出汗、肢冷、全身软弱，恶心呕吐，头昏眩晕，面色苍白，心音低弱或有收缩期杂音。若梗死发生于前壁，常伴有交感神经兴奋的症状，如心率加快或血压上升，出现室性心律失常；发生于下壁则多伴副交感神经兴奋的症状，如心率减慢或血压下降、房室传导阻滞。部分病人，尤其老年人和糖尿病病人心肌梗死时，常无明显胸痛。

本病严重者，可伴有严重心律失常、心力衰竭、心源性休克，甚则猝死。

急性心肌梗死恢复后，心电图遗留病理性 Q 波，为陈旧性心肌梗死。

2. 理化检查

1）心电图：心绞痛发作时可见于 R 波为主的导联中出现水平型或下垂型缺血性 ST 段压低，T 波可由直立变为平坦、双向或倒置；心绞痛不发时，在静息时半数以上心电图可正常，故必要时作平板或踏车试验或动态心电图连续监测。急性心肌梗死表现为 ST 段弓背状抬高，T 波异常，继之出现病理性 Q 波，以后 ST 段抬高回到基线水平；亦可有各种心律失常。

2）血清酶谱：肌酸磷酸激酶（CPK）及其同工酶（CPK-MB）、谷草转氨酶（AST）、乳酸脱氢酶（LDH）及其同工酶（LDH_2）、α－羟丁酸脱氢酶（α-HB、DH）、肌红蛋白（Mb）等的含量在急性心肌梗死发病早期升高，常达正常值的 2～10 倍，甚至 15 倍以上。肌钙蛋白（TNT 及 TNI）检测，其敏感性、特异性高，升高出现早，持续时间长。

3）其他检查：血液检查，早期白细胞及中性粒细胞增高，血沉增快。超声心动图、放射性核素心肌显像等检查，有助于急性心肌梗死诊断或病变部位诊断。冠状动脉造影可确诊冠状动脉粥样硬化性心脏病及其部位和程度。

3. 鉴别诊断

本病心绞痛需与主动脉瓣狭窄或闭锁不全、风湿性冠状动脉炎、梅毒性主动脉炎、肥厚性心肌病等引起的心前区疼痛，或肋间神经痛、心脏神经症、肋软骨炎等引起的胸痛相鉴别。急性心肌梗死心前区剧痛需与不稳定型心绞痛、急性心包炎、急性肺动脉栓塞、主动脉夹层瘤，以及急性胰腺炎、胆绞痛等病发作剧痛相鉴别。少数病例心前区疼痛不明显，表现为晕厥、抽搐、一过性意识丧失、肢体瘫痪或暂时性失语等脑循环障碍的症状，需与急性脑血管疾病相鉴别。可分别根据病史、症状、体征，以及血清酶谱、心电图、超声心动图、动态心电图、X线、CT、磁共振、放射性核素检查及实验室有关检查结果加以鉴别。

三、治疗

1. 辨证论治

（1）痰浊闭阻：

【证候】胸闷如窒，心前区痛，痛引肩背，气短乏力，劳则喘促，形体肥胖，痰多欲眠，口中黏腻，恶心纳呆，倦怠身重，舌淡苔腻，脉滑弦紧。

【病机】胸阳不展，痰浊内阻。

【治法】豁痰开胸，宣痹通阳。

【方药】栝蒌薤白半夏汤加减。常用药：瓜蒌、薤白、法半夏、枳实、茯苓、石菖蒲、桂枝、厚朴。

【运用】胸闷痛甚者，加郁金、延胡索、香附；高血脂者，加决明子、泽泻、山楂；高血压者，去桂枝，加天麻、夏枯草、白蒺藜；口腻发苦者，加黄连、胆星、竹茹；大便干结者，加生大黄、桃仁；汗多，口干者，加太子参、麦冬、五味子；心痛剧烈，舌暗有瘀斑、瘀点者，加丹参、红花、三七。

（2）气滞心脉：

【证候】胸痛憋气，有堵塞感，阵阵隐痛，痛无定处，每因情志不遂，诱发而加剧，时欲叹息，嗳气、矢气则舒。舌暗红、苔薄白，脉象细弦。

【病机】气血郁滞，脉络不和。

【治法】宽胸理气，活血通络。

【方药】四逆散合四物化郁汤加减。常用药：柴胡、香附、枳实、白芍、甘草、桃仁、红花、当归、川芎。

【运用】性情急躁易怒者，加佛手、郁金、合欢皮；失眠多梦，加炒酸枣仁、柏子仁、首乌藤；头痛发胀者，去柴胡，加天麻、菊花、钩藤。

（3）气阴两虚：

【证候】心悸，气短乏力，胸闷心痛，头昏眩晕，劳则自汗，五心烦热，口干咽燥，失眠多梦，便干尿少。舌淡红嫩，苔少，脉数细涩或结代。

【病机】心气不足，心阴亏虚。

【治法】益气养阴，止痛宁心。

【方药】生脉散合柏子养心丸加减。常用药：太子参、麦冬、五味子、柏子仁、当归、生地黄、玄参、枸杞子、茯神、菖蒲、甘草。

【运用】胸痛甚者，加郁金、延胡索、丹参、三七、川芎；汗多肢凉者，加黄芪、桂枝、白芍；心悸怔忡者，加琥珀、紫石英、炒酸枣仁。

（4）气虚血瘀：

【证候】心悸怔忡，胸闷，心前区痛，甚则难忍，牵引肩臂，发作有时，过劳则重，动辄喘息，气短乏力，面色苍白，神疲自汗，舌淡紫暗，苔薄白，脉细或结代。

【病机】气虚不运，血瘀脉络。

【治法】益气活血，化瘀通络。

【方药】补阳还五汤合冠心Ⅱ号方加减。常用药：人参、黄芪、炙甘草、桂枝、丹参、红花、赤芍、川芎、降香。

【运用】心痛甚者，加延胡索、郁金；汗多肢冷者，加麦冬、五味子、龙骨、牡蛎；肥胖或高血脂者，加决明子、泽泻、山楂；高血压者，去桂枝、炙甘草，加天麻、钩藤；口干欲饮或糖尿病者，去桂枝、炙甘草，加天花粉、玄参、知母。

（5）心脉瘀阻：

【证候】心痛剧烈，如针刺，痛有定处，甚则心痛彻背，心慌胸闷，气短乏力，动辄多汗，面色灰暗，怔忡失眠，舌质紫暗，苔白，脉弦涩或结代。

【病机】心血瘀塞，脉络痹阻。

【治法】活血化瘀，通脉止痛。

【方药】血府逐瘀汤加减。常用药：柴胡、桔梗、枳壳、牛膝、甘草、桃仁、红花、当归、生地黄、赤芍、川芎、三七、蝎子、蜈蚣。

【运用】冬季或遇寒时心痛易作并加剧者，加制附子、桂枝、细辛、延胡索；伴有痰热咳嗽便秘者，加瓜蒌、鱼腥草、生大黄；经常出汗口干者，加入参、黄芪、麦冬、五味子；喘息水肿畏寒者，去生地黄，加淫羊藿、葶苈子、桂枝、茯苓。

（6）阳气虚衰：

【证候】卒然心痛，心悸发慌，气喘窒息，躁动发绀，冷汗淋漓，肢冷如冰，面色紫暗灰滞或苍白，恶心呕吐，神志恍惚，二便失禁，舌胖紫暗，苔白略腻，脉细欲绝。

【病机】阳气衰微，经脉闭塞。

【治法】益气温经，回阳救逆。

【方药】参附龙牡汤合四逆汤加减。常用药：人参、黄芪、肉桂、干姜、制附子、龙骨、牡蛎、丹参、当归、玉竹、山茱萸、熟地黄、延胡索、炙甘草。

【运用】心痛剧者，加失笑散、沉香、檀香；肢体麻木者，加天麻、钩藤；咳喘浮肿者，加桑白皮、葶苈子、车前子。

2. 中药成药

（1）速效救心丸：40 mg/丸。每次含服 4～6 粒，重者 10～15 粒，每日含服 3 次。适用于心绞痛、心肌梗死胸闷憋气者。

（2）麝香保心丸：22.5 mg/丸。每次服 2～3 粒，每日 3 次。适用于心绞痛、心肌梗死胸闷或神志恍惚者。

（3）复方丹参滴丸：每次服 10 粒，每日 3 次。适用于心绞痛、心肌梗死胸闷，唇甲发绀者。

（4）冠心苏合丸（胶囊）：每次服 1～2 粒，每日 3 次。适用于冠状动脉粥样硬化性心脏病气滞血瘀而作胸闷绞痛者。

（5）血府逐瘀丸：每次服 1～2 粒，每日 3 次。适用于冠状动脉粥样硬化性心脏病心悸怔忡，急躁易怒，胸闷胀痛者。

（6）复方川芎胶囊：0.37 g/粒。每次服 4 粒，每日 3 次。适用于冠状动脉粥样硬化性心脏病心绞痛气血瘀阻者。

（7）通心络胶囊：0.38 g/粒。每次服 2～4 粒，每日 3 次。适用于气虚血瘀胸痹刺痛，脑血栓肢体不遂。

（8）地奥心血康胶囊：100 mg/粒。每次服 200 mg，每日 3 次，连服 3 周后改为 100 mg，每日 3 次。适用于心气虚心胸憋闷者。

（9）脉络宁注射剂：10 ml/支。每次 10～20 ml，加入 5％葡萄糖注射液 250～500 ml 中静脉滴注，每日 1 次。适用于冠状动脉粥样硬化性心脏病心绞痛阴虚血瘀者。

（10）复方丹参注射剂（香丹注射剂）：2 ml/支、10 ml/支。每次10～20 ml，加入 5％葡萄糖注射液 500 ml 中静脉滴注，每日 1 次。适用于冠状动脉粥样硬化性心脏病心绞痛气滞血瘀证。

（11）生脉注射液：2 ml/支、10 ml/支。每次 10～20 ml，加入 10％葡萄糖注射液 20 ml 中缓慢静脉注射，或 60～100 ml，加入 5％葡萄糖注射液 250 ml 中静脉滴注，每日 1～2 次。适用于冠状动脉粥样硬化性心脏病气阴两虚证。

（12）参附注射液：2 ml/支、10 ml/支。每次 10～20 ml，加入 5％葡萄糖注射液 250～500 ml 中静脉滴注，每日 1 次。适用于冠状动脉粥样硬化性心脏病阳气虚衰证。

3. 气雾吸入

（1）宽胸气雾剂：按压阀杆，对准口腔喷吸 2～3 次。适用于心绞痛发作时胸闷气短，呼吸困难者。

（2）人工麝香气雾剂：按压阀杆，对准口腔喷吸 2～3 次。适用于心绞痛发作时窒息气喘，头昏眩晕，神志恍惚者。

（3）复方丹参气雾剂：按压阀杆，对准口腔喷吸 3～5 喷，每日 2～3 次。适用于心绞痛发作时或发作较频时。

4. 西药治疗

心绞痛治疗

（1）急性发作时：任选下列一种药物：硝酸甘油，0.25～0.5 mg；复方硝酸甘油片，1～2片；硝酸异山梨酯（消心痛），5～10 mg，均为舌下含服。或用硝酸异山梨酯喷雾剂，喷入口腔1～2喷。

（2）缓解期：选用下列1～2类药物联合使用。

1）硝酸酯类：硝酸异山梨酯（消心痛），5～10 mg，口服，每日3次；或用单硝酸异山梨酯（欣康），10～20 mg，口服，每日2次。

2）β受体阻滞药：美托洛尔（倍他乐克），25～50 mg，口服，每日2～3次，或用美托洛尔缓释片47.5 mg或95 mg，口服，每日1片。

3）钙拮抗药：硝苯地平（心痛定），10 mg；或用维拉帕米（异搏定），40 mg，口服，每日2～3次。或用非洛地平缓释片（波依定）2.5 mg或5 mg，早晨食前一次吞服。

4）其他类：盐酸曲美他嗪，20 mg，口服，每日3次。适用于心绞痛发作的预防性治疗。眩晕和耳鸣的辅助性对症治疗。

急性心肌梗死治疗

（1）预防心室颤动：急性心肌梗死早期死亡者的70%～80%，多死于心室颤动，故发现室性早搏，可立即用利多卡因，50～100 mg，静脉注射，继以400 mg，加入10%葡萄糖注射液500 ml中缓慢静脉滴注维持。

（2）缓解疼痛：剧烈胸痛用哌替啶（杜冷丁），50～100 mg，肌内注射，或吗啡，2.5～5 mg，皮下注射；烦躁者，用地西泮，10 mg，肌内注射，必要时可重复使用。

（3）溶栓：可及早恢复血液循环，缩小梗死范围，保护心室功能。治疗对象：年龄≤70岁；发病12小时以内；持续胸痛超过半小时，舌下含硝酸甘油症状不缓解；相邻两个或更多导联ST段抬高>0.1～0.2 mV；就诊前未进行有创伤性心肺复苏；血压≤160/110 mmHg；近2周内无活动性出血和未进行过手术；半年内无脑卒中；无糖尿病出血性视网膜病变；无出血性疾病；无严重肝肾功能障碍等情况。可选用下列溶栓药物。

尿激酶（UK）：可用 150 万 IU（约合 2.2 万 IU/ kg），加入生理盐水 100 ml 中静脉滴注，半小时滴完。

溶栓前，应先检查血常规、血小板计数、出凝血时间；即刻口服阿司匹林 0.3 g，以后每日 0.15～0.3 g，3～5 日后改为每日 50～150 mg，长期服用。并可同时配合服用氯吡格雷（波立维），首次用 300 mg，维持量为每日 75 mg，可以此双重抗血小板治疗至少 28 日，最好用至 1 年。为预防再次血栓形成，可于溶栓治疗 6～12 小时后开始给予低分子量肝素钠，100 IU/ kg，每 12 小时 1 次，腹壁皮下注射，一般应用 3～5 日。使用肝素应逐渐减量，不能骤停，以防反跳。

溶栓治疗主要并发症是出血，一般轻度出血无需特殊治疗，严重出血除停用上述各药物外，可给予 6 - 氨基己酸、氯甲苯酸（止血芳酸），或补充纤维蛋白原或全血。

（4）控制病情发展：

1）β 受体阻滞药：美托洛尔（倍他乐克），50～100 mg，口服，每日 2～3 次。能减慢心率，降低血压，改善冠状动脉血流量，防止快速心律失常的发生与防止再梗死和猝死。凡心脏传导阻滞、重度心力衰竭、心动过缓、哮喘者禁用。

2）硝酸甘油，10 mg，加入 10％葡萄糖注射液 500 ml 中静脉滴注，开始 5～10 μg/min，渐增至 50～100 μg/min，收缩压不低于 90～100 mmHg，有利于缓解心绞痛，减少梗死扩大。

3）血管紧张素转换酶抑制剂（ACEI）：卡托普利（巯甲丙脯酸），12.5～25 mg，口服，每日 3 次；或依那普利，5～10 mg，口服，每日 2 次。能缩小梗死范围，增加心肌做功，防止梗死扩大和室性心律失常的发生。

4）极化液：10％葡萄糖注射液 500 ml 中，加普通胰岛素，8～12 U，氯化钾，1.0 g（或门冬氨酸钾镁液 20 ml），静脉滴注，每日 1 次，有利于防治心律失常。

5）低分子右旋糖酐，500 ml，静脉滴注，每日 1 次。有利于减少血液黏度，改善微循环。

（5）抗心律失常：

1）心动过缓：心率少于 50 次/min 或伴低血压者，用阿托品注射剂，0.5～1.0 mg，静脉注射。

2）房室传导阻滞：心室率不少于 50 次/min，3 日内可用阿托品、激素治疗，如心室率 40 次/min，伴心力衰竭或低血压或各种束支传导阻滞，应考虑安装起搏器。

3）阵发性室上性心动过速，合并心力衰竭：首选毛花苷 C（西地兰）注射液，0.4 mg，加入 10％葡萄糖注射液 40 ml 中缓慢静脉注射；如非心力衰竭引起，可酌情用维拉帕米（异搏定），5 mg，加 10％葡萄糖注射液 40 ml 中缓慢静脉注射，并注意心率。

4）心房扑动：首选同步直流电转复，或用毛花苷 C（西地兰）注射液。心房颤动：常用毛黄苷 C（西地兰）转复及控制过快心室率。

5）频发室性早搏、室性心动过速：用利多卡因，50～100 mg，缓慢静脉注射，继之以 400 mg，加入到 5％～10％葡萄糖注射液 500 ml 中静脉滴注，以每分钟 1～3 mg 的速度滴注，维持 48 小时。必要时增加注射 50 mg，1～2 次。如有高度房室传导阻滞、休克、心力衰竭则禁用或慎用。对室性早搏持续 3～4 日以上者，可用美西律（慢心律）或普罗帕酮（心律平），150 mg，口服，每 8 小时 1 次。

6）心室颤动：及早进行电除颤，如失败，可给溴苄胺，5 mg/kg，静脉滴注，再行电除颤，同时应用利多卡因。

（6）抗心力衰竭：在 24 小时内应尽量避免使用洋地黄，因易引起室性心律失常。急性左心衰竭血压高者，首选血管扩张剂：静脉给药，硝普钠，15～20 μg/min，或硝酸甘油，20 μg/min 开始，后逐渐增量。

ACEI：卡托普利（巯甲丙脯酸），6.25 mg，渐增至 25～50 mg，口服，每日 3 次，或用依那普利。

另用呋塞米（速尿），40 mg，加入 10％葡萄糖注射液 40 ml 中缓慢静脉注射。

（7）纠正低血压或休克：除吸氧、扩容、纠正酸中毒等治疗外，可用升压药，选用多巴胺或多巴酚丁胺，或合并用阿拉明（间羟胺），各20 mg，加入10%葡萄糖注射液250 ml中静脉滴注。滴速依据心率、血压情况进行调整。

有条件者应及早使用主动脉内气囊反搏，有助于心源性休克的防治。

（8）预防再梗死：急性心肌梗死病人有10%～15%出现梗死面扩展或再梗死，应引起足够重视。除早期积极治疗外，还应坚持长期服用硝酸酯类，如单硝酸异山梨酯；β受体阻滞药，如美托洛尔；ACEI，如卡托普利；抑制血小板聚集药，如阿司匹林；他汀类药，如阿托代他汀钙；有必要时用长效钙拮抗剂，如非洛地平；醛固酮受体拮抗剂，如螺内酯等，这些药对预防再梗死发生有一定的效果。

5. 手术及介入治疗

（1）经皮穿刺冠状动脉介入治疗（PCI）：包括经皮穿刺冠状动脉腔内成形术（PTCA）和支架植入术。经皮穿刺冠状动脉腔内成形术（PTCA）采用双腔气囊扩张导管，通过股动脉或肱动脉插入冠状动脉，进行狭窄部位的气囊扩张。适用于经冠状动脉造影证明近端同心性狭窄，狭窄段＜15 mm，无广泛性钙化，单支血管病变及心绞痛史在一年以内的病例。近年来已广泛应用于有其他复杂病变之病例。冠状动脉内支架植入的方法同PTCA，只是在扩张的球囊套上特殊金属做成的螺旋状或网状支架。根据病情和医疗技术水平，PCI治疗可分为以下四类：①直接PCI；②转运PCI；③溶栓后紧急PCI；④早期溶栓成功或未溶栓病人（＞24小时）PCI。

（2）冠状动脉旁路手术（CABG）：在体外循环下利用自身大隐静脉，从升主动脉的根部起，绕过阻塞区域，旁路移植到冠状动脉的远端。根据需要可作1～3根移植。适宜于经冠状动脉造影显示冠状动脉近端有较局限的狭窄病变在70%以上，远端血流通畅，而左室收缩功能良好，2支以上冠状动脉或左冠状动脉主干受累的顽固性心绞痛病人。

6. 一般调治

心绞痛发作时，应立即休息，或在体力活动前预防性服药。急性心肌梗死应住入冠状动脉粥样硬化性心脏病监护病房（CCU），进行心电图、血压、呼吸监测，绝对卧床。保持环境安静，吸氧，加强护理，2周后床上活动，3周后下床走动，1个月后出院随访。要求病人坚持服药，以防再度发生心肌梗死、心绞痛。各类型冠状动脉粥样硬化性心脏病病人，都应积极控制本病的危险因素，如高血压、高血脂、肥胖与抽烟、糖尿病等。保持情绪稳定，避免过度兴奋或抑郁。合理改变膳食结构，宜低脂、低糖、低盐、高蛋白、多维生素，多吃蔬菜、水果、粗纤维食品，保持大便通畅，忌暴饮暴食，戒烟酒，晚餐不要过饱。适当参加体育活动，以不产生心悸、气短、心痛等症状为原则。

附一　方剂中药组成

（1）栝蒌薤白半夏汤：瓜蒌、薤白、制半夏、白酒。

（2）四逆散：柴胡、白芍、枳实、甘草。

（3）四物化郁汤：当归、川芎、白芍、熟地黄、桃仁、红花、香附、青黛。

（4）生脉散：人参、麦冬、五味子。

（5）柏子养心丸：柏子仁、麦冬、茯神、当归、石菖蒲、玄参、熟地黄、枸杞子、甘草。

（6）补阳还五汤：黄芪、当归、赤芍、川芎、红花、桃仁、地龙。

（7）冠心Ⅱ号方：丹参、赤芍、川芎、红花、降香。

（8）血府逐瘀汤：当归、生地黄、赤芍、川芎、桃仁、红花、柴胡、牛膝、桔梗、枳壳、甘草。

（9）参附龙牡汤：人参、制附子、龙骨、牡蛎。

（10）四逆汤：制附子、炙甘草、生姜。

附二　中药成药组成

（1）速效救心丸：川芎、冰片。

（2）麝香保心丸：人工麝香、人参提取物、肉桂、苏合香、蟾酥、人工牛黄、冰片。

（3）复方丹参滴丸：丹参、三七、冰片。

（4）冠心苏合丸（胶囊）：苏合香、冰片、制乳香、檀香、土木香。

（5）血府逐瘀丸：柴胡、当归、地黄、赤芍、红花、桃仁、麸炒枳壳、甘草、川芎、牛膝、桔梗。

（6）复方川芎胶囊：川芎、当归。

（7）通心络胶囊：人参、水蛭、全蝎、土鳖虫、蜈蚣、蝉蜕、赤芍、冰片、檀香、降香、乳香、酸枣仁。

（8）地奥心血康胶囊：黄山药或穿龙薯蓣根茎的提取物。

（9）脉络宁注射液：玄参、牛膝、红花、党参、石斛、金银花、炮穿山甲等。

（10）复方丹参注射剂（香丹注射剂）：丹参、降香。

（11）生脉注射液：红参、麦冬、五味子。

（12）参附注射液：红参、附片。

（4）心室扑动与颤动：一旦发生，表现为意识丧失、抽搐，继之呼吸停止，既无心音，也无脉搏。

（5）房室传导阻滞：

1）Ⅰ度：一般无明显症状，听诊第一心音减弱。

2）Ⅱ度：可有心悸胸闷，头晕乏力，活动后气促，甚至短暂晕厥。听诊可发现心音脱漏。

3）Ⅲ度：除上述症状外，可发生晕厥、阿-斯综合征、心力衰竭。听诊发现心率慢而规则，40 次/min 左右，第一心音强弱不一。收缩压增高，脉压差增大。

（6）窦性心动过缓：心率为 45～60 次/min，也有少于 40 次/min。轻者可无明显症状，重者常伴疲乏头晕，心悸气促，胸闷胸痛和低血压等。

2. 理化检查

心电图及动态心电图检查是诊断心律失常的主要依据。

3. 鉴别诊断

功能性早搏与器质性早搏需予鉴别。阵发性室性心动过速与伴有宽大畸形的 QRS 波群的室上性心动过速相鉴别。心房扑动应和其他规则的心动过速，心房颤动应与其他不规则的心律失常相鉴别。房室传导阻滞Ⅰ度应与房性或交界性早搏 PR 间期延长者，或紧接室性早搏后窦性心律 PR 间期延长者相鉴别；Ⅱ度房室传导阻滞，窦性心律 2∶1 传导应与受阻型房性早搏二联律相鉴别；Ⅲ度房室传导阻滞应与干扰性完全性房室脱节相鉴别。对以上各类型的鉴别，除依据病史、症状、体征外，关键是依靠常规心电图检查与动态心电图（DCG）监测心律。

三、治疗

1. 辨证论治

（1）痰瘀扰心：

【证候】心悸胸闷，怔忡惊恐，眩晕恶心，失眠多梦，心前区疼痛时有发作，痰多，倦怠乏力。舌紫暗或有瘀斑，苔腻，脉结代或促。

【病机】痰瘀闭阻，心神不宁。

【治法】豁痰行瘀，宁心安神。

【方药】栝蒌薤白半夏汤合血府逐瘀汤加减。常用药：瓜蒌、薤白、制半夏、陈皮、茯神、琥珀、龙齿、菖蒲、远志、当归、丹参、桃仁、红花。

【运用】苔黄腻口苦者，去薤白加黄连、枳实、竹茹；汗多，口干者，去薤白、半夏、陈皮，加麦冬、五味子、白芍；胸痛甚者，加延胡索、郁金、檀香；腰酸耳鸣者，去半夏、陈皮，加枸杞子、续断、杜仲。

（2）阴虚火旺：

【证候】心悸易惊，急躁易怒，怔忡不宁，头痛眩晕，五心烦热，口干舌燥，夜间盗汗，失眠多梦。舌红少津，脉数或结代。

【病机】心阴亏损，虚火上炎。

【治法】滋阴降火，宁心安神。

【方药】朱砂安神丸加减。常用药：当归、生地黄、玄参、丹参、天冬、麦冬、黄连、栀子、首乌藤、炒酸枣仁、柏子仁、茯神。

【运用】眩晕头胀者，加钩藤、天麻；瘿瘤结颈者，加黄药子、夏枯草、牡蛎；胸痹心痛者，加延胡索、郁金；大便干结者，加瓜蒌子、郁李仁、桃仁；心烦伴心悸心慌，心率速者，加莲子心、苦参、龙骨、牡蛎。

（3）心气阴虚：

【证候】心悸怔忡，神疲乏力，劳则气短，烦闷多梦，自汗，盗汗，口干舌燥。舌淡红嫩，苔薄白，脉细弱或结代或细数。

【病机】气虚阴亏，心神不安。

【治法】益气滋阴，养心安神。

【方药】生脉散合柏子养心丸加减。常用药：人参、麦冬、五味子、柏子仁、茯神、当归、菖蒲、玄参、生地黄、甘草。

【运用】心前区疼痛者，加延胡索、郁金；呕恶口苦者，加黄连、竹茹。

（4）心气血虚：

【证候】心悸气短，头晕目眩，胸闷倦怠，面色苍白，唇无血色，健忘失眠，纳呆食少，动辄汗出。舌淡苔薄，脉迟细涩或结代。

【病机】心气虚弱，血不养心。

【治法】补气养血，安神宁心。

【方药】归脾汤加减。常用药：人参、黄芪、白术、炙甘草、当归、茯神、龙眼肉、远志、炒酸枣仁、木香。

【运用】心动过缓者，加桂枝、阿胶、制附子；畏寒肢冷水肿者，加防己、仙茅、淫羊藿；潮热盗汗，心烦口干者，加生地黄、玉竹、麦冬、五味子。

（5）心气阳虚：

【证候】心悸怔忡，胸闷气短，畏寒肢冷，头昏眩晕，体倦乏力，面色无华，时有黑蒙，唇青跗肿。舌淡胖紫，苔薄白，脉结代或细迟。

【病机】心气亏虚，心阳不振。

【治法】益气温阳，养心安神。

【方药】参附汤合桂甘龙牡汤加减。常用药：人参或党参、黄芪、炙甘草、桂枝、龙骨、牡蛎、熟附子、白术、茯苓。

【运用】心前区痛者，加延胡索、郁金、三七；腰酸肢冷，水肿甚者，加仙茅、淫羊藿、防己、泽泻；心悸、胸闷、脉缓者，加麻黄、附子、细辛、枳实。

（6）心肾不交：

【证候】心悸不安，惊恐健忘，失眠多梦，寐中易醒，耳鸣目眩，腰膝酸软，夜尿频多，潮热盗汗。舌红少苔或无苔，脉细数或促。

【病机】肾亏精虚，心肾失交。

【治法】滋阴降火，交通心肾。

【方药】交泰丸合知柏地黄丸加减。常用药：黄连、肉桂、生地黄、熟地黄、山茱萸、黄精、知母、黄柏、山药、茯神、小麦、炒酸枣仁。

【运用】腰膝酸软甚者，加杜仲、桑寄生；夜尿频多者，加覆盆子、金樱子、桑螵蛸；盗汗重者，加煅龙骨、煅牡蛎、糯稻根；头晕肢麻，血压较高者，加龙骨、牡蛎、磁石、天麻、菊花。

（7）水饮内停：

【证候】心悸眩晕，怔忡不宁，胸脘痞满，形寒肢冷，咳喘痰涎，渴不欲饮，面肢水肿，小便短少，舌淡苔白腻，脉滑或结代。

【病机】痰饮内停，凌心犯肺。

【治法】温阳利水，安神定志。

【方药】苓桂术甘汤合定志丸加碱。常用药：法半夏、茯苓、桂枝、白术、炙甘草、党参、石菖蒲、炒酸枣仁、远志、茯神、陈皮。

【运用】咳喘甚者，加葶苈子、桑白皮、杏仁、紫苏子；动辄自汗，加黄芪、麦冬、五味子；唇舌指趾发绀者，加当归、川芎、丹参；肢体肿甚者，加泽兰、泽泻、车前子。

2. 中药成药

（1）炙甘草合剂：100 ml/瓶。每次服 20～30 ml，每日 3 次。适用于阴阳气血不足，外感或内伤，导致的心悸怔忡，失眠多梦，脉象结代之心律不齐。

（2）黄连素片（盐酸小檗碱片）：0.1 g/片。每次服 2～4 片，每日 3 次。适用于室性早搏或室上性心动过速。

（3）稳心颗粒：9 g/袋。每次服 1 袋，每日 3 次。适用于气阴两虚，心脉瘀阻导致的房性、室性、交界性早搏以及房颤等。

（4）天王补心丸：每次服 9 g 或大丸 1 粒，每日 2 次。适用于心阴不足，心悸健忘，失眠多梦，室性早搏等。

（5）养心定悸膏：每次服 15～20 g，每日 2 次。适用于气虚血少，心律失常者。

（6）参松养心胶囊：每次服 4 粒，每日 3 次。适用于气阴两虚，心脉瘀阻之胸痛心悸，心律失常，早搏等。

（7）心达康片：5 mg/片。每次服 2 片，每日 3 次。适用于气虚血瘀，心悸心痛，早搏等。

（8）心宝丸：60 mg/丸。每次服 2～6 粒，每日 2～3 次。适用于慢性心力衰竭、早搏、心动过缓、病态窦房结综合征。

（9）参附注射液：2 ml/支、10 ml/支。每次 2～4 ml，肌内注射，每日1～2次，或20～100 ml，加入 5％葡萄糖注射液 250～500 ml 中静脉滴注，每日 1 次。适用于心气阳虚所致的惊悸、怔忡、厥逆、心源性休克者。

3. 单方验方

（1）苦参：每日 30 g，水煎服。适用于房性、室性早搏及心动过速。

（2）鹿茸：5～10 g，加入到低度白酒 500 ml 中浸泡 1 周，每日中、晚食后服 10 ml。适用于胸闷心悸，畏寒肢冷，心动过缓者。

4. 西药治疗

除病因治疗外，可选用抗心律失常药物治疗。

（1）过早搏动：

1）房性早搏及交界性早搏：维拉帕米（异搏定），40 mg，口服，每日 3 次。

2）室性早搏：美西律（慢心律），100～150 mg，口服，每日 3 次。

3）各型早搏：普罗帕酮（心律平），100～150 mg，口服，每日 3 次；索他洛尔（坦释），80～160 mg，口服，每日 1 次；乙胺碘呋酮（胺碘酮），200 mg，口服，每日 1 次。

4）洋地黄中毒引起的室性早搏：苯妥英钠，0.1 g，口服，每日 3 次。频发的室性早搏用 0.125～0.25 g 加注射用水 40 ml 缓慢静脉注射，或用利多卡因静脉注射或滴注，并补充钾盐。

5）心功能不全发生室性早搏：近期未用洋地黄者，可用毛花苷 C（西地兰）注射液 0.4 mg，加入 10％葡萄糖注射液 40 ml 中缓慢静脉注射，或用地高辛，0.25 mg，口服，每日 1 次。

（2）阵发性室上性心动过速：酌情选用下列一种药物：

1）普罗帕酮（心律平），70 mg，加入 10％葡萄糖注射液 20 ml 中缓慢静脉注射，不少于 15 分钟。

2）维拉帕米（异搏定），5 mg，加入 10％葡萄糖注射液 40 ml 中缓慢静脉注射，不少于 15 分钟。有心脏扩大、心力衰竭、病态窦房结综合征、预激综合征伴室上性心动过速者不宜用。

上述二药注射时，边注射边听诊心脏，一旦心动过速终止即停止注射。

3）毛花苷 C（西地兰）注射液，0.4 mg，加入 10％葡萄糖注射液 40 ml 中缓慢静脉注射，若无效，2～3 小时后再重复用 0.2～0.4 mg。合并心力衰竭者为首选。有预激综合征或系洋地黄中毒所致室上性心动过速者禁用。

4）预激综合征伴室上性心动过速发作者，用普罗帕酮，其用法同上，或乙胺碘呋酮，0.2 g，口服，每日 2～3 次，2～3 日后渐减量为 0.1 g，每日 1～2 次。

（3）阵发性室性心动过速：应紧急处理，酌情选用下列药物，控制发作。

1）利多卡因，首次静脉注射 50～100 mg，必要时 10～15 分钟后再用 50 mg，可重复 2～3 次；阵发性室性心动过速终止后改用静脉滴注维持，用 400 mg 加入 10％葡萄糖注射液 500 ml 中按每分钟 1～3 mg 滴速，维持 24～72 小时。此后可改用美西律（慢心律），150～200 mg，口服，每日 3～4 次维持。

2）美西律（慢心律），50～100 mg，加入 10％葡萄糖注射液 40 ml 中缓慢静脉注射。无效时，可于 5～10 分钟后，再给予 50～100 mg。

3）普罗帕酮（心律平），70 mg，加入 10％葡萄糖注射液 20 ml 中缓慢静脉注射。无效时，可于 5～10 分钟后，再给予 70 mg。

4）普鲁卡因酰胺，0.5 g，加入 10％葡萄糖注射液 100 ml 中静脉滴注 1 小时滴完。无效时，1 小时后再给 1 次，24 小时内总量不超过 2 g 必要时可联合其他用药，但要减量。

5）洋地黄中毒所致室性心动过速：苯妥英钠，0.125～0.25 g，溶于注射用水 40 ml 中缓慢静脉注射，不少于 15 分钟；或用利多卡因静脉注射或滴注。

（4）扑动与颤动：

1）心房扑动与心房颤动：心房扑动心室率快者，用去乙酰毛花苷（西地兰）注射液，0.4～0.6 mg，加入 10％葡萄糖注射液 40 ml 中缓慢静脉注射；或用维拉帕米、乙胺碘呋酮。对阵发性心房颤动发作时心室率过快，可选用下列一种药物：毛花苷乙（西地兰）注射液，0.4～0.6 mg，或维拉帕米，5～10 mg，或普罗帕酮，70 mg，加入 10％葡萄糖注射液 20 ml 中缓慢静脉注射，或后者用 140 mg，加入 5％葡萄糖注射液 250 ml 中静脉滴注。对持续性心房颤动，用乙胺碘呋酮，0.2 g，口服，每日3～4 次，7～10 日后仍无效即停药。若有效转复后改为 0.1～0.2 g，口服，每日 1～2 次。对预激综合征发生的心房颤动，宜采用普罗帕酮或乙胺碘呋酮，禁用毛花苷乙（西地兰）注射液及维拉帕米。

2）心室扑动与心室颤动：应首选电复律治疗。可静脉注射利多卡因，1 mg/ kg，每 10 分钟可重复给予 0.5 mg/ kg，总量勿大于 4 mg/ kg，然后静脉滴注维持。

（5）房室传导阻滞：心率过慢，酌情选用下列 1～2 种药。

1）阿托品片，0.3 mg，口服，或用阿托品注射剂 0.5 mg，肌内注射，每 4～6 小时 1 次。

2）异丙肾上腺素（喘息定）片，5～10 mg，舌下含化，每 4～6 小时 1 次。或用异丙肾上腺素注射剂 0.5～2 mg，加入 5％葡萄糖注射液 500 ml 中静脉滴注，适用于防治房室传导阻滞引起的阿-斯综合征。

3）麻黄素片，30 mg，口服，每日 3～4 次。

4）5％碳酸氢钠注射剂，250～500 ml 静脉滴注，适用于高钾血症或伴酸中毒者。

5）泼尼松片，5～10 mg，口服，每日 3 次，或地塞米松注射剂，10～20 mg，加入 5％葡萄糖注射液 500 ml 中静脉滴注。适用于各种感染炎症及急性心肌梗死、风湿活动等所发生的房室传导阻滞。

6）烟酰胺注射剂，300～400 mg，加入 5％葡萄糖注射液 500 ml 中静脉滴注，每日 1 次。适用于风湿病、冠状动脉粥样硬化性心脏病及病毒性心肌炎等引起的Ⅰ、Ⅱ度房室传导阻滞及病态窦房结综合征。

5. 刺激迷走神经方法

对阵发性室上性心动过速，首先可酌情用机械方法刺激迷走神经，如深吸气后屏气，用力作呼气运动；刺激咽部引起恶心呕吐；按压眶上神经；有时可终止发作。

6. 食道心房调搏方法

室上性心动过速经刺激迷走神经及药物治疗无效者，可用食道心房调搏超速抑制的方法，常可终止其发作。

7. 心脏电复律治疗

凡是异位快速心律失常，应用药物无效者；或伴有低血压、休克者，可用同步直流电复律，治疗阵发性心动过速（室性心动过速、室上性心动过速）、心房扑动、心房颤动。非同步直流电复律，专用于治疗心室扑动、心室颤动。

8. 心脏起搏治疗

凡是心脏传导系统病变，引起晕厥或心脑综合征发作；或心房扑动、心房颤动有缓慢的心室率及心力衰竭不能控制者。对急性病例用临时性起搏，对慢性病例用永久性起搏，如体内埋藏按需型心脏起搏器。

9. 射频消融术治疗

对预激综合征伴房室旁路折返性心动过速、房室结折返性心动过速、快速性心房扑动和颤动、特发性室性心动过速，经药物治疗难以预防发作者，此为一安全有效的治疗方法。

10. 手术治疗

预激综合征反复发作室上性心动过速、心房颤动，如经多种方法治疗无效的顽固病例，可考虑手术治疗。

11. 一般调治

适当参加文体活动，保持精神愉快，情绪稳定，避免精神紧张及过度疲劳。戒烟忌酒，勿饮浓茶、咖啡等兴奋饮料。忌辛辣、生冷、肥甘，保持食物中有足够的维生素、钾、镁、钙等元素。起居有节，衣着适时，避免风寒。

附一　方剂中药组成

（1）栝蒌薤白半夏汤：瓜蒌、薤白、制半夏、白酒。

（2）血府逐瘀汤：当归、生地黄、赤芍、川芎、桃仁、红花、柴胡、枳壳、牛膝、甘草。

（3）朱砂安神丸：朱砂、黄连、炙甘草、生地黄、当归。

（4）生脉散：人参、麦冬、五味子。

（5）柏子养心丸：柏子仁、麦冬、茯神、当归、石菖蒲、玄参、熟地黄、枸杞子、甘草。

（6）归脾汤：白术、茯苓、甘草、黄芪、当归、龙眼肉、酸枣仁、人参、远志、木香、生姜、大枣。

（7）参附汤：人参、制附子。

（8）桂甘龙牡汤：桂枝、白芍、甘草、龙骨、牡蛎、生姜、大枣。

（9）交泰丸：黄连、肉桂。

（10）知柏地黄丸：知母、黄柏、熟地黄、山茱萸、山药、泽泻、牡丹皮、茯苓。

（11）苓桂术甘汤：茯苓、桂枝、白术、甘草。

（12）定志丸：石菖蒲、远志、茯苓、人参。

附二　中药成药组成

（1）炙甘草合剂：蜜炙甘草、生姜、人参、地黄、桂枝、阿胶、麦冬、黑芝麻、大枣。

（2）黄连素片（盐酸小檗碱片）：黄连。

（3）稳心颗粒：党参、黄精、三七、琥珀、甘松。

（4）天王补心丸：丹参、当归、石菖蒲、党参、茯苓、五味子、麦冬、天冬、地黄、玄参、制远志、炒酸枣仁、柏子仁、桔梗、甘草、朱砂。

（5）养心定悸膏：地黄、麦冬、红参、大枣、阿胶、黑芝麻、桂枝、生姜、炙甘草。

（6）参松养心胶囊：人参、麦冬、南五味子、山茱萸、丹参、炒酸枣仁、桑寄生、赤芍、土鳖虫、甘松、黄连、龙骨。

（7）心达康片：醋柳总黄酮。

（8）心宝丸：洋金花、人参、肉桂、附子、鹿茸、冰片、人工麝香、三七、蟾酥。

（9）参附注射液：红参、附片。

《中医内科学》，东南大学出版社，1998 年 10 月第 1 版，141～188 页。

《心脏病治法方药——曾学文讲课实录》，中国中医药出版社，2016 年 5 月第 1 版，151～216 页。

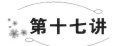

第十七讲

急性冠脉综合征

急性冠脉综合征（ACS）系指心脏冠状动脉的不稳定性粥样硬化斑块破裂、出血，易形成附壁血栓，导致病变血管不同程度的阻塞，从而引起急性心肌缺血的一组临床综合征。其临床主要表现为急性心肌梗死（AMI）、不稳定性心绞痛（UA），以及处于以上两者中间状态的非 ST 段抬高心肌梗死（NSTEMI），最危重者为心源性猝死（SCD）。

如何加强 ACS 的早期识别与危险分层，采取积极的合理的干预与治疗措施，减少心血管事件（MACE）发生，降低病死率十分重要。

一、急性冠脉综合征的诊断依据与现代分类

ACS 的诊断与分类，目前主要根据心电图检查 ST 段是否抬高，将其分为两类：

1. ST 段抬高 ACS

绝大多数为 ST 段抬高心肌梗死（STEMI），大多数为 Q 波心肌梗死，少数为非 Q 波心肌梗死。

2. 无 ST 段抬高 ACS

包括不稳定性心绞痛（UA）、无 ST 段抬高心肌梗死（NSTEMI），大多数为非 Q 波心肌梗死，少数为 Q 波心肌梗死。

二、急性冠脉综合征的发病机制与干预策略

急性冠脉综合征在其发病过程中，冠状动脉的粥样硬化斑块增大、破裂，冠状动脉血管的痉挛及病变部位的血栓形成起着重要作用。多数病

人，其冠状动脉的狭窄呈偏心性，凸面向上或为扇形，具有不规则的边缘或呈多发性、弥漫性不规则狭窄。当运动负荷过重或情绪激动，使心率加快、血压升高或冠状动脉张力突然变化使腔内压力增加时，斑块的帽盖部易发生破裂，从而导致出血和血栓形成。也有部分病人因冠状动脉血管的内皮脱落，血小板聚集而引发。若血管破裂较大，局部形成血栓，造成管腔内明显狭窄时，即可出现不稳定性心绞痛症状；若有更大的破裂并形成较大血栓，且闭塞时间较长时，则能造成冠状动脉的次完全性或完全性闭塞，致部分或大面积心肌发生坏死，即可出现无 ST 段抬高或 ST 段抬高心肌梗死的临床表现与血液心肌酶谱、肌钙蛋白的升高变化。因 ACS 分类的病理基础有异，病变轻重不同，故决定了 ACS 干预策略有着根本上的差异。

1. ST 段抬高 ACS

ST 段抬高 ACS 冠状动脉血栓多为闭塞性"红血栓"。其几乎是以血小板血栓为核心，加上红细胞纤维蛋白性血栓，将血管腔完全闭塞，使心肌缺血、损伤、坏死，导致 ST 段抬高，重则出现病理性 Q 波，即急性心肌梗死（AMI）。此时，应对策略是尽早、充分、持续开通梗死的相关动脉，以迅速恢复心肌血流，减轻心肌损伤，保存心功能，降低并发症，改善临床预后。目前开通梗死相关动脉的主要方法是静脉溶栓治疗和直接经皮冠状动脉介入治疗（PCI）。

时间就是心肌，时间就是生命，救心才能救命，抢时间是 STEMI 治疗对策的重中之重。

（1）尽早：指溶栓要在胸痛发生后的 6 小时内进行，若是 6～12 小时，ST 段仍抬高明显，伴有或不伴有严重胸痛者，仍可溶栓，或应用直接 PCI，能明显减少病人的再闭塞率，改善心功能及临床预后，降低对再次血管重建治疗的需求，降低病死率。

（2）充分再通：指溶栓或 PCI 成功，血管再通后，要求能使心肌血流达到血管造影评价 TIMI 3 级以上。若 2 级则说明血流灌注尚不足，不能遏制梗死的心肌结局，最终病人仍会发生心脏扩大与左心功能不全。

（3）持续再通：即防止再通后的再闭塞，故在溶栓、PCI 治疗的同时及以后仍要继续应用抗血小板与抗凝血药治疗，以善其后。

STEMI 的绝大部分病人，在尽快尽早正确应用药物溶栓后能获得治疗成功，但也有一些部分病例，可能由于夹杂冠状动脉管腔内膜撕裂，引起碎片堵塞管腔，又致血管腔内机械性阻塞，使得溶栓效果欠佳，并有明显的持续胸痛，ST 段仍持续抬高，并无明显回落；或伴有新出现的束支阻滞，临床提示溶栓失败，未再通，或有再梗死的证据者，此时，可实施 PCI，使闭塞的血管再通，称为补救性 PCI（Rescue PCI），以降低心力衰竭的发生率与住院病死率。

2. 无 ST 段抬高 ACS

无 ST 段抬高 ACS 冠状动脉血栓，主要为非闭塞性"白血栓"。它是以血小板的聚集为主，非纤维蛋白性血栓，血管腔不完全阻塞。干预原则是抗栓不溶栓。以抗血小板、抗凝血药为主，口服阿司匹林、氯吡格雷、皮下注射低分子肝素（依诺肝素）。事实证明，对无 ST 段抬高 ACS 若溶栓，反能引发大出血，死亡率增加。对部分症状不能控制的病人需要做介入治疗。

三、急性冠脉综合征危险分层与预后评估

急性冠脉综合征病人因其临床状况不同，各自的危险层次也有一定差异，对其进行相关分层，有利于拟订合适的治疗方案与判断临床预后。

1. ST 段抬高心肌梗死（STEMI）

STEMI 病人入院时，应用 TIMI 危险评分方法，具有实用性、简便性和可行性，床旁观察，其值越高，病人发生心脏事件的危险性越大。

有 8 个重要的临床变量预测评分值：①年龄 65～74 岁/≥75 岁（2/3 分）；②收缩压＜100 mmHg（1 mmHg＝0.133 kPa）（3 分）；③心率＞100 次/min（2 分）；④心功能（Killip）Ⅱ～Ⅲ级（2 分）；⑤前壁 ST 段抬高（1 分）；⑥糖尿病、高血压或心绞痛史（1 分）；⑦性别：女性（1 分）；⑧发病至再灌注时间＞4 小时（1 分）。

评分值范围定为 0～14 分，根据病人入院时的评分值累计，将病人分成不同的危险层次，作出预后预测。

有资料分析显示：ACS 中 STEMI 的 AMI，评分≤3 分者的心血管事件（MACE）发生率低于平均发生率，≥4 分者则显著增高；随评分值的逐步递增，其 MACE 发生率呈进行性增高；尤其是≥6 分者，不仅总 MACE 发生增多，且心脏性死亡也呈显著增高趋势。评分≥8 分者的 MACE 发生率是评分为 0 的 8 倍；提示评分值越高，危险性越大。这说明进行有效的危险分层，在 ACS 治疗与评估预后方面有重要作用。

STEMI 病人入院时，查心肌损伤标志物，血清肌钙蛋白 T（TnT）或 I（TnI），定性阳性（或定量≥0.1 μg/L）。明显升高者，说明心肌损伤程度重，发生心血管事件的概率增加，预示临床危险性大，预后不良。

2. 不稳定性心绞痛（UA）与无 ST 段抬高心肌梗死（NSTEMI）

（1）不稳定性心绞痛临床危险度分层（中华医学会心血管病学分会、中华心血管病杂志编辑委员会 2000 年）。见表 1。

表 1　不稳定性心绞痛临床危险度分层

组别	心绞痛类型	发作时 ST↓幅度	持续时间	肌钙蛋白 T 或 I
低危险组	初发、恶化劳力型、无静息时发作	≤1 mm	<20 分钟	正常
中危险组	A：1 个月内出现的静息心绞痛，但 48 小时内无发作者（多数由劳力型心绞痛进展而来） B：梗死后心绞痛	>1 mm	<20 分钟	正常或轻度升高
高危险组	A：48 小时内反复发作静息心绞痛 B：梗死后心绞痛	>1 mm	>20 分钟	升高

注：①陈旧性心肌梗死病人其危险度分层上调一级，若心绞痛是由非梗死区缺血所致时，应视为高危险组；②左室射血分数（LVEF）<40%，应视为高危险组；③若

心绞痛发作时并发左心功能不全、二尖瓣反流、严重心律失常或低血压（SBP≤90 mmHg），应视为高危险组；④当横向指标不一致时，按危险度高的指标归类。例如：心绞痛类型为低危险组，但心绞痛发作时 ST 段压低＞1 mm，应归入中危险组。

（2）无 ST 段抬高心肌梗死临床危险度分层：主要根据病人症状、体征、心电图以及血流动力学指标对其进行危险性分层：

1）低危险组：无合并症、血流动力学稳定、不伴有反复缺血发作的病人。

2）中危险组：伴有持续性胸痛或反复发作心绞痛的病人。①不伴有心电图改变或 ST 段压低≤1 mm；②ST 段压低＞1 mm。

3）高危险组：并发心源性休克，急性肺水肿或持续性低血压。

无 ST 段抬高心肌梗死较 ST 段抬高心肌梗死有更宽的临床谱，不同的临床背景与其近、远期预后有密切的关系。对其进行危险性分层的主要目的是为临床医师迅速作出治疗决策提供依据。

无 ST 段抬高心肌梗死与 ST 段抬高心肌梗死相比，梗死相关血管完全闭塞的发生率较低（20%～40%），但多支病变和陈旧性心肌梗死发生率比 ST 段抬高者多见。在临床病史方面两者比较，糖尿病、高血压、心力衰竭和外周血管疾病在无 ST 段抬高心肌梗死病人中更常见。因此，在住院病死率和远期预后方面两者的差异并无显著性。

临床提示拟诊无 ST 段抬高的 ACS，若病人有持续胸痛，胸痛发作时伴心电图 ST 段一过性抬高或持续性压低、肌钙蛋白升高，左室射血分数≤40%，有新增多的肺底湿啰音、肺水肿，尤其高龄、静息心绞痛，用硝酸甘油痛症不能缓解者，极易发生急性心肌梗死或心血管死亡事件。

新近研究显示，高敏感性 C 反应蛋白（hsCRP）是心血管事件独立危险因素。CRP 是一种非特异性的反映急慢性炎症的敏感性血清标志物，也是动脉粥样硬化重要危险因子，与 ACS 密切相关，与冠状动脉粥样硬化性心脏病、原发性高血压、脑卒中类疾病的危险性相关，其峰值持续升高，说明急性炎症重，心肌损伤重，危险性大。ACS 病人 CRP 水平的高低对未来心脏不良事件起有预测作用。

（3）UA/NSTEMI 危险性分层：根据病史典型的心绞痛症状、典型的缺血性心电图改变（新发或一过性 ST 段压低≥0.1 mV，或 T 波倒置≥0.2 mV）以及心肌损伤标志物（cTnT、cTnI 或 CK-MB）测定，可以作出 UA/NSTEMI 诊断。诊断未明确的不典型的病人而病情稳定者，可以在出院前作负荷心电图，或负荷超声心动图、核素心肌灌注显像、冠状动脉造影等检查。冠状动脉造影仍是诊断冠状动脉粥样硬化性心脏病的金指标，可以直接显示冠状动脉狭窄程度，对决定治疗策略有重要意义。

根据病史、疼痛特点、临床表现、心电图及心肌标志物测定结果，可对 UA/NSTEMI 进行危险性分层（中华医学会心血管病学分会、中华心血管病杂志编辑委员会 2010 年）。见表 2。

表 2　UA/NSTEMI 危险性分层

项目	高度危险性（至少具备下列 1 条）	中度危险性（无高度危险特征但具备具备下列任何 1 条）	低度危险性（无高度、中度危险特征但具备下列任何 1 条）
病史	缺血性症状在 48 小时内恶化	既往心肌梗死，或脑血管疾病，或冠状动脉旁路移植术，或使用阿司匹林	
疼痛特点	长时间（＞20 分钟）静息性胸痛	长时间（＞20 分钟）静息胸痛目前缓解，并有高度或中度冠状动脉粥样硬化性心脏病可能。静息胸痛（＜20 分钟）或因休息或舌下含服硝酸甘油缓解	过去 2 周内新发 CCS 分级Ⅲ级或Ⅳ级心绞痛，但无长时间（＞20 分钟）静息性胸痛，有中度或高度冠状动脉粥样硬化性心脏病可能

续表

项目	高度危险性（至少具备下列 1 条）	中度危险性（无高度危险特征但具备具备下列任何 1 条）	低度危险性（无高度、中度危险特征但具备下列任何 1 条）
临床表现	缺血引起的肺水肿，新出现二尖瓣关闭不全杂音或原杂音加重，S₃ 或新出现啰音或原啰音加重，低血压、心动过缓、心动过速，年龄＞75 岁	年龄＞70 岁	
心电图	静息性心绞痛伴一过性 ST 段改变(＞0.05 mV)，新出现束支传导阻滞或新出现的持续性心动过速	T 波倒置＞0.2 mV，病理性 Q 波	胸痛期间心电图正常或无变化
心肌标记物	明显增高（即 cTnT＞0.1 μg/L	轻度增高（即 cTnT＞0.01，但＜0.1 μg/L）	正常

注：评估 UA 短期死亡和非致死性心脏缺血事件的危险是一个复杂的多变量问题，在此表中不能完全阐明。该表只是提供了一个总的原则和解释，并不是僵硬的教条，标准不一致时以最高为准。

四、急性冠脉综合征合理干预与治疗措施

急性冠脉综合征分 STEMI 闭塞性"红血栓"和 NSTEM 非闭塞性"白血栓"，它们的治疗措施截然不同，前者溶栓并抗栓，后者抗栓不溶栓。

1. ST 段抬高心肌梗死（STEMI）

ACS 中 STEMI 绝大多数是 AMI，溶栓为其第一要务，目的是使梗死的相关动脉血管得到充分再开通。我国 2001 年制订的方案，并经 2010 年修订，互为参照。

（1）溶栓适应证：

1）发病 12 小时以内到不具备急诊 PCI 治疗条件的医院就诊、不能迅速转运、无溶栓禁忌证的 STEMI 病人均应进行溶栓治疗。

2）病人就诊早（发病≤3 小时）而不能及时进行介入治疗者，或虽具备急诊 PCI 治疗条件，但就诊至球囊扩张时间与就诊至溶栓开始时间相差＞60 分钟，且就诊至球囊扩张时间＞90 分钟者应优先考虑溶栓治疗。

3）对再梗死病人，如果不能立即（症状发作后 60 分钟内）进行冠状动脉造影和 PCI，可给予溶栓治疗。

4）对发病 12～24 小时仍有进行性缺血性疼痛和至少两个胸导联或肢体导联 ST 段抬高＞0.1 mV 的病人，若无急诊 PCI 条件，在经过选择的病人也可溶栓治疗。

5）STEMI 病人症状发生 24 小时，症状已缓解，不应采取溶栓治疗。

（2）溶栓禁忌证：

1）既往任何时间脑出血病史。

2）脑血管结构异常（如动静脉畸形）。

3）颅内恶性肿瘤（原发或转移）。

4）6 个月内缺血性卒中或短暂性脑缺血史（不包括 3 小时内的缺血性卒中）。

5）可疑主动脉夹层。

6）活动性出血或者出血素质（不包括月经来潮）。

7）3 个月内的严重头部闭合性创伤或面部创伤。

8）慢性、严重、没有得到良好控制的高血压或目前血压严重控制不良（收缩压≥180 mmHg 或者舒张压≥110 mmHg）。

9）痴呆或已知的其他颅内病变。

10）创伤（3 周内）或者持续＞10 分钟的心肺复苏，或者 3 周内进行过大手术。

11）近期（4 周内）内脏出血。

12）近期（2 周内）不能压迫止血部位的大血管穿刺。

13）感染性心内膜炎。

14）5日至2年内曾应用过链激酶，或者既往有此类药物过敏史（不能重复使用链激酶）。

15）妊娠。

16）活动性消化性溃疡。

17）目前正在应用抗凝血药，国际标准化比值（1NR）水平越高，出血风险越大。另外，根据综合临床判断，病人的风险/效益比不利于溶栓治疗，尤其是有出血倾向者，包括严重肝肾疾病、恶病质、终末期肿瘤等。流行病学调查显示，中国人群的出血性卒中发病率高，因此，年龄≥75岁病人应首选PCI，选择溶栓治疗时应慎重，酌情减少溶栓药物剂量。

一旦病人有溶栓适应证，应立即溶栓，此前查血常规、血小板计数、出凝血时间及血型。

（3）溶栓步骤：即刻口服水溶阿司匹林（巴米尔）或嚼服肠溶阿司匹林0.15～0.3 g，以后每日0.15～0.3 g，3～5日后改服50～150 mg，出院后长期每日服用75 mg的小剂量阿司匹林。同时服用氯吡格雷，首次口服300 mg，维持量75 mg/d。普遍常用的静脉溶栓药是尿激酶（UK），以150万U（约2.2万U/kg体重），溶于100 ml生理盐水溶液中，30分钟内静脉滴入。尿激酶滴完后12小时，腹壁皮下注射肝素7500 U（或低分子肝素100 IU/kg体重），每12小时1次，持续3～5日。肝素应逐渐减量，不能骤停，以防反跳。

重组人尿激酶原，商品名：普佑克，与尿激酶（UK）相比，治AMI开通效率高，不良反应低，可作为急性ST段抬高性心肌梗死（STEMI）溶栓药首选。本品5 mg（50万IU）/支，一次用50 mg（10支）。用法：现将20 mg（4支）用10 ml生理盐水溶解后，在3分钟内静脉推注完毕，继以30 mg（6支）溶于90 ml生理盐水，于30分钟内滴注完毕。注意：加入生理盐水后轻轻翻倒1～2次，不可剧烈摇荡，以免溶液产生泡沫，降低疗效。在使用前溶解，溶解后应立即使用。治疗过程同时使用肝素者，应注意肝素滴注剂量，并监测 aPTT 值，aPTT 值控制在肝素给药前的 1.5～2.5 倍为宜。本品不可用于有高危出血倾向者。

（4）溶栓监测项目：

1）症状及体征：经常询问病人胸痛有无减轻以及减轻的程度，仔细观察皮肤、黏膜、咳嗽、呕吐物及尿中有无出血征象。

2）心电图记录：溶栓前应做 18 导联心电图，溶栓开始后 3 小时内每半小时复查 1 次 12 导联心电图（正后壁、右心室梗死仍做 18 导联心电图），以后定期做全套心电图，导联电极位置应严格固定。用肝素者需监测凝血时间，采用 APTT 法，正常为 35～45 秒。或用 Lee White 三管法，正常为 4～12 分。用低分子肝素可不监测血凝。

发病后 6 小时、8 小时、10 小时、12 小时、16 小时、20 小时查肌酸磷酸激酶及其同工酶能（CK、CK-MB）。

（5）溶栓后冠状动脉再通的临床指征：

1）直接指征：冠状动脉造影观察血管再通情况，依据 TIMI 分级，达到Ⅱ、Ⅲ级者表明血管再通。

2）间接指征：①心电图抬高的 ST 段在输注溶栓剂开始后 2 小时内，在抬高最显著的导联 ST 段迅速回降≥50％。②胸痛自输入溶栓剂开始后 2～3 小时内基本消失。③输入溶栓剂后 2～3 小时内，出现加速性室性自主心律、房室或束支阻滞突然改善或消失，或者下壁梗死病人出现一过性窦性心动过缓、窦房阻滞伴有或不伴有低血压。④血清 CK-MB 酶峰提前在发病 14 小时以内或 CK 在 16 小时以内。

具备上述 4 项中 2 项或以上者考虑再通，但第 2 与第 3 项组合不能判定为再通。对发病后 6～12 小时溶栓者暂时应用上述间接指征（第 4 项不适用），有待以后进一步探讨。

（6）溶栓后冠状动脉再通后 1 周内再闭塞指征：

1）再度发生胸痛，持续≥0.5 小时，含服硝酸甘油片不能缓解。

2）ST 段再度抬高：肢导＞0.1 mV，胸导＞0.2 mV。

3）血清 CK-MB 酶水平再度升高。

上述三项中具备两项者考虑冠脉再闭塞。若无明显出血现象，可考虑再次溶栓，剂量根据情况而定，但原溶栓药用链激酶（SK）或重组链激酶（rSK）者不能重复用，可改用其他溶栓剂，或进行补救性 PCI 治疗。

（7）溶栓治疗并发症：

1）出血：①轻度出血。皮肤、黏膜、肉眼及显微镜下血尿，或小量咯血、呕血等。穿刺或注射部位皮肤少量瘀斑不作为并发症。②重度出血。大量咯血或消化道大出血、腹膜后出血等引起失血性低血压或休克，需要输血者。③危及生命部位的出血。颅内、蛛网膜下腔、纵隔内或心包出血。颅内出血的高危因素有：高龄 65 岁以上、体重低于 70 kg、就诊时高血压。

出血并发症及其处理：溶栓治疗的主要风险是出血，尤其是颅内出血（0.9%～1%）。65%～77%的颅内出血发生在溶栓治疗 24 小时内，表现为意识状态突然改变、单或多部位神经系统定位体征、昏迷、头痛、恶心、呕吐和抽搐发作，高血压急症，部分病例可迅速死亡。高龄、低体重、女性、既往脑血管疾病史、入院时收缩压和舒张压升高是颅内出血的明显预测因子；一旦发生，应当采取积极措施：①立即停止溶栓、抗血小板和抗凝治疗。②影像学检查（急诊 CT 或磁共振），排除颅内出血。③测定红细胞比积、血红蛋白、凝血酶原、活化部分凝血活酶时间、血小板计数和纤维蛋白原、D-二聚体，并化验血型及交叉配血。④降低颅内压，包括适当控制血压，抬高床头 30°，静脉滴注甘露醇，气管插管和辅助通气，必要时外科脑室造口术、颅骨切除术以及抽吸血肿等。⑤必要时使用逆转溶栓、抗血小板和抗凝的药物：24 小时内每 6 小时给予新鲜冰冻血浆 2 U，4 小时内使用过普通肝素的病人，推荐用鱼精蛋白中和（1 mg 鱼精蛋白中和 100 U 普通肝素）；如果出血时间异常，可输入 6～8 U 血小板。⑥适当控制血压。

2）再灌注性心律失常：短暂加速性自主心律、短暂室速、心室颤动或房室传导阻滞等。

3）一过性低血压，及其他过敏反应。

（8）疗效评估：溶栓开始后 60～180 分钟内应监测临床症状、心电图 ST 段抬高和心律变化。血管再通的间接判定指标包括：

1）60～90 分钟内抬高的 ST 段至少回落 50％。

2）TnT（1）峰值提前至发病 12 小时内，CK-MB 酶峰提前到 14 小时内。

3）2 小时内胸痛症状明显缓解。

4）治疗后的 2～3 小时内出现再灌注心律失常，如加速性室性自主心律、房室传导阻滞（AVB）或束支传导阻滞突然改善或消失，或者下壁心肌梗死病人出现广过性窦性心动过缓、窦房传导阻滞伴或不伴低血压。

上述 4 项中，心电图变化和心肌损伤标志物峰值前移最重要。冠状动脉造影判断标准：TIMI 2 级或 3 级血流表示再通，TIMI 3 级为完全性再通，溶栓失败则梗死相关血管持续闭塞（TIMI 0～1 级）。

此外还需评估：

1）心肌梗死范围：①急性早期 ST 段抬高导联，R 波未消失，提示尚有存活心肌。②随着病程的进展，异常 Q 波导联数未增加，提示梗死区无扩展。

2）住院并发症发生率（5 周内）：①急性肺水肿，具有明显的临床症状或 X 线征象。②心源性休克。③严重心律失常、室性心动过速、心室纤颤、束支传导阻滞或Ⅲ度房室传导阻滞。④室壁瘤。⑤室间隔穿孔、乳头肌断裂、游离壁破裂。

（9）预防再次梗死与死亡危险：凡心肌梗死恢复后的病人都应采取积极的二级预防措施，包括健康教育、非药物治疗（合理饮食、适当锻炼、戒烟、限酒、心理平衡）及药物治疗。常用药物如：

1）他汀类药：阿托伐他汀钙、瑞舒伐他汀、辛伐他汀或普伐他汀等降低总胆固醇及低密度脂蛋白胆固醇（LDL-C）水平，可显著降低冠状动脉粥样硬化性心脏病事件及脑卒中发生率、死亡率。他汀类对血脂正常的冠状动脉粥样硬化性心脏病动脉粥样硬化亦有治疗作用。

2）β受体阻滞药：除低危病人外，所有无β受体阻滞药禁忌证者，应在发病后数日内开始并长期服用。

3）双抗凝血药：阿司匹林每日 50～325 mg，氯吡格雷 75 mg，每日 1 次，对阿司匹林过敏或有禁忌证者可选用噻氯匹定 250 mg，每日 1 次。

4）ACEI：对年龄<75 岁、梗死面积大或前壁梗死、有明显心力衰竭或左室收缩功能显著受损而收缩压>100 mmHg 的病人，应长期服用，可选一种 ACEI 从小剂量开始，逐渐加量到临床试验推荐的靶剂量或最大耐受量。对于梗死面积小或下壁梗死，无明显左室功能障碍的病人不推荐长期应用。

5）为抑制梗死后严重的有症状的室性心律失常，可使用胺碘酮，低剂量维持，每日 0.2 g，以减少不良反应的发生，对致命性室性心律失常生存者，可考虑置入埋藏式体内除颤器。

6）目前一般不主张将钙拮抗药作为 AMI 的常规治疗或二级预防。

2. 不稳定性心绞痛（UA）与无 ST 段抬高心肌梗死（NSTEMI）

UA 与 NSTEMI 病人的治疗决策措施大致相同，即以抗血小板、抗凝、抗血栓，绝大部分病人以药物治疗为主，部分病人可进行介入治疗。

对无 ST 段抬高的急性心肌梗死紧急介入治疗是否优于保守治疗，现尚无充分证据。由于多支严重狭窄病变，陈旧性心肌梗死以及合并高血压、糖尿病在无 ST 段抬高的急性心肌梗死病人中更常见，紧急介入治疗的风险反而大于 ST 段抬高的急性心肌梗死病人。因为较为稳妥的策略应是首先对无 ST 段抬高心肌梗死病人进行危险性分层，低危险度的病人可择期行冠状动脉造影和介入治疗，对于中危险度和高危险度的病人紧急介入治疗为首选，而高危险度病人合并心源性休克时应先插入 IABP（主动脉内球囊反搏），尽可能使血压稳定再行介入治疗。

目前较为实用的价廉有效的针对 UA 与 NSTEMI 严重病人的抗栓方法是：阿司匹林、氯吡格雷、低分子肝素三组合治疗。其能明显减少中-高危险组 UA 与 NSTEMI 发生急性心肌梗死的危险性。

1）阿司匹林（Aspirin）：为抗血小板治疗的首选药物。急性危重病人立即口服水溶阿司匹林（巴米尔）或嚼服肠溶阿司匹林，剂量应在150～300 mg/d，可达到快速抑制血小板聚集的作用，3 日后可改为小剂量即 50～150 mg/d，持续治疗。

2）氯吡格雷（Clopido grel）：是一种血小板聚集抑制剂。选择性抑制二磷酸腺苷（ADP）与它的血小板受体的结合及继发的 ADP 介导的糖蛋白 GPIIb/Ⅲa 复合物的活化，因此可抑制血小板聚集。急性危重病人首次剂量 300 mg/d，以后 75 mg/d，持续治疗。

3）低分子肝素（LMWH）：如依诺肝素（Enoxapa-rin），抗凝作用与普通肝素静滴比较，在降低病人心脏事件发生效果方面更优，且不需血凝监测，停药无反跳，引起出血和血小板减少的副作用较轻，使用方便。急性危重病人通常每次剂量 100 IU/kg，每 12 小时 1 次，腹壁皮下注射，一般应用 3～7 日。

ACS 是危急重症，为防止病情发展恶化，还应同时针对性的根据病情选用硝酸酯类、β受体阻滞药、ACEI、醛固酮受体拮抗剂、他汀类药物，以及予以抗心力衰竭、抗休克，抗心律失常等治疗。

五、急性冠脉综合征中医药治疗

急性冠脉综合征（ACS）从不稳定性心绞痛（UA）、无 ST 段抬高心肌梗死（NSTEMI）发展到 ST 段抬高心肌梗死（STEMI），期间有可能发生心血管事件（MACE）或心源性猝死（SCD），相当于中医学的心病胸痛、厥心痛、真心痛之类的演变。《黄帝内经》曰："心病者，胸中痛，胁支满，胁下痛，膺背肩胛间痛，两臂内痛。""厥心痛，痛如以锥针刺其心……色苍苍如死状。""真心痛，手足清至节，心痛甚，旦发夕死，夕发旦死。"将其辨证施治如下：

1. 心气阳虚血瘀证

［证候］心悸胸闷，心前区痛，牵引肩臂，发作有时，过劳则重，动辄喘息，气短乏力，畏寒肢冷，神疲自汗。舌淡紫苔薄白，脉缓细弱。

［治法］益气温阳，活血化瘀。自拟活心血汤加味。

［药物］党参15 g，黄芪30 g，玉竹12 g，桂枝10 g，丹参30 g，当归12 g，川芎10 g，香附10 g，郁金10 g，山楂20 g，益母草30 g。

【加减】若心痛甚者，加三七10 g，水蛭5 g，延胡索10 g；高血脂者，加决明子30 g，泽泻20 g，何首乌20 g；高血压者，加天麻10 g，菊花10 g，钩藤10 g；糖尿病者，加天花粉10 g，生地黄20 g，知母10 g。

2. 心脉瘀阻厥脱证

［证候］卒然心痛，惊悸怔忡，气喘窒息，躁动发绀，冷汗淋漓，面色苍白，神志恍惚，恶心呕吐，二便失禁。舌紫暗苔白腻，脉细微绝。

［治法］益气通脉，救厥固脱。自拟救心厥汤加味。

［药物］人参15 g，黄芪50 g，肉桂10 g，制附子（先煎）10 g，干姜10 g，当归15 g，生地黄20 g，玉竹12 g，龙骨（先煎）30 g，牡蛎（先煎）30 g，山茱萸12 g。

【加减】若心痛剧无间断者，加失笑散10 g，蜈蚣5 g，全蝎5 g，九香虫10 g，沉香10 g，檀香10 g；咳喘水肿不得卧者，加桑白皮15 g，茯苓20 g，泽泻20 g，葶苈子30 g，车前子30 g；脉律不齐者，加炒酸枣仁20 g，柏子仁20 g，菖蒲10 g，苦参20 g，甘松10 g。

六、急性冠脉综合征新进展

新近解读《急性 ST 段抬高型心肌梗死诊断和治疗指南》与《遵循新指南进一步改善急性 ST 段抬高型心肌梗死的临床实践》，明确了肌钙蛋白诊断急性心肌梗死（AMI）的价值，肌酸激酶同工酶（CK-MB）仍是特异性诊断指标；STEMI 最重要的治疗是尽快再灌注，对发病 12 小时内到有 PCI 条件的医院病人，应行直接 PCI 治疗，无条件者，且无溶栓禁忌证，发病时间＜3 小时者应在 30 分钟内开始溶栓治疗，对发病＞3 小时者，尤高危病人，直接 PCI 疗效明显优于溶栓治疗，故应争取转院，进行 PCI 治疗；对不进行 PCI 的 STEMI 病人，无论是否溶栓，都应给予阿司匹林及氯吡格雷双重抗血小板治疗，至少 28 日，最好用至 1 年；抗凝血治疗宜用低分子量肝素，如依诺肝素皮下注射；β受体阻滞药可缩小心肌梗死面积，减少缺血复发和再梗死，减少室颤等恶性心律失常的发生，降低 STEMI 病死率，只要无禁忌证，应于发病 24 小时内开始常规口服；他汀类药可降低 ACS 心血管事件，只要无禁忌证，无需考虑胆固醇水平，应尽早服用；经常用的药仍是硝酸酯类；必要时可用长效钙拮抗药，醛固酮受体拮抗剂；ACEI/ARB，只要无禁忌证也应尽早使用。

近期参阅《规范化胸痛中心建设与认证》，人民卫生出版社，2017 年 3 月，第 1 版。

1. 急性 ST 段抬高型心肌梗死 （STEMI）

我国推荐使用国际 SCPC 第 3 版，"心肌梗死全球定义"为 5 型。1 型：自发性心肌梗死；2 型：继发于心肌氧供需失衡的心肌梗死；3 型：心脏性猝死；4a 型：经皮冠状动脉介入治疗（PCI）相关心肌梗死；4b 型：支架血栓形成引起的心肌梗死；5 型：外科冠状动脉旁路移植术（CABG）相关心肌梗死。

2. 急性 ST 段抬高型心肌梗死 （STEMI）

病人临床表现，胸骨后或心前区剧烈的压榨性或针刺样疼痛超过 10～20 分钟，可向左上臂、下颌、颈部、背或肩部放射，含硝酸甘油不能缓解，常伴有恶心、呕吐、大汗和呼吸困难、皮肤湿冷、面色苍白、烦躁不安，查体颈部静脉怒张，肺部听诊啰音、心律失常、心脏杂音和奔马律等。查心电图表现为相邻两个以上导联 ST 段弓背样向上抬高或伴病理性 Q 波、R 波降低、或有 T 波改变。查心肌损伤标志物 cTn 升高，10～24 小时达峰值、可持续升高 7～14 日、CK-MB 超过正常上限。

3. 非 ST 段抬高急性冠脉综合征 （NSTE-ACS）

包括不稳定型心绞痛（UA）和非 ST 段抬高型心肌梗死（NSTE-MI）。临床表现和体征较 STEMI 轻且不典型。需多次反复查心电图、心肌损伤标志物、超声心动图等。NSTE-ACS 高危病人心功能不全时，可有肺部湿啰音增加、第三心音。心电图表现为症状发作时有一过性 ST 段改变下移≥0.1 mV，症状缓解时改善或发作时伴倒置 T 波呈"伪正常化"，发作后恢复至原倒置状态，影像学超声心动图检查，LVEF减低，心肌节段性运动减弱甚至消失，心肌损伤标志物（cTn CK-MB 区分 NSTEMI 和 UA）。

4. 非 ST 段抬高急性冠脉综合征 （NSTE-ACS）

典型性心绞痛是主要症状，以加拿大心血管学会（ccs）分级为标准，临床特点包括：静息时心绞痛发作 20 分钟以上，初发性心绞痛一个月内新发心绞痛，表现为自发性心绞痛或劳力型心绞痛（ccs）分级二级或三级；原来的稳定型心绞痛最近一个月内症状加重，且具有至少 ccs 三级心绞痛的特点（恶化性心绞痛）；心肌梗死后一个月发作心绞痛。

ccs 心绞痛分级如下：

Ⅰ级：一般体力活动（例如行走或上楼）不引起心绞痛但紧张、快速或持续用力可引起心绞痛发作。

Ⅱ级：日常体力活动稍受限制，快步行走或上楼、登高、饭后行走或上楼、寒冷或冷风中行走、情绪激动可引发心绞痛，或仅在睡眠后数小时内发作。在正常情况下以一般速度平地步行 200m 以上或登 2 层或以上楼梯受限。

Ⅲ级：日常体力活动明显受限制，在正常情况下以一般速度、一般条件下平地步行 100～200 m 或上一层楼梯时可发作心绞痛。

Ⅳ级：轻微活动或休息时即可引起心绞痛症状。

5. 急性心肌梗死与心绞痛的鉴别

急性心肌梗死临床表现：①疼痛。诱因不明显；部位：心前区或胸骨后；性质：压榨性或剧烈胸痛伴濒死感；放射部位较广泛；持续时间 20 分钟以上；休息或含硝酸甘油不能缓解胸痛。②血压。大面积梗死者常降低。③休克。大面积梗死者常出现休克。④心电图改变。QRS 波群改变常有 R 波丢失或消失形成 Q 波；ST 段改变，持续性抬高或压低数小时以上；T 波改变数月后才恢复正常。⑤心肌标志物升高。

心绞痛临床表现：①疼痛。诱因，体力活动、情绪激动、饱食；部位：胸骨后或心前区；性质，压迫性发紧或胸闷；放射部位，较局限；持续时间，数分钟至 10 余分钟（20 分钟以内）；休息或含硝酸甘油常能缓解胸痛。②血压。无明显改变或轻度升高。③休克；无。④心电图改变。QRS 波群改变；无；ST 段改变，短暂性压低或抬高；T 波改变，极短暂。⑤心肌标志物正常。

6. NSTE-ACS 早期危险分层及处理策略

2015ESC 指南对侵入性冠状动脉造影和血运重建的推荐：

存在至少下列一项表现的极高危病人，推荐立即侵入治疗（<2 小时）：①血流动力学不稳定或心源性休克；②再发性或药物治疗难于缓解的持续性胸痛；③危及生命的心律失常或心脏停搏；④心肌梗死的机械性并发症；⑤急性心衰；⑥ST-T 动态改变，特别是间歇性 ST 段抬高。

存在至少下列一项表现的高危病人，推荐早期侵入治疗（<24 小时）：①肌钙蛋白水平升高或降低与心梗一致；②动态 ST 或 T 波改变（有或无症状）；③GRACE 评分>140。

存在至少下列一项表现的中危病人，推荐侵入治疗（<72 小时）：①糖尿病；②肾功能不全 [eGFR<60 ml/（mim/73 m²）]；③LVEF<40% 或充血性心力衰竭；④梗死后早期心绞痛；⑤近期 PCI 史；⑥之前 CABG 史；⑦GRACE 评分>109 且<140。

无上述风险表现且无再发症状的病人，推荐在决定侵入性检查前行缺血的非侵入性检查（首选影像检查）。

注：NSTE-ACS 血运重建侵入治疗，优先采用的方法是 PCI 或 CABG。

附：ACS 病人抗栓治疗优选替格瑞洛，商品名倍利舒，与氯吡格雷相比能更快速、更强效地抑制血小板聚集，可显著降低 ACS 病人的心血管死亡、心肌梗死、卒中的发生率。规格：90 mg/片，28 片/盒。180 mg 首次负荷剂量，以后 90 mg/次，2 次/d，既往服用氯吡格雷病人，在入院早期可换用替格瑞洛（剂量同上），除非存在替格瑞洛禁忌证。

替格瑞洛与阿司匹林联合用药，在服用首剂负荷阿司匹林后，阿司匹林维持量为每次 75～100 mg，不能超过 100 mg，每日 1 次。急性冠脉综合征病人服替格瑞洛片初始剂量为单次负荷量 180 mg（90 mg×2 片）然后维持给药，维持剂量为每次 1 片（90 mg），每日 2 次，推荐维持治疗 12 个月。

《心系说——曾学文临床经验集》，中国中医药出版社，2013 年 4 月第 1 版，66～86 页。

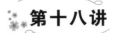

第十八讲

心力衰竭

一、心力衰竭概述

（一）心力衰竭患病率与死亡率

心力衰竭（HF）是一个世界性的健康问题，也是影响人类生命的主要疾病之一。它是心脏病心功能不全所表现的一种综合征，是一种复杂的临床症候群，是心脏进行性病变的病理生理状态，是各种心脏病的严重阶段。

2003年阜外医院对我国成人进行的心力衰竭流行病学调查表明，35～74岁的我国城乡居民心力衰竭患病率为0.9%，其中男性为0.7%，女性为1.0%；南方地区为0.5%，北方地区为1.4%；农村为0.8%，城市为1.1%。各年龄组随年龄的增高，心力衰竭的患病率亦显著递升。

2001年兰州心力衰竭会议报告：我国各地41家医院1980年、1990年、2000年3个全年段10795例住院慢性心力衰竭病人回顾性调查资料显示，在3个全年段中，入院病人已患慢性心力衰竭的平均时间在逐渐缩短，分别为128个月、88个月、46个月；病死率逐渐下降，分别为18%、12%、6%；平均住院天数有所减少，分别为35日、31日、21日。慢性心力衰竭病因中，风湿性心脏病比例明显下降，由1980年的44%降至2000年的16%；而冠状动脉粥样硬化性心脏病和高血压比例明显上升，由1980年的33%增加至2000年的55%，冠状动脉粥样硬化性心脏病成为当前心力衰竭的最主要原因。

据我国50家医院住院病例调查：心力衰竭住院率虽只占同期心血管病

的 20%，但死亡率却占 40%，提示患心力衰竭预后严重。心力衰竭发病率高，病情进行性加重，5 年存活率与恶性肿瘤相似。

在美国，心力衰竭有临床症状的患病率为 1.3%～1.8%，无症状性心力衰竭患病率达到 1.5%～2.0%，全美患有心力衰竭的病人为 480 万，每年新增 40 万～70 万人，年死亡人数高达 30 万。

（二）心力衰竭临床表现与诊断标准

1. 心力衰竭症状

（1）呼吸困难：通常是左心衰竭的主要表现，随着严重程度的增加，可分别表现为劳力性呼吸困难、端坐性呼吸困难、夜间阵发性呼吸困难、休息时呼吸困难和急性肺水肿，如气急哮喘、咳吐泡沫样粉红色痰液。

（2）乏力：常在劳累或体力活动时明显，甚则平常亦有乏力倦怠感。它是每个心力衰竭病人几乎都有的症状，因心脏对运动肌供血不足引起。

（3）水肿：是慢性充血性心力衰竭的一个主要表现，在出现外周水肿前，常是细胞外液已有大量增加，在成人至少为 2 500 ml，急性心力衰竭和有显著静脉压升高的病人，开始可能无水肿。水肿通常是对称性和凹陷性的，常在身体的下垂部位首先出现，因为此处的体静脉压增高。心源性水肿发生于能走动的病人，常首先出现在午后双足或双踝部水肿，休息一夜后消失。卧床不起的病人最常见的是脊背与骶部水肿。成人心力衰竭很少发生颜面部水肿；但在婴儿和儿童心力衰竭中可见。心力衰竭晚期，会形成大量的全身性水肿。长期外周皮下水肿可引起下肢皮肤色素沉着、变红和变硬，通常见于足背部和胫骨前区皮肤。

（4）少尿：是晚期心力衰竭征象，与心排血量重度下降后肾脏供血不足，尿生成减少有关，特别是白天尿少。夜间病人卧床休息，肾供血得到改善，尿形成增加，相对于白天来说，夜尿要多于白天少尿。

（5）意识模糊：老年心力衰竭病人，尤伴有脑动脉硬化，脑供血不足，记忆力减退、焦虑、头痛、失眠、噩梦，甚则出现定向力障碍、谵妄、幻觉等精神症状。

2. 心力衰竭体征

（1）一般状况：轻中度心力衰竭病人，活动时会出现呼吸气短、胸闷不适，须经休息方可缓解；重度心力衰竭病人，稍经活动即感呼吸困难，难以承受，平时唇指发绀、黄疸，颧部潮红或皮肤暗黑。

（2）颈静脉怒张和肝颈反流征阳性：表现为体静脉压升高，右心房压增大。按压右上腹可见有颈静脉明显充盈，即谓肝颈反流征阳性，说明腹部及肝淤血和右心不能接受或搏出短暂增加的静脉回流血液。

（3）瘀血性肝肿大和上腹部胀满：肝脏常在明显的体表水肿前就肿大，而且在右侧心力衰竭的其他症状消失后存在，视诊可见上腹部饱满，叩诊右上腹呈浊音，触诊肝区压痛。

（4）胸腔积液与腹水：胸腔积液最常见于体、肺静脉压都升高的心力衰竭病人，也可见于其中一个静脉压力明显升高时。它是由于胸膜静脉回流至体静脉又回流至肺静脉床所致；毛细血管的通透性增高，在心源性胸腔积液发生中也可能起有一定作用。胸腔积液如为单侧性则常限于右侧，胸腔积液增多时肺活量可进一步下降，常致呼吸困难加重，心力衰竭经治疗缓解时，胸腔积液可吸收，但有时仍会有叶间积液持续存在。腹水通常反映有长期的体静脉压高。肝静脉和引流腹膜的静脉压力升高时最易出现腹水。器质性二尖瓣病和慢性缩窄性心包炎的病人，腹水可能比皮下水肿更明显。

（5）交感神经活性增加的表现：可引起外周小动脉血管收缩，四肢末梢苍白、发冷、指趾发绀；出冷汗、窦性心动过速、动脉舒张压轻度升高等。

（6）心脏扩大：多见于绝大多数慢性心力衰竭病人。但慢性缩窄性心包炎、限制型心肌病和各种急性病变，如急性心肌梗死、突发性心动过速或心动过缓、心瓣膜或腱索断裂，此时的心脏还未扩大就已发生衰竭。

（7）奔马律：它是在第二心音之后出现的第三心音，是健康儿童和青年人常见体征，在健康人40岁以后听不到这种生理性第三心音，但在心力衰竭病人却在任何年龄都可听到，心脏听诊有舒张早期奔马律或称第三心音（S₃）奔马律，尤其是较大年龄的成人，即表示存在有心力衰竭。对于二尖瓣或三尖瓣反流病人及左向右分流病人，急速的（湍流）血液在舒张早期流入左室产生第三心音（S₃）。在这种情况下，S₃不代表存在心力衰竭。

（8）肺动脉瓣第二音（P₂）亢进和心前区收缩期杂音：随着左侧心力衰竭的发展，肺动脉压升高，P₂亢进，常强于主动脉瓣第二音（A₂），而且传导广泛。左心功能改善后P₂变弱。心力衰竭时常可闻及心前区收缩期杂音，这是由于心室扩大后二尖瓣或三尖瓣相对性关闭不全所致。心功能代偿恢复后杂音常减弱或消失。

（9）肺部啰音：两肺底闻及啰音是慢性充血性心力衰竭的特征，至少是中等程度的心力衰竭。急性肺水肿时两肺满布水泡音和喘鸣音，伴咳粉红色泡沫样痰。然而无啰音不能除外肺毛细血管压有明显的升高。啰音通常在两肺底都可听到，如果是单侧的则常见于右侧。心力衰竭病人如果只在左肺闻及啰音则提示该肺有肺栓塞。

（10）交替脉：触诊桡动脉，特别是股动脉可交替出现一强一弱之搏动者。常见于左室射血阻力增加引起的心力衰竭，如高血压和主动脉狭窄，冠状动脉粥样硬化和扩张型心肌病。交替脉常伴有心室舒张早期奔马律（S₃），并常可被早搏所诱发。

3. 心力衰竭4个阶段与纽约心脏协会（NYHA）心功能分级的比较

（1）阶段A（前心力衰竭阶段）：病人为心力衰竭的高危人群，无心脏结构或功能异常，无心力衰竭症状和/或体征。患病人群：高血压、冠状动脉粥样硬化性心脏病、糖尿病、肥胖、代谢综合征、使用心脏毒性药物史、酗酒史、风湿热史、心肌病家族史等。NYHA无级。

（2）阶段B（前临床心力衰竭阶段）：病人已发展成器质性心脏病，但从无心力衰竭症状和/或体征。患病人群：左心室肥厚、陈旧性心肌梗死、无症状的心脏瓣膜病等。NYHA Ⅰ级。

（3）阶段C（临床心力衰竭阶段）：病人有器质性心脏病，既往或目前有心力衰竭症状和/或体征。患病人群：器质性心脏病病人伴运动耐量下降（呼吸困难、疲乏）和液体潴留。NYHA Ⅰ～Ⅳ级。

（4）阶段 D（难治性终末期心力衰竭阶段）：病人器质性心脏病不断进展，虽经积极的内科治疗，休息时仍有症状，且需要特殊干预。患病人群：因心力衰竭反复住院，且不能安全出院者；需要长期静脉用药者；等待心脏移植者；使用心脏机械辅助装置者；NYHA Ⅳ级。

4. 心力衰竭 NYHA 心功能分级

目前最常用于定量描述心力衰竭所致的心脏功能受损程度的方法是纽约心脏病协会（NYHA）的心功能分级法。

Ⅰ级：体力活动不受限，一般的体力活动不引起过度的乏力、呼吸困难和心悸。

Ⅱ级：体力活动轻度受限，休息时无不适，但一般活动可引起乏力、心悸或呼吸困难。

Ⅲ级：体力活动明显受限，休息时无不适，但于日常的任何体力活动后可引起症状。

Ⅳ级：不能从事任何体力活动，休息时也出现心力衰竭症状，任何体力活动后加重。

心功能Ⅱ、Ⅲ、Ⅳ级分别为心力衰竭Ⅰ、Ⅱ、Ⅲ度。

5. Framin gham 心力衰竭诊断标准

（1）主要标准：①阵发性夜间呼吸困难；②颈静脉怒张；③肺啰音；④心脏扩大；⑤急性肺水肿；⑥第三心音性奔马律；⑦静脉压＞16 cmH$_2$O；⑧非洋地黄所致的交替脉；⑨循环时间＞25 秒；⑩X 线胸片中上野肺纹理增粗，或见到 Kerley 线，尤其是 B 线；⑪肝-颈静脉回流征阳性。

（2）次要标准：①踝部水肿；②夜间咳嗽；③活动后呼吸困难；④肝大；⑤胸腔积液；⑥肺活量降低至最大肺活量的 1/3；⑦心室率＞120 次/min；⑧治疗 5 日后，体重减轻≥4.5 kg。

判断方法：符合 2 项主要标准或 1 项主要标准和 2 项次要标准者，可诊断为心力衰竭。

6. Boston 心力衰竭记分诊断

（1）病史：休息状态下呼吸困难 4 分；端坐呼吸 4 分；夜间阵发性呼吸困难 3 分；平地走路时呼吸困难 2 分；爬坡时呼吸困难 1 分。

（2）物理检查：心率 90～100 次/min 1 分；心率＞110 次/min 2 分；颈静脉压＞6 cmH$_2$O 2 分；颈静脉压＞6 cmH$_2$O 伴肝大或水肿 3 分；肺部啰音、肺底啰音 1 分；肺部啰音超过肺底 2 分；哮鸣音 3 分；第三心音 4 分。

（3）胸部 X 线：肺泡性肺水肿 4 分；间质性肺水肿 3 分；双侧胸腔积液 2 分；心胸比率＞0.5 3 分；肺尖部血流重新分布 2 分。

判断方法：总积分 8 分以上可以诊断为心力衰竭；5～7 分为可疑心力衰竭；＜4 分为无心力衰竭。

7. Killip 急性心肌梗死心力衰竭分级

急性心肌梗死并发心力衰竭，Killip 分为 4 级。临床上普遍采用，简便易行。

Ⅰ级：无心力衰竭，体检肺部无啰音，无 S$_3$ 及心功能不全症状；

Ⅱ级：有轻度至中度的心力衰竭，体检肺部啰音占肺野 50% 以下，有 S$_3$。

Ⅲ级：有严重的心力衰竭、肺水肿，湿啰音占肺野的 50% 以上。

Ⅳ级：心源性休克。

8. 心力衰竭危险性与预后预测

心力衰竭病人的危险性与预后预测，通常应用 6 分钟步行试验。这是一种运动试验，通过对病人运动耐力的检测，可测知心力衰竭心脏功能状态。

方法简单易行：在平坦的地面划出一段长达 30.5 m 的直线距离，两端各置一物作为标志。病人在其间往返走动，步履缓急由病人根据自己的体能决定。在旁监测的人员每 2 分钟报时 1 次，并记录病人可能发生的气促、胸痛等不适。如病人体力难支可暂时休息或中止试验。6 分钟后试验结束，监护人员统计病人步行距离进行结果评估。

美国较早进行这项试验的专家将病人步行的距离划分为 4 个等级：1 级＜300 m；2 级为 300～374.9 m；3 级为 375～449.5 m；4 级超过 450 m。级别越低，心功能越差。达到 3 级与 4 级者为心功能已接近或达到正常。

6 分钟步行试验对病人病情危险性及预后的预测价值：研究发现，1 级者，因心力衰竭死亡的比 4 级者高出 3 倍；8 个月内再次住院者高出 10 倍。另组试验同期观察显示，1 级病人死亡率为 57％，2～3 级病人为 24％，4 级病人为 8％，提示级别越低危险性越大，预后越差。

目前认为，若 6 分钟步行距离＜150 m，表明为重度心功能不全，150～425 m 为中度；426～550 m 为轻度心功能不全。本试验除用以评价心脏的储备功能外，还常用于评价心力衰竭治疗的疗效。

二、心力衰竭治疗

（一）心力衰竭标准治疗药物

有以下 5 大类药物：利尿药、血管紧张素转换酶抑制剂（ACEI）、β-受体阻滞药（β-B）、洋地黄类强心剂和醛固酮受体拮抗剂。这些药物的作用已经在许多大规模临床试验中得到证实、认可、肯定，可作为常规应用。有液体潴留的病人应当使用利尿药直到干体重（没有液体潴留），继续使用利尿药，可防止再次出现液体潴留。即使病人对于利尿药的反应良好，也应当早期并维持联合使用 ACEI 和 β 受体阻滞药，除非病人不能耐受，或有禁忌证，因为这些药物对心力衰竭病人长期预后有益处。洋地黄类强心药与醛固酮受体拮抗剂的使用可减少中晚期较严重心力衰竭病人的症状，改善生活质量和提高运动耐量。

（二）相关心脏病心力衰竭治疗

1. 瓣膜性心脏病心力衰竭治疗

（1）瓣膜性心脏病治疗原则：

1）目前国内外较一致的意见是：所有有症状的瓣膜性心脏病心力衰竭（NYHA Ⅱ级及以上），以及重度主动脉瓣病变伴有晕厥、心绞痛者，均必须进行介入治疗或手术置换瓣膜或修复瓣膜，因为有充分证据表明，介入或手术治疗是有效和有益的，可提高病人的长期存活率。

2）有症状的二尖瓣狭窄（MS）和主动脉瓣狭窄（AS）应当考虑手术，手术同样适用于有症状的二尖瓣关闭不全（MR）和主动脉瓣关闭不全（AR）。有些反流性病变的病人在出现症状前也可考虑手术，例如左室射血分数降低或心脏明显扩大者。

3）血管扩张剂以及 ACEI 等具有扩张血管作用的药物，应慎用于瓣膜狭窄的病人，以免后负荷过度降低致心排血量减少，引起低血压、晕厥等。

4）MS 病人左心室并无压力负荷或容量负荷过重，因此没有任何特殊的内科治疗。洋地黄类无益于单纯 MS 伴窦性心律的病人，但可以用于快速心室率的心房颤动治疗，控制心室率效果不好时，可加用小剂量的 β 受体阻滞药。

5）AS 病人应避免应用 β 受体阻滞药等负性肌力药物。β 受体阻滞药仅适用于心房颤动并快速心室率或有窦性心动过速时。

6）在瓣膜病的药物治疗中，AR 是唯一一种可以通过药物降低后负荷而改变自然病程的瓣膜病。采用硝苯地平或 ACEI 降低后负荷治疗 AR，可缩小心室腔，改善血流动力学及症状。

（2）纠正瓣膜性心脏病心力衰竭方法：

1）轻度心力衰竭用利尿药，呋塞米（速尿）20 mg，或氢氯噻嗪（双氢克尿噻）25 mg，配合安体舒通 20 mg，或氨苯蝶啶 50～100 mg，口服，每日 2～3 次，或复方阿米洛利（武都力），口服，每日 1 次。

2）较重慢性右心衰竭，在用利尿药的同时加用地高辛 0.125 mg，口服，每日 2 次，需监测血钾，并谨防洋地黄中毒。

3）二尖瓣狭窄左心衰竭，咯血，或急性肺水肿时，宜取坐位或半卧位，两腿下垂；采用导管或鼻塞高流量持续吸入通过 50%～75%乙醇湿化的氧；硝酸甘油 0.25～0.5 mg，或硝酸异山梨酯（消心痛）10～20 mg，舌下含化，或硝酸甘油 10～15 mg，加入 5%葡萄糖注射液 250～500 ml 中缓慢静脉滴注；速尿 40～80 mg，加入 10％葡萄糖注射液 20～40 ml 中缓慢静脉注射。单纯二尖瓣狭窄，不宜用小动脉扩张剂，洋地黄对窦性心律的二尖瓣狭窄无效，不宜使用，但可有效地减慢快速房颤的心室率，后期出现右心衰竭时使用洋地黄有效。

4）二尖瓣关闭不全或主动脉瓣关闭不全出现心力衰竭，用血管紧张素转换酶抑制剂卡托普利（开博通，巯甲丙脯酸）12.5～25 mg，口服，每日 2～3 次，并适当加用洋地黄、利尿药、血管扩张剂，如硝普钠、硝酸甘油、硝苯地平等。

5）主动脉瓣狭窄出现充血性心力衰竭时，用洋地黄和利尿药。扩血管药对主动脉瓣狭窄无治疗作用，反而有害，故血管扩张剂、ACEI 禁用于主动脉瓣狭窄病人，因其可降低外周血管阻力，而不增加心排血量，且可减低心脏前负荷，降低左室充盈压，有可能引起严重低血压。

6）硝酸甘油对缓解主动脉瓣狭窄或关闭不全合并心绞痛有效。

7）血管扩张剂酚妥拉明（立其丁）可减轻心脏后负荷，对瓣膜关闭不全之急、慢性心力衰竭有一定疗效，用 10～20 mg，加入 5％葡萄糖注射液 250 ml 中缓慢静脉滴注，每日 1 次，要密切监测血压。

8）阵发性快速房颤用毛花苷 C（西地兰）0.4 mg，加入 5％葡萄糖注射液 20 ml 中缓慢静脉注射，可控制过快的心室率。

9）慢性房颤伴快速心室率者，先用毛花苷 C（西地兰）0.4 mg，加入 5％葡萄糖注射液 20 ml 中缓慢静脉注射，以后口服地高辛，每日 0.125～0.25 mg，控制心室率在 70～90 次/min。如仍不能满意控制心室率，可加用倍他乐克 25～50 mg，口服，每日 2～3 次，或维拉帕米 40～80 mg，口服，每日1～3 次。

10）左心衰竭急性肺水肿，严重气急，烦躁不安，除按以上急性左心衰处理外，可予吗啡 5～10 mg，皮下或肌内注射。吗啡可减少中枢性交感神经冲动，并扩张外周静脉和小动脉，降低心肌耗氧量，但有呼吸抑制副作用，对伴颅内出血、神志障碍、慢性阻塞性肺疾病者禁用，年老体弱者减量。用吗啡时应备有拮抗剂纳洛酮。改善急性心源性肺水肿病人的应激状态，用地塞米松 10～30 mg，或氢化可的松 100～300 mg，加入 10％葡萄糖注射液 100～250 ml 中静脉滴注。对伴有支气管痉挛哮喘者用氨茶碱注射剂 0.25 g，加入 5％葡萄糖注射液 100 ml 中缓慢静脉滴注。

2. 慢性肺源性心脏病心力衰竭治疗

（1）利尿药：以缓慢、短程、小剂量为原则。常用氢氯噻嗪（双氢克尿噻）25 mg，加螺内酯（安体舒通）20 mg，或氨苯蝶啶 100 mg，口服，每日 1～3 次；或用复方阿米洛利（武都力），口服，每日 1 片，用 3～5 日停药，或改用间歇给药。高度水肿时，加用呋塞米（速尿）20～40 mg，肌内注射。

（2）强心药：口服地高辛，用维持量的 1/2，即 0.125 mg，每日 1 次，在病情较重时，每日 2 次。当疗效不显或伴有左心衰竭时，加用 1 次毛花苷 C（西地兰）0.2～0.4 mg；或毒毛花苷 K 0.125～0.25 mg，稀释于 10％葡萄糖注射液 20～40 ml 中缓慢静脉注射。

（3）血管扩张药：宜从小量开始，在收缩压不低于 90 mmHg、舒张压不低于 60 mmHg 时，应用下列 1～2 种药物：硝酸异山梨酯（消心痛）5～10 mg，口服，每日 1～3 次；卡托普利（开博通，巯甲丙脯酸）12.5～25 mg，口服，每日 1～3 次；硝普钠 25 mg，加入 5％葡萄糖注射液 500 ml 中避光缓慢静脉滴注，每日 1 次。必须密切观测血压变化，调整滴速。

3. 高血压性心脏病心力衰竭治疗

（1）严格控制血压和总胆固醇（TC），使其在基本正常范围内。

（2）对有心室功能不全症状或终末期心室功能不全的病人，根据需要，针对性地选用下列药物：ACEI 卡托普利或贝那普利；β受体阻滞药倍他乐克，宜从小剂量开始，并应在利尿药、ACEI 或洋地黄类治疗基础上加用；ARB 氯沙坦或缬沙坦（代文）；醛固酮受体拮抗剂安体舒通；襻利尿药呋塞米（速尿）。

（3）钙通道阻滞药（CCB）如硝苯地平类，选用于治疗单纯原发性高血压，既可降低收缩压，又可降低舒张压，疗效显著，但临床研究证实，

CCB 对高血压已伴有心力衰竭病人无益甚至有害，则不宜使用。

4. 急性心肌梗死心力衰竭治疗

（1）首先应充分给氧，必要时可予气管插管给氧，呼吸机辅助呼吸；在发病 24 小时内应尽量避免使用洋地黄，因易引起室性心律失常。待心率＞100 次/min，有室性奔马律者，可予小剂量毒毛花苷 K 0.125 mg，或毛花苷 C（西地兰）0.2 mg 缓慢静脉注射。

（2）急性左心衰竭血压高者，首选血管扩张药：静脉给药，硝普钠 15～20 μg/min；或硝酸甘油 20 μg/min 开始，后逐渐增量。

（3）ACEI：卡托普利 6.25 mg，渐增至 25～50 mg，口服，每日 2～3 次；或用贝那普利（洛汀新）、或依那普利（悦宁定）5～10 mg，口服，每日 1 次。

（4）利尿药：呋塞米（速尿）40 mg，加入 10％葡萄糖注射液 40 ml 中缓慢静脉注射。

（5）急性肺水肿，伴心前区剧痛，烦躁，焦虑不安：吗啡 5～10 mg，皮下注射；如为下壁心肌梗死，用吗啡可能诱发心动过缓和房室传导阻滞，宜选用哌替啶（杜冷丁）50～100 mg，肌内注射。

（6）心力衰竭伴心源性休克：静脉滴注多巴胺或多巴酚丁胺，通常剂量为每千克体重 5～10 μg/min，需观察血压、心率。若出现心动过速或室性心律失常应减量或停用。

值得注意的是：有 3 种药物可以加重心力衰竭症状，在大多数病人中应当避免使用。

（1）抗心律失常药物具有明显心脏抑制作用和促心律失常作用，可以使用的药物中，只有乙胺碘呋酮对存活率没有影响。

（2）钙拮抗剂可以使心力衰竭恶化，增加心血管事件的危险，可以使用的药物中只有氨氯地平（麦利平，络活喜）和非洛地平（波依定）对于存活率没有不良影响。

（3）非甾体抗炎药可以导致钠潴留和外周血管收缩，降低利尿药和 ACKI 的疗效，增加其毒性。

（三）心力衰竭中医药治疗

中医学认为，心力衰竭系人体心气不足，虚衰而竭，导致血瘀水泛。《黄帝内经》曰："心气始衰，苦忧悲，血气懈惰，故好卧。"汉代张仲景《金匮要略》描述："心水者，其身重而少气，不得卧，烦而躁，其人阴肿。"宋代《圣济总录》首次提出"心衰"之病名："……心衰则健忘……"根据中医理论，拟治疗心力衰竭的中药方"利心水汤"和"强心康口服液"用于临床颇有疗效。

1. 利心水汤

【组成】人参 10 g，黄芪 40 g，当归 10 g，川芎 10 g，玉竹 12 g，桂枝 10 g，制附子 10 g，白术 10 g，葶苈子（布包）30 g，猪苓 30 g，泽泻 30 g。

【功能】益气强心，活血通脉，滋阴安神，温阳利水。

【主治】慢性心功能不全"心水证"。症见心悸气短，动辄自汗，劳则喘促，乏力尿少，上腹胀满，不能平卧，唇指青紫，足踝水肿，舌胖脉数等。

【用法】加水适量，小火慢煎，头煎 2 小时以上，2 煎、3 煎各 1 小时，每日服药 3 次，7～10 日为 1 个疗程，可连续服用 2～3 个疗程。儿童药量酌减，孕妇忌服。

【方解】人参、黄芪益气强心，当归、川芎活血通脉，玉竹滋阴安神，桂枝、制附子温经通阳，白术健脾化湿，葶苈子泻肺去饮，猪苓、泽泻利水消肿。全方在益心气、活心血、滋心阴、温心阳、安心神的基础上，适加化湿去饮消肿之品，起到了利心水之功效。

【加减】高血压心脏病加天麻、菊花、钩藤、夏枯草；冠状动脉粥样硬化性心脏病加丹参、赤芍、郁金、延胡索；肺源性心脏病加杏仁、贝母、桔梗、桑白皮；风湿性心脏病加防风、防己、羌活、独活；心肌炎加大青叶、金银花、连翘、黄芩；心律失常加炒酸枣仁、柏子仁、茯神、远志。

2. 强心康口服液

【组成】人参 15 g，黄芪 125 g，当归 80 g，川芎 50 g，生山楂 25 g，益母草 50 g，麦冬 50 g，玉竹 50 g，五味子 15 g，桂枝 25 g，制附子 15 g，淫羊藿 50 g，白术 50 g，茯苓 25 g，猪苓 25 g，泽泻 50 g，葶苈子（布包）50 g。

制作：将人参加水煎煮两次，每次 2 小时，收集煎液。残渣和余药加水共煎两次，第 1 次 2 小时，第 2 次 1 小时，煎液和上述人参煎液合并浓缩至每毫升含原药 1 g，加食用乙醇使含醇量为 50%，沉淀 48 小时，取上清液减压回收乙醇，药液加蒸馏水配至 1 500 ml，每毫升含生药 0.5 g，加苯甲酸钠 3.75 g，调 pH 在 4.5～7.0，分装于 250 ml 瓶中，共 6 瓶。

【功能】补气强心，活血通脉，养阴安神，温阳利水。

【主治】心脏病慢性心功能不全见倦怠气短，胸闷疼痛，惊悸心慌，发绀、水肿等症者。

【用法】口服，成人每次 50 ml，每日 3 次。10 日为 1 个疗程，可连续服用 2～3 个疗程。孕妇禁用。不宜与半夏、瓜蒌、贝母、白及、白蔹同用。

【方解】本方人参、黄芪补气强心，合当归、川芎、生山楂、益母草养血活血，化瘀通脉，共为主药；麦冬、玉竹、五味子养阴安神宁心，配桂枝、制附子、淫羊藿温阳化气，辅助主药，共调气血阴阳之平衡；白术、茯苓、猪苓、泽泻、葶苈子利水消肿，协同诸药，标本兼治，相得益彰。

作为心力衰竭的二级预防，对无症状性心力衰竭（SHF）采取中药黄芪、当归、赤芍、川芎、红花、桃仁、地龙、淫羊藿、佛手、麦冬、牡丹皮、山楂进行干预治疗，可有效防止和减缓心力衰竭的发生和发展，有助于提高病人的生活质量。

三、急性心力衰竭

急性心力衰竭（AHF）可以发生于有心脏病，或既往无明确基础心脏病的病人。因严重而突发的左心室排血不足或左心房排血受阻，致使肺静脉和肺毛细血管压力急剧升高，液体自毛细血管床漏出到肺间质、肺泡甚至气道内，临床表现为肺水肿，又称急性心源性肺水肿，即谓急性左心衰竭。

（一）临床表现

突发性呼吸困难，或伴哮鸣音，端坐呼吸，烦躁不安，甚则有濒死感；呼吸频率快，鼻煽，呼吸音响亮而粗糙，剧烈咳嗽时咳粉红色泡沫痰，肺布粗湿啰音或哮鸣音。心率加快，可有奔马律。大汗淋漓，皮肤湿冷，青紫发绀，面色苍白，甚者低血压、休克，意识模糊不清，乃至昏迷。以上症情需与急性支气管哮喘、气胸、肺梗死、急性呼吸窘迫综合征等相鉴别。

（二）治疗措施

1. 一般治疗

病人置于重症监护病室，取半卧位或坐位，双足下垂。进行生命体征等心电监护；高流量吸氧，每分钟＞4 L，有泡沫痰时，在湿化瓶内加入70%～90%乙醇；必要时面罩供氧，间歇性正压呼吸，但切勿过度，以免增加胸腔内压，阻碍静脉血回流，导致心排血量减少。

2. 西药治疗

（1）镇静药：吗啡 3～5 mg，年老体弱者减量，静脉注射 3 分钟，或皮下注射，必要时 15 分钟可重复，2～3 次，总量不超过 15 mg。可减少中枢性交感神经冲动，并扩张外周静脉和小动脉，有镇静减轻烦躁，降低心肌耗氧量作用。用药期间注意呼吸抑制等不良反应，若病者伴颅内出血，神志障碍，慢性阻塞性肺疾病则禁用，并应备有拮抗药纳洛酮。如急性心力衰竭肺水肿系下壁心肌梗死引起，用吗啡有可能诱发心动过缓和房室传导阻滞，可用哌替啶（杜冷丁）50～100 mg，肌内注射。

（2）利尿药：适用于急性心力衰竭伴肺与体循环明显淤血以及容量负荷过重的病人。呋塞米（速尿）20～40 mg，缓慢静脉注射，必要时可重复使用，有扩张静脉作用，5～10 分钟后即可利尿，减轻肺水肿病情，使用期间应注意电解质紊乱和对肾功能的影响。

（3）血管扩张药：适用于血压过高或有高血压危象而无低血压的急性心力衰竭病人。

1）硝普钠注射剂（50 mg/支），用 50～100 mg 加入 5％葡萄糖注射液 250～500 ml 中避光静脉滴注（输液泵维持）。初始剂量为 10～20 μg/min，根据病情变化，在血压、心率监测下，每 5～10 分钟增加剂量 1 次，每次增加 5～10 μg/min，最大剂量 250～300 μg/min。硝普钠能降低心脏前后负荷，主要用于严重高血压伴有重度肺淤血，急性二尖瓣反流伴有急性心力衰竭者。急性心肌缺血的病人不宜用，单纯二尖瓣狭窄引起的急性左心房衰竭或低血压、休克者禁用，代偿性高血压如动静脉分流或主动脉缩窄者禁用。本品降压作用迅速，停药后作用可在数分钟内消失，故停药应逐渐减量，或加用口服血管扩张剂，以避免反跳现象。但连续使用不得超过3 日，以免引起硫氰酸盐和氰化物中毒。

2）硝酸甘油注射剂（1 ml：5 mg），用 10～20 mg 加入 5％葡萄糖注射液 250～500 ml 中，静脉滴注（输液泵维持），初始剂量为 5～10 μg/min，根据病情变化，在血压、心率监测下，每 5～10 分钟增加剂量 1 次，每次增加 5～10 μg/min，最大剂量 100～200 μg/min。或用硝酸异山梨酯（异舒吉）注射剂 20 mg，加 5％葡萄糖注射液 40 ml，静脉滴注（输液泵维持），起始剂量 1 mg/h，最大剂量 5～10 mg/h。硝酸盐可扩张静脉血管，降低心脏前负荷，减轻肺淤血，尤其适合合并高血压、冠状动脉缺血和重度二尖瓣关闭不全者。以上连续滴注 10～12 小时后停药，空出 10～12 小时的无药期，在急性左心衰竭特别是伴有急性冠脉综合征的病人，硝酸盐可以缓解肺充血而不降低每搏心排血量，不增加心肌需氧量，对急性下壁伴右心室心肌梗死、收缩压＜90 mmHg 的严重低血压、肥厚性梗阻型心肌病、限制性心肌病、重度主动脉瓣和二尖瓣狭窄、缩窄性心包、颅内压增高等均为禁忌证。对循环低灌注状态、心室率＜50 次/min 或＞110 次/min、青光眼、肺源性心脏病合并动脉低氧血症、重度贫血等亦应慎用或不用。

3）乌拉地尔注射液（5 ml：25 mg），负荷量为 12.5～25 mg，经稀释后缓慢静脉注射，必要时 15 分钟后可重复给予，以后再以 50～100 mg，溶于 5％或 10％葡萄糖注射液 250～500 ml 中以每分钟 2～15 μg/ kg 的速度滴入。适用于严重高血压、急性心肌梗死等所致的急性左心衰竭，但不宜用于瓣膜严重狭窄所致的急性肺水肿或动静脉分流的病人。

上列血管扩张药应用至肺水肿缓解或收缩压降低到 90 mmHg，如有低血压，可合用多巴胺或合并用间羟胺（阿拉明），每分钟 2～10 μg/ kg 静脉滴注（输液泵控制滴速与剂量）。

（4）洋地黄类强心药：最适合用于快速型房颤或已知心脏增大伴左心室收缩功能不全者，首剂以毛花苷 C（西地兰）注射液 0.4 mg，加入 5％葡萄糖注射液 20 ml 中缓慢静脉注射，2 小时后可酌情再给予 0.2～0.4 mg。对急性心肌梗死发病期 24 小时内不宜用；单纯二尖瓣狭窄引起的急性左心房衰竭者窦性心动过速也不宜用，但对有快速型心房颤动者可用，以降低心室率；对高血压过高导致的急性心力衰竭，不宜使用正性肌力药而应以降压为先。

（5）支气管痉挛解痉药：对有支气管痉挛性哮喘者，用氨茶碱注射剂 0.25 g 加入 5％葡萄糖注射液 100 ml 中缓慢静脉滴注。本品对解除支气管痉挛性哮喘作用明显，并有一定的正性肌力作用及扩血管和利尿作用，对缓解肺水肿有利，但对没有支气管痉挛性哮喘者，则不宜选用，以免增加心率和心律失常的危险。对急性心肌梗死、不稳定性心绞痛、心动过速、心律失常的急性心力衰竭者也不宜使用。对老年人，肾功能减退者也应减量使用。

（6）糖皮质激素类药：地塞米松注射剂 5～10 mg，缓慢静脉注射，必要时可重复给药。本品对改善急性心源性肺水肿病人的应激状态和缓解支气管痉挛性哮喘有益。

3. 中药成药

（1）强心泻肺饮：自拟中药方剂

【组成】人参 10 g（或党参 30 g），黄芪 50 g，麦冬 20 g，玉竹

20 g，五味子 10 g，葶苈子（布包）30 g，甘草 10 g，大枣 30 g。浓煎取液频饮。

【功能】益气强心，滋阴敛汗，泻肺利水。适用于多种心脏病心力衰竭，气阴俱虚，心悸胸闷，喘咳汗出，水肿尿少者。

（2）四逆汤：10 ml/支。每次服 10～20 ml，每日 3 次，适用于阳虚欲脱之休克，心力衰竭者。

（3）炙甘草合剂：100 ml/瓶。每次服 20～30 ml，每日 3 次。适用于气血阴阳俱虚之心律失常，心力衰竭者。

（4）麝香保心丸：22.5 mg/丸。每次服 2～3 丸，每日 3 次。适用于气滞血瘀之胸痹心痛，心力衰竭者。

（5）心宝丸：60 mg/丸。每次服 4～6 丸，每日 3 次。适用于气阳俱虚，心动过缓伴有心律失常，心力衰竭者。

（6）生脉注射液：2 ml/支、10 ml/支、20 ml/支。每次 2～4 ml，肌内注射或加入 10％的葡萄糖注射液 10～20 ml 中缓慢静脉注射，或 20～100 ml，加入 5％或 10％葡萄糖注射液 250～500 ml 中缓慢静脉滴注。每日 1～2 次。适用于气阴两虚，心悸气短之心绞痛、心肌梗死，心肌炎，心律失常，休克，心力衰竭者。

（7）参附注射液：2 ml/支、10 ml/支。每次 2～4 ml，肌内注射，或 5～20 ml，加入 10％葡萄糖注射液 20 ml 中缓慢静脉注射，或 20～100 ml，加入 5％或 10％葡萄糖注射液 250～500 ml 中缓慢静脉滴注。每日 1～2 次。适用于心绞痛，心肌梗死，缓慢性心律失常，休克，心力衰竭者。

（8）补益强心片：0.3 g/片。每次服 4 片，每日 3 次。适用于气阴两虚，血瘀水停之心力衰竭者。

（9）参附强心丸：3 g/丸。每次服 2 粒，每日 2～3 次。适用于畏寒肢冷，尿少便秘之心力衰竭者。

（10）芪苈强心胶囊：0.3 g/粒。每次服 4 粒，每日 3 次。适用于畏寒肢冷，唇指发绀之心力衰竭者。

附 中药成药组成

（1）强心泻肺饮：人参（或党参）、黄芪、麦冬、玉竹、五味子、葶苈子（布包）、甘草、大枣。

（2）四逆汤：制附子、干姜、炙甘草。

（3）炙甘草合剂：蜜炙甘草、生姜、人参、地黄、桂枝、阿胶、麦冬、黑芝麻、大枣。

（4）麝香保心丸：人工麝香、人参提取物、肉桂、苏合香、蟾酥、人工牛黄、冰片。

（5）心宝丸：洋金花、人参、肉桂、附子、鹿茸、冰片、人工麝香、三七、蟾酥。

（6）生脉注射液：红参、麦冬、五味子。

（7）参附注射液：红参、附片。

（8）补益强心片：人参、黄芪、香加皮、丹参、麦冬、葶苈子。

（9）参附强心丸：人参、制附子、桑白皮、猪苓、葶苈子、大黄。

（10）芪苈强心胶囊：黄芪、人参、制附子、丹参、葶苈子、泽泻、玉竹、桂枝、红花、香加皮、陈皮。

4. 基本病因及诱因治疗

急性心力衰竭心源性肺水肿病人经紧急治疗处理，获得症状缓解后，需针对具体病情给予相应治疗。如是急性心肌梗死者，符合溶栓适应证的进行溶栓与抗栓；高血压者降压；有心律失常者纠正心律；有感染者抗感染；有心脏瓣膜病变者行置换术；有水与电解质紊乱者予以纠正等。

四、慢性心力衰竭

慢性心力衰竭（CHF），系指由于各种原因引起的慢性心肌病损和长期心室负荷过重，导致心肌收缩力原发性或继发性地减弱，使心脏不能正常搏出来自静脉回流及满足身体组织代谢所需相称的血液供应。是心脏进行性病变的病理生理状态，是心功能不全表现的一种复杂综合征，是心脏病发生与发展至转归的严重阶段，是影响人类生命健康的主要疾病之一。

慢性心力衰竭临床表现：心悸发慌，胸闷气短，劳累时或夜间有阵发性呼吸困难，乏力，尿少，下肢踝部水肿，重则胸腹水，淤血性肝肿大，上腹胀满，颈静脉充盈怒张，肝颈静脉回流征阳性，心脏扩大，左室收缩末期容量增加及左室射血分数（LVEF）≤40%，心率增快，两肺底部湿啰音，指趾发绀，唇紫舌胖有齿印，脉细数或有间歇等。

慢性心力衰竭治疗关键：当代药物治疗慢性心力衰竭的主要关键是阻断神经内分泌系统过度激活、阻断与延缓心肌重构。因在心力衰竭的初始阶段及其心肌损伤以后，有多种内源性的神经内分泌和细胞因子系统的参与，长期、慢性激活，促进了心肌重构，导致心肌结构、功能和表型的变化：心肌细胞肥大、凋亡，使心肌细胞的收缩力降低，寿命缩短；心肌细胞外基质的过度纤维化或降解增加，使得心肌的重量和心室的容量增加，以及心室形状和横径加大，呈球状改变等。这些变化加重了心肌的损伤和心功能恶化，继之又进一步再激活神经内分泌、细胞因子等，形成了恶性循环。为了阻断这一不良环节，应选用一些能改善心肌重构的神经内分泌拮抗剂，如血管紧张素转换酶抑制剂（ACEI）和β受体阻滞药，这些药物虽然在心力衰竭的治疗早期，对血流动力学的改善不甚明显，有些甚至恶化，但据循证医学观察，长期应用却能改善心肌的生物学功能，改善临床症状和心功能，增加左室射血分数（LVEF），能提高生活质量，降低死亡率和减少发生心血管事件的危险性。

慢性心力衰竭药物治疗：自拟"复方 ABCDS 五联药物疗法"，由利尿药复方阿米洛利（复方 Amiloride，武都力，每片含阿米洛利 2.5 mg，氢氯噻嗪 25 mg）1 片，β受体阻滞药比索洛尔（Bisoprolol，博苏）5 mg，血管紧张素转换酶抑制剂卡托普利（Captopril，开搏通）25 mg，洋地黄类强心剂地高辛（Digoxin，地戈辛）0.25 mg，醛固酮受体拮抗剂螺内酯（Spironolactone，安体舒通）20 mg，五种药物联合组成。按 NYHA 心功能分级治疗，选药原则：Ⅱ级用复方 A、B、C，病情较重时用或不用 D；Ⅲ级用复方 A、B、C、D；Ⅳ级用复方 A、C、D、S，病情稳定时用或慎用 B。各药剂量起始用半量或更少量，渐加至全量，再依据病情增减。在一日的不同时间给予一次口服，一般是早服复方 A/B，中服 C/D，晚服 S。对慢性心力衰竭病人，复方阿米洛利适用于有液体潴留者，水肿消退后继续小剂量使用，防止水肿再现；比索洛尔适用于无液体潴留，病情稳定者；卡托普利适用于全部病人，除非有禁忌证或不能耐受；地高辛适用于病情严重，不耐劳累者；螺内酯适用于已在常规用药基础上的重度心力衰竭者。选用以上药物，可视为是目前治疗慢性心力衰竭药物中最具有代表性的最基本的药物，其药源广、价格低、疗效明显、副作用小、服用次数少、用药剂量小。便于临床掌握使用，适宜于治疗多数慢性心力衰竭病人，尤其是高血压、冠状动脉粥样硬化性心脏病导致的慢性收缩性心力衰竭。按病人具体的实际情况，不失时机地选其 2 种、3 种或 4 种、5 种药物配伍联合应用，能起到近期与远期效果，改善病人症状、提高生活质量、减少住院率、降低病死率。

现将其治疗慢性心力衰竭复方 A、B、C、D、S 五种类药物分别简介如下：

（一）利尿药复方阿米洛利

1. 利尿药复方阿米洛利（武都力）治疗心力衰竭的药理作用与药物代谢

阿米洛利系为一作用较强的保钾排钠弱效利尿药，轻度抗高血压药。作用于肾远曲小管和集合管，抑制 Na^+、Cl^- 重吸收，抑制 Na^+-K^+ 和 Na^+-H^+ 交换，使 Na^+ 和 H_2O 排出增多，而 K^+、H^+、Ca^{2+}、Mg^{2+} 排出减少。阻断钠-钾交换机制，促使钠、氯排泄而减少钾、氢离子分泌，作用不依赖醛固酮。

本品临床不仅用于治疗心力衰竭，还用于治疗原发性高血压和室性心律失常等。

（1）治疗心力衰竭，其机制为该药作用于 Na^+-Ca^{2+} 泵，抑制 Na^+-Ca^{2+} 交换，并能延长心肌动作电位射程，增加 K^+ 浓度，增强心肌收缩力，以洋地黄治疗心力衰竭时加服本品，可减轻洋地黄对心肌的毒性，加速心功能的改善。

（2）治疗原发性高血压，其机制主要为排钠利尿所致的负钠平衡及其容量减少。阻断血管平滑肌钙离子通道，抑制 Na^+ 慢通道开放，阻断 α 受体，增加地诺前列酮的合成，从而使血管扩张，血压下降。

（3）治疗室性心律失常，其机制为该药能延长心室反拗期，故用于治疗室性早搏及室性心动过速有效。

阿米洛利与排钠排钾不保钾的氢氯噻嗪合用，可增强排钠、利尿、消肿作用，减少静脉回心血流量，减轻肺淤血，降低心脏前负荷，改善心功能，防止单用阿米洛利可能引起的高钾血症和单用氢氯噻嗪可能引起的低钾血症。两药合成制剂，即复方阿米洛利，商品名"武都力"，列为治疗心力衰竭利尿剂药物，每片含阿米洛利 2.5 mg，氢氯噻嗪 25 mg。口服：每日 1～2 次，每次 1～2 片。

复方阿米洛利口服后 2～3 小时内起效利尿；血清浓度峰值 3～4 小时，作用半衰期 6～9 小时，肾功能不全时明显延长，有效作用时间 6～10 小时，可持续 24～48 小时，在血液中以非蛋白结合形式存在，口服后经胃肠道迅速吸收，约 50% 以原物从小便中排泄，40% 从胆道及大便中排出。长期服用无明显的药物蓄积作用。不良反应：可出现恶心、呕吐、腹胀、厌食、皮疹、瘙痒、头昏、胸闷等副作用，偶尔可有精神紊乱、视物模糊、感觉异常。重者须停药。肝、肾功能损害，呼吸性及代谢性酸中毒时禁用。糖尿病慎用。

2. 利尿药是治疗心力衰竭药物的基础与关键

（1）利尿药物能增加心力衰竭病人的尿钠排泄，减轻液体潴留。在利尿剂治疗后数日内，就可降低颈静脉压、肺淤血、腹水、外周水肿和体重，改善心力衰竭病人的心功能、症状和运动耐量。对有液体潴留的心力衰竭病人，利尿药是任何一种有效治疗心力衰竭策略中的必不可少的组成部分，而仅单一用利尿药治疗心力衰竭则是不够的，不能保持长期的临床稳定。

（2）利尿药与任何其他治疗心力衰竭药物相比，它能更快地缓解心力衰竭症状。使肺水肿和外周水肿在数小时或数日内消退；而洋地黄类、ACEI 或 β 受体阻滞药则可能需要数周或数月方能显效。

（3）利尿药是唯一能够充分控制心力衰竭液体潴留的药物。虽然洋地黄类和小剂量 ACEI 也能增加尿钠排泄，但很少有心力衰竭病人不使用利尿药而能保持钠平衡者。

（4）利尿药合理使用是其他治疗心力衰竭药物取得成功的主要因素。如利尿药用量不足造成液体潴留，会降低对 ACEI 的反应；增加使用 β 受体阻滞药的危险性。而大剂量使用利尿药则会导致血容量不足，增加 ACEI 和血管扩张药发生低血压的危险及 ACEI 和 Ang Ⅱ（血管紧张素Ⅱ）受体阻滞出现肾功能不全的危险，说明恰当使用利尿药的重要性，它是治疗心力衰竭的得力有效措施。

（5）利尿药治疗心力衰竭病人，通常情况下认为，单一保钾利尿药不应与 ACEI 同时服用。但每日＜25 mg 的小剂量螺内酯（安体舒通），与 ACEI 以及和襻利尿药如呋塞米（速尿）同时服用是安全的，预防钾盐、镁盐丢失，而并不常引起高钾血症，且可降低病死率和再住院率，改善存活者的生活质量。复方阿米洛利，非单一保钾利尿，因含排钾的氢氯噻嗪为复方制剂，故与 ACEI 可合用，但仍需要定期检测血电解质，掌握血钾水平。

3. 利尿剂治疗心力衰竭的临床应用与注意事项

（1）所有心力衰竭病人，有液体潴留的证据或原先有过液体潴留者，均应给予利尿药。一旦病情控制如肺啰音、周围水肿消退，一般如无大的不良反应，则以最小有效剂量长期服用维持。

（2）即使心力衰竭病人应用利尿药后，心力衰竭症状得到控制，临床状态稳定，亦不能将利尿药作为单一治疗。

（3）利尿药一般应与 ACEI 和 β 受体阻滞药或洋地黄类强心剂联合应用。

（4）④NYHA 心功能Ⅰ级病人一般不需应用利尿药。

4. 利尿药治疗心力衰竭的剂量起始和维持

（1）一般通常从小剂量开始。复方阿米洛利每日 1 次，每次 1 片，特别是老年心力衰竭病人。在用药过程中，逐渐增加剂量每次 2 片，每日

1～2次，直至尿量增加，体重每日减轻 0.5～1.0 kg，应用利尿药的目的是控制心力衰竭的液体潴留，一旦病情控制，如肺部啰音消失，水肿消退，体重恒定，即可以最小有效剂量，复方阿米洛利每日半片，或隔 1～2 日 1 片，长期维持使用。

（2）在长期维持治疗期间，仍应根据液体潴留情况及时调整剂量。每日体重的变化是最可靠的监测利尿效果和调整利尿药剂量的指标。

（3）在利尿药治疗的同时，应适当限制钠盐的摄入量。可选用市售"低钠盐"，有利于体内钠、钾、镁离子的平衡。

（4）心力衰竭病人对利尿药的治疗反应，取决于病人的轻重程度与药物浓度和进入尿液的时间过程。轻度心力衰竭病人即使小剂量利尿药也反应良好，因为利尿药从肠道吸收速度快，到达肾小管的速度也快。然而，随着心力衰竭的进展，肠管水肿或小肠低灌注，药物吸收延迟，加之由于肾血流和肾功能减低，药物转运受到障碍，因而当心力衰竭进展恶化时，常需加大利尿药剂量，最终再大的剂量也无反应，即出现利尿药抵抗。

（5）复方阿米洛利"武都力"，每片除阿米洛利 2.5 mg 外，含氢氯噻嗪 25 mg，若用至每日 2 次，每次 2 片，即氢氯噻嗪 100 mg/d，已达最大效应（剂量-效应曲线已达平台期），就是再增量亦无效。如心力衰竭病人仍有明显液体潴留，特别当伴有肾功能受损时，应改为选用呋塞米（速尿），因其该药剂量与效应呈线性关系，故剂量不受限制。对出现有利尿药抵抗的心力衰竭病人，可用下列方法克服：先用呋塞米（速尿）40 mg 缓慢静脉注射，继以持续静脉滴注（10～40 mg/h）；选用一种或多种相配伍的利尿药如保钾的螺内酯（安体舒通）或氨苯蝶啶与排钾的如呋塞米（速尿）联合使用；再加用可增加肾血流的药物，如短期应用小剂量 β 肾上腺素能激动药：多巴胺静脉滴注 100～250 μg/min。

5. 利尿药治疗心力衰竭出现的不良反应与处理

（1）复方阿米洛利"武都力"，因是保钾与排钾的利尿药药合用，一般不会出现有明显的高钾或低钾血症，但亦应定期监测血钾。心力衰竭病人应防止血钾过低或过高，因为这都可以降低心脏的兴奋性和传导能力，导致猝死。所以心力衰竭病人应避免血钾进入 3.5～3.8 mmol/L 或 5.2～5.5 mmol/L 的范围。虽然可能这两个范围在多数实验室是在正常值内。

（2）出现低钠血症时，应区别缺钠性低钠血症和稀释性低钠血症，因二者治疗原则不同。缺钠性低钠血症，发生于大量利尿后，属容量减少性低钠血症，病人可有直立性低血压，尿少而比重高，治疗应予补充钠盐。稀释性低钠血症又称难治性水肿，见于心力衰竭进行性恶化病人，此时水钠潴留，而水潴留多于钠潴留，故属高容量性低钠血症，病人尿少而比重偏低，治疗应严格限制入水量，并按利尿药抵抗处理。

（3）出现低血压和氮质血症，如病人已无液体潴留，则可能是利尿过量，血容量减少所致，应减少利尿药用量。如病人有持续液体潴留，则可能是心力衰竭恶化，终末器官灌注不足的表现，应继续使用利尿药，并短期加用能增加肾灌注的药物，如多巴胺。非甾体抗炎药吲哚美辛（消炎痛）能抑制多数利尿药的利钠作用，特别是襻利尿药的致氮质血症倾向，应避免使用。

（二）β 受体阻滞药比索洛尔

1. β 受体阻滞药比索洛尔（搏苏，康可）治疗心力衰竭的药理作用与药物代谢

比索洛尔不仅用于治疗心力衰竭，还多常用于治疗原发性高血压和心绞痛及心律失常等。

比索洛尔适合治疗慢性心力衰竭的主要药理特性：

（1）高度的 β_1 受体选择性，为美托洛尔的 4～7 倍。

（2）兼有中度的亲水和亲脂性，口服吸收好（90% 以上），生物利用度比美托洛尔高 1 倍，药代动力学稳定，个体差异小。

（3）半衰期长在 10 小时以上，而美托洛尔约 3 小时。

（4）受年龄、性别、其他疾病和药物影响小，对脂代谢、糖代谢无影响。美托洛尔可能降低高密度脂蛋白，干扰血糖、尿酸等。

（5）无内源性拟交感活性。

（6）治疗剂量无膜稳定作用。

（7）对肾素分泌有抑制作用。

（8）长期服用耐受性好。

比索洛尔还是一种安全、有效平稳的降血压药，总有效率在90％以上，起始剂量为2.5 mg/d，开始渐加量5～10 mg/d，早餐后一次服用，用药最初2周血压下降幅度大，至第6周后，达最低稳定水平。治疗心绞痛有效率在80％以上，心电图满意疗效近50％。对室上性与室性心律失常早搏也有一定的疗效。

比索洛尔每片2.5 mg、5 mg，口服吸收迅速、完全，生物利用度高（＞90％），肝脏首过效应低（＜10％），较少通过血-脑屏障。一次给药后1～3小时达血浆峰浓度，肺、肾、肝含量最高，体内半衰期长（10～12小时）。该药的50％经肝脏代谢，50％由肾脏排泄，有平衡清除的特点，一般肝或肾功能不全时仍可谨慎使用。

本品在体内的作用时间长（24小时以上），连续服用控制症状好且无耐受现象，对呼吸系统，神经系统副作用小。用药后可能出现的一些不良反应：如乏力、胸闷、头晕、心动过缓、嗜睡、心悸、头痛和下肢水肿等；也有少数出现胃肠紊乱（如腹泻、便秘、恶心、腹痛）、皮肤反应（如红斑、瘙痒）、四肢冰凉、麻刺感、肌肉痛性痉挛、泪少、气道阻力增加；对间歇性跛行或雷诺现象病人，服药初期病情可能加重，原有心功能不全者亦可能病情加剧，对伴有糖尿病的年老病人，其糖耐量可能降低，并掩盖低血糖表现（如心跳加快），偶见明显的血压下降，脉搏缓慢或房室传导失常。对肺及有严重的肝、肾功能不全，糖尿病，酸中毒者慎用或不用。

2. β受体阻滞药治疗心力衰竭机制

（1）降低过高的交感神经活性，降低血浆去甲肾上腺素（NA），防止儿茶酚胺介导的心脏毒性，使心肌免于直接损害，保护心功能。

（2）使心肌细胞β受体密度上调，恢复对儿茶酚胺敏感性，使心肌收缩力增强。

（3）通过减慢心率及负性肌力作用降低心肌耗氧量，以利心肌功能储备的维护和结构的修复，增加冠状动脉供血，改善心肌收缩及舒张功能。

（4）维护心肌的电生理稳定性，防止交感神经系统兴奋所致的心律失常。

长期使用β受体阻滞药治疗慢性心力衰竭可以改善心脏收缩功能，逆转与延缓心室重构，并具有抗氧化和抗细胞凋亡作用。

3. β 受体阻滞药治疗心力衰竭的临床应用与注意事项

（1）β受体阻滞药适应证及病人选择：

1）所有心力衰竭 NYHA 心功能 Ⅱ、Ⅲ 级病人，病情稳定，及无症状性心力衰竭或 NYHA Ⅰ 级的病人，伴收缩性功能障碍，左室射血分数（LVEF）<35%～40%者，均应当用β受体阻滞药，且需长期使用，除非有禁忌证或不能耐受。上述病人应尽早开始使用β受体阻滞药，不要等到其他疗法无效时才用，因病人可能在延迟用药期间死亡，而如能早期应用β受体阻滞药，则有可能防止死亡。

2）β受体阻滞药有负性肌力作用，单独用于心力衰竭病人，可能引起心功能和血流动力学恶化。因此，应在 ACEI 和利尿药治疗心力衰竭的基础上使病情获得相对稳定时加用。也可以与地高辛和血管扩张药联合使用。

3）β受体阻滞药在急性心肌梗死合并明显的心力衰竭症状时不用，待心力衰竭控制后，小剂量开始加用。陈旧性心肌梗死 NYHA 心功能 Ⅰ 级病人，也应使用β受体阻滞药。

4）病情不稳定的或 NYHA 心功能 Ⅳ 级的心力衰竭病人，一般不用β受体阻滞药。但对病情已稳定，无液体潴留，体重恒定，且 4 日内不需要静脉用正性肌力药者，可考虑在严密监护下，谨慎应用。

5）β受体阻滞药是一作用很强的负性肌力药，治疗初期对心功能有抑制作用，但长期治疗（≥3 个月），能改善心功能，LVEF 增加。因此，β受体阻滞药只适用于慢性心力衰竭的长期治疗。

6）β受体阻滞药绝对不能作为"抢救"治疗应用于急性失代偿性心力衰竭、难治性心力衰竭、心力衰竭需要静脉应用正性肌力药和因大量液体潴留需强力利尿者。

7）应用β受体阻滞药应当明确治疗心力衰竭症状改善常在治疗 2～3 个月后才出现；就是症状未能改善，β受体阻滞药仍能减少疾病进展的危险；轻的不良反应可在治疗早期就发生，但一般并不妨碍长期治疗。

8）在应用低或中等剂量 ACEI 的基础上，及早加用β受体阻滞药，既易于使临床状况稳定，又能早期发挥β受体阻滞药降低猝死的作用和两药相加的协同作用。

9）β受体阻滞药对主动脉瓣狭窄病人不宜使用，因有负性肌力作用，使心排血量减少，可引起晕厥、心绞痛发作。

（2）β受体阻滞药禁忌证：

1）阻塞性肺疾病、严重的变应性鼻炎、支气管痉挛性疾病如哮喘。

2）休息状态下心率＜50 次/min、收缩压＜90 mmHg、有症状的心动过缓（心率＜60 次/min）。

3）窦房阻滞、病窦综合征、完全性左束支传导阻滞、有症状的 I 度房室传导阻滞 PR＞0.24 秒、II 度及以上房室传导阻滞（除非已安装永久性起搏器保护）。

4）肾衰竭（血 Cr＞300μmol/L），严重心脏肥大，心功能 IV 级，左室射血分数低于 20%，失代偿性心功能不全、新发心肌梗死、未纠正前 S3 奔马率伴 LVEF＜25%，及心源性休克者。严重的周围血管病包括雷诺病、胰岛素依赖性糖尿病易于发生低血糖者。

5）有明显液体潴留，需大量利尿或需静脉内应用血管扩张药和正性肌力药物的心力衰竭病人，暂不能应用。

6）孕妇及哺乳期妇女均不宜服用。

4. β受体阻滞药治疗心力衰竭的剂量起始和维持

（1）治疗心力衰竭需从极低剂量开始，采取滴定法缓慢递增剂量，逐渐达到理想剂量。比索洛尔首剂量 1.25 mg，1 次/d，开始，如病人能耐受这一剂量，可每隔 2～4 周将剂量适当增加，第 3 周 3.75 mg，1 次/d，第 5～6 周 5 mg，1 次/d，逐渐达到最后最大耐受量或靶剂量（目标剂量）10 mg，1 次/d，应以此剂量坚持长期治疗。如有不良反应，可减量或延迟加量直至不良反应消失。虽然目标剂量疗效优于低剂量，但因种种原因只能使用低剂量，对心力衰竭病人仍有一定效益，可以降低死亡率。

（2）起始治疗前和治疗期间心力衰竭病人必须体重恒定，已无明显液体潴留，利尿药已维持在最合适剂量。如病人有体液不足，易产生低血压；如有液体潴留，则有增加心力衰竭恶化的危险。

（3）使用β受体阻滞药治疗心力衰竭宜个体化逐渐增量，以达到目标剂量，或最大耐受量，但清醒静息心率应维持在 60 次/min，不得过慢，不宜＜55 次/min。须长期维持用药，若要减量，则宜渐减，避免突然撤药，以防引起病情显著恶化，如心绞痛加重，引发急性心肌梗死。

（4）使用β受体阻滞药期间，如心力衰竭有轻或中度加重，首先应调整利尿药和 ACEI 的用量，以达到临床稳定。如病情恶化需静脉用正性肌力药时，可将β受体阻滞药暂时减量或渐停用，待病情稳定后再加量或继续应用。

（5）心力衰竭病人如需静脉应用环腺苷酸（cAMP）依赖性正性肌力药时，磷酸二酯酶抑制剂（如米力农），较β肾上腺素能激动药（如多巴酚丁胺）更为合适。因后者的作用可被β受体阻滞药所拮抗。因考虑到以上此类药物的毒性，不主张对慢性心力衰竭病人长期或间歇静脉使用。只是对心脏移植前的终末期心力衰竭、心脏手术后心肌抑制所致的急性心力衰竭以及难治性心力衰竭，可考虑短期支持应用 3～5 日。

5. β 受体阻滞药治疗心力衰竭出现的不良反应与处理

预防β受体阻滞药不良反应的发生，应经常性监测心率、血压、体重、心电图等，最常见的不良反应为：

（1）心动过缓和房室传导阻滞，它与β受体阻滞药剂量大小成正比，如心率＜55 次/min 或伴有眩晕等症状，或出现Ⅱ、Ⅲ度房室传导阻滞，应及时将β受体阻滞药减量或停用，必要时应立即配合阿托品、异丙肾上腺素、起搏治疗等处理。

（2）低血压一般在首剂或加量的 24～48 小时内发生，可将原已用 ACEI 减量，或将原已用硝酸酯类、钙拮抗药（CCB）等扩血管剂先减量或停用。或与β受体阻滞药必须联合应用的，则在每日不同的时间给予，一般不主张将利尿药减量。

（3）无力，多数在数周内缓解，重则需减量，如无力伴外周低灌注，则需停药，待后再用或改换另种β受体阻滞药。

（4）液体潴留和心力衰竭恶化，常在起始治疗 3～5 日体重增加，应及时加大利尿药用量，否则 1～2 周后常致心力衰竭恶化。

（三）血管紧张素转换酶抑制剂卡托普利

1. 血管紧张素转换酶抑制剂卡托普利（开搏通，巯甲丙脯酸）治疗心力衰竭的药理作用与药物代谢

卡托普利不仅用于治疗心力衰竭，还更多用于治疗高血压。

（1）治疗心力衰竭：使用本品可以扩张动脉与静脉，降低周围血管阻力即后负荷，减低肺毛细血管楔嵌压及肺血管阻力即前负荷，有利于改善心排血量，能使运动耐量时间延长。

（2）治疗高血压：本品为竞争性血管紧张素转换酶抑制剂，使血管紧张素 I 不能转化为血管紧张素 II，从而抑制血管收缩，醛固酮分泌减少，水钠潴留作用减轻，交感神经系统活性受抑制，血管阻力减低血压下降。本品还能干扰缓激肽的降解，可直接作用于周围血管而降低阻力使血压下降，心排血量及肾血流量增多，肾小球滤过率不变。卧位与立位降压作用无大差别。

卡托普利每片 12.5 mg、25 mg，口服后吸收迅速，吸收率在 75％以上，但胃肠道内有食物存在可使吸收减少 30％～40％，故宜在餐前 1 小时服药。血循环中本品的 25％～30％与蛋白结合。用于降压，口服后 15 分钟开始起效，1～1.5 小时达高峰，持续 6～12 小时，其时间长短与剂量相关。降压作用为进行性，约数周达最大治疗作用。半衰期＜3 小时，肾衰竭时延长。在肝内代谢为二硫化物等。经肾排泄，40％～50％以原形排出，其余为代谢物。

本品的不良反应：较常见的有皮疹、瘙痒、心悸、心动过速、心律失常、胸痛、干咳、味觉迟钝；较少见的有蛋白尿、眩晕、头痛、昏厥、血管性水肿（如头面部及四肢，甚则喉头水肿有一定的危险性）、面部潮红或苍白、白细胞与粒细胞减少、发热、寒战等，均应谨慎观察，减量或停用。

2. 血管紧张素转换酶抑制剂治疗心力衰竭机制

（1）抑制肾素-血管紧张素系统（RAS）。

（2）作用于激肽酶Ⅱ抑制缓激肽的降解，提高缓激肽水平。

（3）抑制慢性心力衰竭过度激活交感神经系统，降低循环血中儿茶酚胺的水平（其活性水平直接与慢性心力衰竭病人预后相关）。

3. 血管紧张素转换酶抑制剂治疗心力衰竭的临床应用与注意事项

（1）ACEI 适应证及病人选择：

1）对有症状的慢性心力衰竭和有证据的所有左心室收缩功能不全（LVEF＜40％）的病人，急性心肌梗死（AMI）后伴有心力衰竭的临床征象或明显的收缩功能不全（射血分数＜40％）。均可应用 ACEI，且必须长期治疗，除非有禁忌证或不能耐受。无症状的左心室收缩功能不全（NYHA 心功能Ⅰ级）病人亦应使用 ACEI，可预防和延缓发展为心力衰竭。

2）对心力衰竭病人存在或最近有液体潴留史，而没有用利尿药的病人，不宜使用 ACEI。因为利尿药是保持钠平衡和预防周围和肺水肿所必需；对无液体潴留时亦可单独使用治疗 NYHA 心功能Ⅰ～Ⅱ级病人，也可与β受体阻滞药和/或加地高辛合用治疗心功能在Ⅱ～Ⅳ级的心力衰竭病人。

3）心力衰竭伴有液体潴留者 ACEI 应与利尿药合用。但不宜与单一保钾利尿药合用，因 ACEI 有轻度的潴钾作用。

4）ACEI 适用于慢性心力衰竭（轻、中、重度）病人的长期治疗，才有可能降低病死率。不能用于"抢救"急性心力衰竭或难治性心力衰竭正在静脉用正性肌力药及其他急救药者。

5）为了达到心力衰竭长期治疗之目的，医师和病人都应了解和坚信以下事实：ACEI 治疗心力衰竭症状改善往往出现于治疗后数周至数月，即使症状改善不显著，ACEI 仍可减少疾病进展的危险性。也可以降低死亡率和再住院率。

6) ACEI 治疗心力衰竭早期可能有一些不良反应，但可酌情减量，一般不影响长期应用。撤除 ACEI 有可能导致临床症状恶化，应予避免。

7) ACEI 对心脏瓣膜病主动脉瓣关闭不全导致的心力衰竭，使用可减低心脏后负荷，缩小心室腔、改善血流动力学及症状，对改变自然病程起到有一定的疗效。但对瓣膜狭窄病人则不宜使用，以免过度降低心脏后负荷，导致心排血量减少，引起低血压、晕厥等。

(2) ACEI 禁忌证及其慎用证：

1) 对 ACEI 曾有致命性不良反应的病人，如曾有血管神经性水肿导致喉头水肿、无尿性肾衰竭或妊娠妇女，应绝对禁用 ACEI。

2) 以下情况须严密观察，慎用或不用 ACEI：血肌酐水平显著升高 [$>265.2\ \mu mol/L$（3 mg/dL）]、高钾血症（>5.5 mmol/L）、有症状的低血压（收缩压$<80\sim90$ mmHg）。以上病人需经其他处理，待指标改善稳定后再决定是否应用 ACEI。对左心室流出道梗阻的病人，梗阻性肥厚型心肌病、主动脉瓣狭窄、二尖瓣狭窄、双侧肾动脉狭窄病人、哺乳期妇女，均应慎用或不用 ACEI。

4. 血管紧张素转换酶抑制剂治疗心力衰竭的剂量起始和维持

(1) 起始剂量和递增方法：治疗前应注意将利尿药已维持在最合适剂量。因液体潴留可减弱 ACEI 的疗效；而容量不足又可加剧 ACEI 的不良反应。ACEI 应用的基本原则是从很小剂量起始，持续并定期测血压、电解质、肾功能，在能够耐受的情况下逐渐递增，直至达到目标剂量或最大耐受剂量，ACEI 的耐受性约 90%。病人只要无大的治疗不良反应能接受目标或最大耐受量时，长期服用。卡托普利起始剂量一般为 6.25 mg，2～3 次/d；一般每隔 3～7 日剂量倍增 1 次。目标剂量为 25～50 mg，3 次/d。

(2) 剂量调整：快慢取决于每个病人的临床状况。有低血压史、低钠血症、糖尿病、氮质血症以及服用保钾利尿药者，递增速度宜慢。治疗期间应不用或慎用保钾利尿药，一般在持续性低钾血症或治疗无效时，十分谨慎地加用保钾利尿药如螺内酯（安体舒通）或氨苯蝶啶；避免使用非甾体药物如吲哚美辛（消炎痛）抗炎药物。对冠状动脉粥样硬化性心脏病心力衰竭可以联合使用 ACEI 和阿司匹林，总的获益远远超过单独使用其中一种药物。

（3）目标剂量和最大耐受剂量：一些研究表明，耐受大剂量较之小剂量对血流动力学、神经内分泌、症状和预后产生更大作用。但若对目标剂量不能耐受，则应坚持用小剂量可能仍然有效。

（4）维持应用：一旦剂量调整到适宜的目标剂量或最大耐受剂量，一般应长期或终生使用。ACEI 的良好治疗反应通常要到 1～2 个月或更长时间才显示出来，但即使症状改善并不明显，仍应长期维持治疗，以减少死亡或住院的危险性。在维持用药期间，根据病情可酌减，但撤除 ACEI 有可能导致临床状况恶化，应予避免。

（5）不同类型 ACEI 制剂的效果和选择：目前已有的证据表明，ACEI 制剂治疗慢性收缩性心力衰竭是一类药物的效应，各种 ACEI 制剂对心力衰竭病人的症状、临床状况、死亡率或疾病进展均无明显差别。各种 ACEI 制剂药理学的差别对临床影响不大。因此在临床实践中，根据需要各种 ACEI 制剂均可应用。通常应首选短效的卡托普利 6.25 mg/d，以后逐步增加，以便于调整剂量和观察副作用，待症情稳定后可改用长效制剂，如贝那普利（洛汀新）或依那普利（依苏、悦宁定）2.5～10 mg，1～2/d。

5. 血管紧张素转换酶抑制剂治疗心力衰竭出现的不良反应与处理

ACEI 有两方面的不良反应：一与血管紧张素 Ⅱ（Ang Ⅱ）抑制有关的不良反应，如低血压、肾功能恶化、钾潴留；二与激肽积聚有关的不良反应，如咳嗽和血管性水肿。

（1）低血压：很常见，在治疗开始几日或增加剂量时易发生。肾素-血管紧张素系统（RAS）激活明显的病人，发生早期低血压反应的可能性最大，这些病人往往有显著的低钠血症（<130 mmol/L）或新近明显或快速利尿。防止方法：密切观察下坚持以极小剂量起始。先停用利尿药 1～2 日，以减少病人对 RAS 的依赖性。首剂给药如果出现症状性低血压，重

复给予同样剂量时不一定也会出现症状，只要没有明显的液体潴留现象，可减少利尿药剂量或放宽盐的限制以减少对 RAS 的依赖性。多数病人经适当处理后仍适合应用 ACEI 长期治疗。

（2）肾功能恶化：心力衰竭所致的肾脏灌注减少，肾血流降低时，肾小球滤过率主要依赖于 Ang Ⅱ（血管紧张素Ⅱ）介导的出球小动脉的收缩，使用 ACEI 可能造成肾功能不全，因为失去血管紧张素Ⅱ的作用后，肾小球滤过率将减低，例如 NYHA 心功能Ⅳ级或低钠血症的病人最容易出现肾功能恶化。ACEI 使用后肌酐升高的严重心力衰竭者较轻、中度心力衰竭者多见。伴肾动脉狭窄或合用非甾体抗炎制剂者易于发生。减少利尿药剂量，肾功能通常会改善，一般不需要停用 ACEI。如因液体潴留而不能减少利尿药剂量，权衡利弊在严密观察下，对轻、中度氮质血症，暂时短期减量维持 ACEI 治疗为宜。服药后 1 周应检查肾功能，尔后继续监测，如血清肌酐增高＞265.2 μmol/L（3 mg/dL）应停用 ACEI。

（3）钾潴留：ACEI 阻止醛固酮合成而减少钾的丢失，心力衰竭病人可能发生钾潴留，引起高钾血症，严重者可引起心脏传导阻滞。肾功能恶化、补钾、使用保钾利尿药，尤其合并糖尿病时易发生高钾血症。故应用 ACEI 不应同时加用钾盐或保钾利尿药，合并用醛固酮受体拮抗剂螺内酯（安体舒通）时 ACEI 应减量，并同时应用襻利尿药呋塞米（速尿）。ACEI 应用后 1 周复查血钾，如血钾≥5.5 mmol/L，应停用 ACEI。

（4）咳嗽：ACEI 引起的咳嗽特点为干咳，见于治疗开始的几个月内，要注意排除其他原因尤其是肺部淤血所致的咳嗽。停药后咳嗽消失，再用干咳重现，高度提示 ACEI 是引起咳嗽的原因。咳嗽不严重可以耐受者，应鼓励继续用 ACEI。如持续咳嗽，影响正常生活，可考虑渐减至停用。

（5）血管性水肿：血管性水肿较为罕见（＜1%），但可出现声带水肿，危险性较大，应予注意。多见于首次用药或治疗最初 24 小时内。由于可能是致命性的，因此如临床上一旦疑为血管神经性水肿，病人应终生避免应用所有的 ACEI。

对遇有使用 ACEI 的心力衰竭病人，出现有不能耐受的咳嗽或血管性水肿的不良反应病人，在将 ACEI 停用后，可考虑用血管紧张素Ⅱ受体拮抗药（ARB）替代。如氯沙坦（科素亚）25～100 mg/d 或缬沙坦（代文）40～160 mg/d 或厄贝沙坦（安博维、吉加）75～300 mg/d。临床应用注意事项及其剂量掌握，与防止不良反应参同 ACEI。

总之，ACEI 药物目前已确定是治疗慢性收缩性心力衰竭的基石。所谓标准治疗或常规治疗就是 ACEI 单用或有液体潴留的加用利尿药，NY-HA 心功能Ⅱ、Ⅲ级病人病情稳定的加用 β 受体阻滞药，根据病情地高辛或螺内酯可合用亦可不用。

（四）洋地黄类强心剂地高辛

1. 洋地黄类强心剂地高辛 （地戈辛） 治疗心力衰竭的药理作用与药物代谢

地高辛通过抑制心肌细胞内和非心脏组织中的 Na^+-K^+－ATP 酶而在心力衰竭病人中发挥作用。使心肌细胞内 Na^+ 水平升高，促进 Na^+-Ca^{2+} 交换，提高细胞内 Ca^{2+} 水平，起到正性肌力作用。近年来研究发现，神经一内分泌系统过度激活是促使心力衰竭进展的重要因素，而洋地黄类，对这种过度激活有其抑制作用，能增强副交感神经活性，即既能发挥正性肌力作用，加强心肌收缩力，增强心排血量，改善心功能；又能起到负性频率作用，减慢心率，减少心肌氧耗量，防止心肌进一步损害；还可以降低血浆肾素活性，促进心钠肽分泌及利尿；以及通过对心肌的电活动作用，可减慢房颤或房扑的心室率。

地高辛是由毛花洋地黄提纯制得的强心苷，每片 0.25 mg，其特点是排泄较快而蓄积性较小。口服主要经小肠上部吸收，吸收不完全，也不规则，口服吸收率约为 75%。生物利用度：片剂为 60%～80%，口服起效时间 0.5～2 小时，血浆浓度达峰时间 2～3 小时，获最大效应时间为 4～6 小时。地高辛消除半衰期平均为 36 小时，毒性消失时间 1～2 日，作用完全消失时间 3～6 日。分布：吸收后广泛分布到各组织，部分经胆道吸收入血，形成肝-肠循环。血浆蛋白结合率低，为 20%～25%，分布容积为 6～10 L/kg。代谢与排泄：地高辛在体内转化代谢很少，主要以原形由肾排除，尿中排出量为用量的 $50\% \sim 70\%$。服用本品常见的不良反应有胃肠不适、恶心、呕吐；视物模糊、色觉异常；重则心律失常、紊乱等。

2. 洋地黄类强心剂地高辛治疗心力衰竭的临床应用与注意事项

地高辛是一种有效、安全、使用方便、价格低廉的心力衰竭治疗药物。可以有效地改善临床症状，减少因心力衰竭的住院率。鉴于有资料观察地高辛对心力衰竭死亡率的下降没有明显作用，故尚不存在推迟使用会影响存活率的可能性，因此地高辛的早期应用并非必要。建议对有钠水潴留者先使用利尿药和那些能减少死亡和住院危险的药物 ACEI 和 β 受体阻滞药，如果症状仍持续存在，则加用地高辛。

对于 LVEF（0.45）的心力衰竭病人，地高辛治疗能降低总住院率和因心力衰竭恶化的住院率，是正性肌力药中唯一的长期治疗不增加死亡率的药物，肯定了对重症心力衰竭病人长期的临床疗效。对于使用地高辛和 ACEI 治疗病情稳定的心力衰竭病人，撤除地高辛治疗后使心力衰竭恶化，生活质量降低。因此对于应用地高辛且病情稳定的病人，不应随意停药，必要时可减量，如病情有反复的趋势，则应加量维持。

（1）地高辛使用病人选择：

1）地高辛可用于全部伴房颤的心力衰竭病人和有症状的窦性心力衰竭病人，主要用于左心室收缩功能障碍为主的心力衰竭（无论有无房颤），对于所有的严重心力衰竭病人都应服用地高辛，而对轻度到中度心力衰竭只有经 ACEI 和利尿药治疗后症状仍不消失者才考虑应用。在心力衰竭治疗中，地高辛通常不单独应用，而应与利尿药、ACEI 和 β 受体阻滞药联合应用。

2）对于心力衰竭已开始用 ACEI 或 β 受体阻滞药的治疗，但症状改善欠佳，应及早相加使用地高辛。如果可以确定心力衰竭病人对 ACEI 或 β 受体阻滞药的反应良好，并足以控制症状，此时可以逐渐减量，直至停用地高辛。

3）如果某心力衰竭病人仅使用地高辛，则应加用 ACEI 或 β 受体阻滞药为宜。

4）β受体阻滞剂尽管对于控制运动时心室率的增加可能较为有效，但地高辛更适宜于心力衰竭伴有快速心室率的心房颤动病人。此等情况两药合用更为有效。

5）地高辛不能用于室性心动过速、心室颤动；不能用于梗阻性肥厚型心肌病、颈动脉窦综合征；不能用于治疗预激综合征（WPW 综合征）、预激综合征伴室上性心动过速、伴心房颤动或心房扑动病人。地高辛不能用于心动过缓、病态窦房结综合征、窦房传导阻滞、Ⅱ度或高度房室传导阻滞无永久性起搏器保护的病人。地高辛禁用于心力衰竭有低钾或高钙血症，不能与钙注射剂合用。

6）急性心力衰竭并非地高辛的应用指征，除非伴有快速心室率的心房颤动。急性心力衰竭应使用其他合适的治疗措施，如毛花苷 C（西地兰）、呋塞米（速尿）、硝普钠、硝酸甘油、氨茶碱等静脉给药，地高辛仅作为慢性心力衰竭长期治疗而发挥部分作用。

7）地高辛与能抑制窦房结或房室结功能的药物（如乙胺碘呋酮、β受体阻滞药）合用时，尽管病人常可耐受地高辛治疗，但须谨慎。

8）不推荐地高辛用于无症状的左心室收缩功能障碍（NYHA 心功能Ⅰ级）的治疗，因为治疗这类病人的唯一的理由是预防心力衰竭的发展，然而尚无证据表明地高辛对这类病人有益。不支持心肌梗死后病人应用地高辛，特别是有进行性心肌缺血者，应慎用或不用，因过早使用有害，存活率低。尤口服高剂量（0.25 mg/d），较低剂量（0.125 mg/d）的危险更大。

9）地高辛无益于单纯二尖瓣狭窄伴窦性心律的病人，因病人并无压力负荷或容量负荷过重，但可用于伴有快速心室率的心房颤动者的治疗，以控制过快的心室率。

10）孕妇和哺乳期妇女如必须应用，当权衡利弊，谨慎使用。

（2）地高辛临床使用方法：

1）目前多采用自开始即用固定的维持量给药方法，即维持量疗法，0.125～0.25 mg/d；对于 70 岁以上或肾功能受损者，宜用小剂量

（0.125 mg）每日 1 次或隔日 1 次。地高辛小剂量 （0.125～0.25 mg/d），长期用安全，病人耐受好，不良反应小。

2）地高辛治疗心力衰竭，如果病人血清肌酐浓度在正常范畴，通常口服剂量为每日 0.25～0.375 mg，老年人 0.0625～0.125 mg，偶尔 0.25 mg，治疗慢性心力衰竭时，无需负荷剂量。

3）对症状性较为严重的心力衰竭在必要时，可开始 0.25 mg，每日 2 次，2 日后减量，治疗之前应测定肾功能和血钾水平。因地高辛经肾排泄伴有肾功能不全者，剂量应相应减少。

4）如为了近期控制快速性心房颤动的快速心室率，必要时可短期采用较大剂量 （0.375～0.50 mg/d），但不宜作为窦性心律心力衰竭病人的治疗剂量，而且如在同时应用 β 受体阻滞药的情况下，一般并不需要如此较大剂量。

5）心力衰竭心房颤动病人使用地高辛，应使安静时心室率控制在 60～70 次/min，活动时心室率控制在 80～90 次/min。若需要用较大剂量的地高辛才能控制心房颤动的快速心室率或只能控制安静时的心室率，此时别用较大剂量，而可合并用 β 受体阻滞药，如美托洛尔（倍他乐克） 6.25～25 mg；2 次/d，或比索洛尔（搏苏） 1.25 mg～5 mg，1 次/d。但应重视两药合用有导致房室传导阻滞与发生严重的心动过缓的可能，须谨慎观察。

6）地高辛逐日给予一定剂量，经 6～7 日能在体内达到稳定的浓度而发挥全效作用，因此，病情不急而又易中毒者，可逐日按 5.5 μg/kg 给药，也能获得满意的治疗效果，并能减少中毒发生率。

3. 洋地黄类强心剂地高辛治疗心力衰竭出现的不良反应与处理

（1）使用地高辛常见的不良反应：

1）胃肠道症状：如厌食、恶心、呕吐或腹泻。

2）神经精神症状：如视觉异常、黄视、绿视、定向力障碍、昏睡及精神抑郁或错乱，以及异常的无力、软弱、头痛、下腹痛、皮疹、荨麻疹等。

3）心律失常：如室性早搏、交界性心动过速、窦性停搏、房室传导阻滞。

以上这些不良反应，常出现在血清地高辛浓度＞2.0 μg/ml 时，但也可见于地高辛水平较低时。

（2）使用地高辛的防范注意事项：

1）大多数心力衰竭病人对地高辛具有良好的耐受性，地高辛的不良反应主要出现在大剂量用药时，而临床上产生效益，并不需要大剂量。

2）地高辛无中毒者和中毒者血清地高辛浓度间有明显重叠现象，特别在低血钾、低血镁、甲状腺功能低下时易发生中毒。

3）心血管药奎尼丁、维拉帕米、普鲁卡因酰胺、乙胺碘呋酮、双异丙吡胺、普罗帕酮等以及抗菌药克拉霉素、红霉素等与地高辛合用时，可使血清地高辛浓度增加，从而增加中毒的发生率，此时地高辛宜减量。

4）地高辛与血管紧张素转换酶抑制剂（ACEI）或其受体拮抗药（ARB）合用治疗心力衰竭也可使地高辛的血药浓度增高，合用螺内酯可延长地高辛在体内的半衰期，均应予注意。当调整所用药的剂量，地高辛也应宜减量，或在不同的时间给予。

5）长期使用地高辛，有研究显示即使血清浓度维持在一般认为的治疗剂量范围内（＜2.0 μg/ml），病人在短期治疗中能很好地耐受，但仍可能有不良的心血管作用。

6）长期应用地高辛有可能增加心肌梗死或猝死的危险性，而临床上并无典型的洋地黄中毒的征象，故须十分谨慎观察。

（3）地高辛过量及毒性反应处理：轻者及时停用本品，并可用利尿治疗；对快速室性心律失常，可予苯妥英钠或利多卡因；缓慢心律失常可用阿托品或异丙肾上腺素。

（五）醛固酮受体拮抗剂螺内酯

人体衰竭心脏中，心室醛固酮生成及活化增加，加重心力衰竭程度，使用醛固酮受体拮抗剂螺内酯（安体舒通），可抑制醛固酮的有害作用。

临床主要用于中、重度心力衰竭，NYHA 心功能Ⅲ、Ⅳ级；对急性心肌梗死后并发心力衰竭，且 LVEF<40％的病人亦可应用。

入选者血肌酐浓度应在 176.8（女）～221.0（男）μmol/L（2.0～2.5 mg/dL）以下，且近期无恶化；血钾<5.0 mmol/L 以下，且近期无高钾血症。本药应用的主要危险是肾功能异常和高钾血症，对伴有这两种情况的心力衰竭病人应列为禁忌，尤对老年或消瘦病人更应谨慎。

【用法】螺内酯（安体舒通），每片 20 mg，起始剂量 10 mg/d，最大剂量 20 mg/d，亦可隔日给予，并同时加用襻利尿药呋塞米（速尿）；若已用大剂量 ACEI 者应减量，卡托普利≤75 mg/d；停用钾盐、保钾利尿药；避免使用非甾体抗炎药、COX-2 抑制剂，尤其老年人，可能引起肾功能恶化和高血钾。如血钾>5.5 mmol/L，肾功能有损害，应停用或减量。

用药期间应经常监测血钾与肾功能。并注意及时发现与处理腹泻及其他可引起脱水的原因，因血容量减低会增加肾功能异常和高钾血症的发生率。

综上所述，心力衰竭药物治疗，特别是对慢性收缩性心力衰竭，常规用药五大类，其代表性的是利尿剂复方阿米洛利（武都力）、β受体阻滞药比索洛尔（搏苏，康可）、血管紧张素转换酶抑制剂卡托普利（开搏通，巯甲丙脯酸）、洋地黄类强心剂地高辛（地戈辛）、醛固酮受体拮抗剂螺内酯（安体舒通），即谓 A、B、C、D、S 五联药物疗法。这些药物的作用已经在许多大规模临床试验中得到证实，使用中的主要问题是能否充分利用。有液体潴留的病人应当使用利尿药直到干体重（没有液体潴留），继续使用利尿药，可防止再次出现液体潴留。即使病人对于利尿药的反应良好，也应当早期并维持联合使用 ACEI 和β受体阻滞药，除非病人不能耐受，或有禁忌证，因为这些药物对心力衰竭病人长期预后有益处。洋地黄类强心剂地高辛的使用可以减轻症状并提高运动耐量，醛固酮受体拮抗剂的加用可增加疗效。选用治疗慢性心力衰竭的药物时，应注意其可能起到的治疗作用、副作用。对 ACEI 有禁忌证或不能耐受的病人，可使用血管紧张素Ⅱ受体拮抗剂（ARB）如氯沙坦或缬沙坦或厄贝沙坦替代。对中、重度心力衰竭病人，有必要时，可在常规用药治疗基础上加用醛固酮受体拮抗剂螺内酯（安体舒通）。

当代慢性心力衰竭治疗药物，除上述五大类外，还有伊伐布雷定，介绍如下：

伊伐布雷定，是心脏窦房结起搏电流（If）的一种选择性特异性抑制剂，以剂量依赖性方式抑制 If 电流，降低窦房结发放冲动的频率，从而减慢心率。由于心率减慢，舒张期延长，冠状动脉血流量增加，可产生抗心绞痛和改善心肌缺血的作用。适用于窦性心律且心率≥75 次/min，伴有心脏收缩功能障碍的 NYHA Ⅱ～Ⅳ级慢性心力衰竭病人，与标准治疗包括 β 受体阻滞药联合用药，或者用于禁忌或不能耐受 β 受体阻滞药治疗时。有一组Ⅱ～Ⅳ级，窦性心律，心率≥70 次/min，LVEF≤35% 的心力衰竭病人，基础治疗为利尿药、地高辛、ACEI 或 ARB、β 受体阻滞药和醛固酮受体拮抗剂。伊伐布雷定（逐步加量至最大剂量 7.5 mg），每日 2 次，病人左心室功能和生活质量均显著改善。

1. 适应证

NYHA 心功能Ⅱ～Ⅳ级、LVEF≤35% 的窦性心律病人，合并以下情况之一可加用伊伐布雷定：①已使用 ACEI/ARB/ARNI、β 受体阻滞药、醛固酮受体拮抗剂，β 受体阻滞药已达到目标剂量或最大耐受剂量，心率仍≥70 次/min；②心率≥70 次/min，对 β 受体阻滞药禁忌或不能耐受者。

2. 禁忌证

①病态窦房结综合征、窦房传导阻滞、二度及以上房室传导阻滞、治疗前静息心率<60 次/min；②血压<90/50 mmHg；③急性失代偿性心衰；④重度肝功能不全；⑤心房颤动/心房扑动；⑥不稳定性心绞痛；⑦急性心肌梗死；⑧心源性休克；⑨依赖心房起搏；⑩孕妇、哺乳期妇女。

3. 应用方法

本品 5 mg；7.5 mg 片剂，起始治疗仅限于稳定性心力衰竭病人。起始剂量 2.5 mg，2 次/d，治疗 2 周后，根据静息心率调整剂量，每次剂量增加 2.5 mg，使病人的静息心率控制在 60 次/min 左右，不低于 55 次/min，用药维持在 5 mg，2 次/d。如果病人的静息心率持续低于 55 次/min 或出现与心动过缓有关的症状，如头晕、疲劳或低血压，应将剂量下调至 2.5 mg，每日 2 次，或停药。最大剂量 7.5 mg，2 次/d。老年、伴有室内传导障碍的病人起始剂量要小。对合用利尿药、β 受体阻滞药、地高辛、胺碘酮的病人应监测电解质、心率和 QT 间期，因低钾血症和心动过缓合并存在是发生严重心律失常的易感因素，特别是长 QT 综合征病人。避免与唑类抗真菌药、酮康唑、伊康唑、大环内酯类抗生素合用。

4. 不良反应

最常见为光幻症和心动过缓。如发生视觉功能恶化，应考虑停药。心率<50 次/min 或出现相关症状时应减量或停用。

《心系说——曾学文临床经验集》，中国中医药出版社，2013 年 4 月第 1 版，87～136 页。

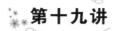

第十九讲

心脏病治法理论

依据中医藏象、阴阳、气血、精神、津液、标本、正邪等理论，综合分析，探索中医心脏病的病理生理特点，归纳为"中医心以气为本，血为标，阴为体，阳为用，神为安，水为变，厥为险，邪为害"。这对研究中医心脏病"气血水厥说"学术思想与治法的理论渊源，有极大的实用价值。

一、益气强心

《素问》"邪之所凑，其气必虚"，人体正气虚损，不能抵御外邪，是心脏病发病的关键，其治疗当以益气强心为重点。

二、活血通脉

《灵枢》"手少阴气绝则脉不通，脉不通则血不流"，故中医认为心脏病变，气虚在先，血瘀在后，治疗当在益气强心基础上，活血通脉，标本同治。

三、滋阴生津

《素问·阴阳应象大论》"阴成形"，形指物质。心阴亏虚，津液不足，虚热内生，心神不宁，故其治疗当滋阴生津，濡润心肌。

四、温阳化气

《素问·阴阳应象大论》"阳化气"，气指能力。心阳亏虚，气化失常，寒凝心脉，水溢肌肤，故其治疗当温阳化气，强壮心肌。

人的阴阳气血，紧密相连，气为阳，血为阴，气主煦之，血主濡之，心气无血则无以生，心血无气则无以化，心气靠阴血之滋养，心血赖气阳之作功，故其治疗心脏病，滋阴温阳，补气养血，阴阳平衡，气血调和，才能使心的肌体功能强健。

五、安定心神

《灵枢》："心者，五脏六腑之大主也，精神之所舍也，其脏坚固，邪弗能容也，容之则心伤，心伤则神去，神去则死矣。"中医所说的"神"，主要指人的精神思维活动，《灵枢》："所以任物者谓之心，心有所忆谓之意，意之所存谓之志，因志而存变谓之思，因思而远慕谓之虑，因虑而处物谓之智。"人的精神活动对心脏既能致病又能治病，故对心脏病人调节情志，安定心神就显得十分重要。

六、利水消肿

津液是人体正常水液的总称，是维持人体生理活动的重要物质基础。《素问》："饮入于胃，游溢精气，上输于脾，脾气散精，上归于肺，通调水道，下输膀胱，水精四布，五经并行。"由于各脏腑的共同作用，才能完成津液的生成、输布和排泄。心脏病后，多脏器功能失调，都会发生相应病变，如心阳虚损，肺失通调，肝失疏泄，脾不制水，肾不蒸腾，多余之水，是谓邪。致使水津失布，水湿停聚，水气凌心，水液潴留，蓄于体内，外溢肌肤。《灵枢》："宗气不下，脉中之血，凝而留之。"又《金匮要略》："血不利，则为水""心水者，其身重而少气，不得卧，烦而躁，其人阴肿。"水肿是心脏病变的严重表现，故其治疗当先益气温阳，活血化瘀，后利水消肿。

七、救厥固脱

厥，首见于《素问·厥论》："阳气衰于下则寒厥，阴气衰于下则热厥。"《灵枢·厥病篇》："厥心痛，痛如锥针刺其心……色苍苍如死状。"心脏病终末危险则厥脱，治当益气回阳，救厥固脱。

八、祛邪扶正

不论外感六淫，还是内伤七情，以及其他诸多因素，都能使心脏整体失衡，成为损害心脏的致病之邪，《素向·调经论》："夫邪之生也，或生于阴，或生于阳。其生于阳者，得之风雨寒暑；其生于阴者，得之饮食居处，阴阳喜怒。"故其心脏病治疗当明确病因，祛邪扶正，邪去则正安。

《心脏病治法方药——曾学文讲课实录》，中国中医药出版社，2016年5月第1版，132～134页。

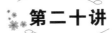

第二十讲

心脏病病证治疗

一、心悸

病名概述

心悸，包括惊悸和怔忡。是指病者自感心中急剧跳动，时有惶恐不安，不能自主，可伴有心前区不适，颤抖不宁，或脉见参伍不齐的一种心脏病。心悸常是各种心脏病及其他疾病累害心脏的首发症状之一。

心悸的病因与治疗首见于张仲景的论述中，如"凡食少饮多，水停心下，甚者则悸，微者短气"。治疗方剂，"伤寒脉结代，心动悸，炙甘草汤主之。"成无己在《伤寒明理论》中对心悸的症状亦作了详尽描述："悸者，心忪是也，筑筑惕惕然动，怔怔忪忪，不能自安者是矣。"怔忡多为心悸的严重表现。虞抟在《医学正传》中对惊悸与怔忡两者的区别作了说明，曰："怔忡者，心中惕惕然动摇而不得安静，无时而作者是也；惊悸者，蓦然而跳跃惊动，而有欲厥之状，有时而作者是也。"

心悸之临床表现，主要见于现代医学各种原因引起的心律失常，如心动过速或过缓、早搏、心房颤动、扑动、房室传导阻滞、病态窦房结综合征、预激综合征、心血管神经症等，均可参照本病辨证施治。

诊断依据

（1）病人自觉心中跳动不安，不能自主。脉过速或过缓，或有间歇，参伍不齐。休作有时者轻，无时者重。

（2）心脏听诊、心电图等项检查，提示有心律失常。

病证治疗

（一）心气不足证

【主证】心悸气短，神疲乏力，睡眠不安，眩晕自汗，舌淡红，脉细弱。

【证析】气为血帅，心气不足，运血无力，心失所养，故心悸气短。气虚不足以温煦四末，故乏力。汗为心之液，气虚不摄故易自汗。气血不足，髓海失养故头晕，睡眠不安，舌淡红，脉细弱。

【治法】补益心气，养心安神。

【方剂】生脉散合五味子汤加味。

【药物】党参10 g，黄芪20 g，麦冬10 g，五味子5 g，白术10 g，炒酸枣仁10 g，柏子仁10 g，炙甘草5 g。

（二）心阴亏虚证

【主证】心悸易惊，失眠多梦，口咽干燥，烦热盗汗，舌红少津，脉细数或有间歇。

【证析】心阴不足，不能敛阳，阳无所附，则心悸易惊。阴虚内热，阴液外泄故见烦热盗汗，阴液亏损，津不上承故见口干咽燥。脉细数乃是心阴亏损之象。

【治法】滋养心阴，镇静安神。

【方剂】天王补心丹加减。

【药物】党参10 g，天冬10 g，麦冬10 g，生地黄15 g，玄参10 g，丹参20 g，当归10 g，炒酸枣仁12 g，柏子仁10 g，炙远志5 g，朱衣茯神10 g，紫石英15 g。

（三）心肺气虚证

【主证】心悸胸闷，喘咳气短，久咳不已，面色苍白，自汗多汗，舌质淡胖，脉虚无力。

【证析】心肺气虚，鼓动血行之力不足，故心悸。心肺气虚不足以息，故气短少气。肺气久虚，失于肃降，气逆于上，故久咳喘息，胸闷。气虚不足，外表不固，故乏力自汗。气虚故面色苍白，舌质淡胖。气不足则脉虚无力。

【治法】养心补肺，敛汗固表。

【方剂】生脉散合玉屏风散加味。

【药物】党参10 g，黄芪25 g，天冬10 g，麦冬10 g，川贝母10 g，五味子5 g，白术10 g，茯苓10 g，防风10 g。

(四) 心脾血虚证

【主证】心悸气短，头晕目眩，面色不华，倦怠无力，睡眠多梦，舌淡白，脉细弱。

【证析】心主血，脾统血，阴血不足，血不养心，故心悸气短。血不荣于脑，故头晕目眩。血不外荣则面色不华，舌淡白。血脉不充则脉细弱。

【治法】补心健脾，养血安神。

【方剂】归脾汤合四物汤加减。

【药物】党参15 g，黄芪20 g，当归12 g，白芍10 g，熟地黄15 g，川芎10 g，白术10 g，炒酸枣仁10 g，茯神10 g，炙远志5 g，陈皮10 g。

(五) 心肝阴虚证

【主证】心悸眩晕，急躁易怒，五心烦热，口干舌燥，失眠多梦，舌红少津，脉细数或有间歇。

【证析】心主血，肝藏血，心阴虚易兼心血虚，心脉失养，故见心悸，失眠多梦。肝阴不足则肝阳偏亢，故见眩晕，急躁易怒。阴虚生内热，则感五心烦热。津不上承，故见口干舌燥，舌红少津。脉细数或间歇乃为阴血不足之象。

【治法】补益心阴，养血柔肝。

【方剂】一贯煎加味。

【药物】北沙参12 g，麦冬10 g，枸杞子10 g，生地黄15 g，制何首乌15 g，石斛10 g，当归10 g，白芍12 g，炒酸枣仁12 g，柏子仁10 g，川楝子5 g。

（六）心肾阳虚证

【主证】 心悸少气，倦怠懒言，畏寒肢冷，腰酸水肿，舌淡胖有齿印，脉细迟或有间歇。

【证析】 心居上焦主阳气，虚则不能温煦下焦肾阳，肾阳不足，水液内停，上凌于心，发为心悸，故见少气，倦怠懒言。肾阳虚弱不能达于四末，充于肌表，故见畏寒肢冷。肾阳不足，水湿内蕴，故见腰酸水肿。舌淡胖，脉细迟亦为阳虚水停之象。

【治法】 补益心气，温肾助阳。

【方剂】 保元汤合右归丸加减。

【药物】 人参 5 g，黄芪 30 g，杜仲 10 g，制附子（先煎）10 g，肉桂 5 g，山茱萸 10 g，茯苓 20 g，当归 10 g，熟地黄 10 g，菟丝子 10 g，鹿角胶（烊冲）10 g，甘草 5 g。

（七）心虚胆怯证

【主证】 心悸易惊，惶恐不宁，恶闻响声，坐卧不安，多梦易醒，舌淡红，脉细弦数。

【证析】《灵枢·邪客篇》曰："心者，五脏六腑之大主也，精神之所舍也。"心气不足，惊则气乱，神不守舍，发为心悸。胆虚则易惶恐不宁，多梦易醒。舌淡红、脉细弦数乃为心胆虚怯，阴血不足之象。

【治法】 养心壮胆，镇惊安神。

【方剂】 平补镇心丹加减。

【药物】 党参 20 g，黄芪 20 g，麦冬 10 g，生地黄 15 g，五味子 3 g，山药 15 g，朱衣茯神 12 g，炙远志 5 g，龙齿（先煎）20 g，炒酸枣仁 10 g，柏子仁 10 g，炙甘草 5 g。

（八）心气郁结证

【主证】 心悸烦闷，精神抑郁，胸胁胀痛，失眠多梦，舌边尖红，脉弦紧。

【证析】 心情抑郁，木失条达，气机不畅，则心悸胸闷，失眠多梦。胁为肝之分野，心肝气滞郁结，血运不畅，故见胸胁胀痛。气机郁结，化火伤津，故见舌边尖红，脉弦紧。

【治法】理气解郁，活血安神。

【方剂】加味逍遥散。

【药物】柴胡10g，苏木10g，当归10g，白芍10g，桃仁10g，红花10g，生地黄10g，白术10g，茯苓10g，炙远志5g。

（九）心胸痰浊证

【主证】心悸胸闷，咳嗽痰多，作呕欲吐，心跳不安，舌淡苔腻，脉弦滑。

【证析】脾为生痰之源，肺为贮痰之器。脾失健运，升降失司，痰浊内生，蕴于胸中，阻遏心阳，故心悸，跳动不安。胸阳不振则胸闷。痰浊阻肺，肺失肃降故咳嗽痰多。痰浊中阻，胃气上逆则作呕欲吐。苔腻脉滑乃为痰湿内蕴之象。

【治法】理气化痰，宁心安神。

【方剂】导痰汤加减。

【药物】法半夏10g，茯苓12g，陈皮10g，枳实10g，制南星5g，鱼腥草30g，葶苈子（布包）20g，浙贝母10g，炙远志10g，炒酸枣仁10g，竹茹10g。

（十）心血瘀阻证

【主证】心悸怔忡，胸闷憋气，时有心痛，喘息少气，恶梦易醒，舌紫暗，脉涩结代。

【证析】心主血脉，心脉瘀阻，心失所养，故心悸怔忡。气滞血瘀，心阳被遏，则胸闷憋气。心络挛急，则心痛时作，血行不畅，髓海失养，故恶梦易醒。脉络瘀阻，故舌紫暗，脉涩结代。

【治法】理气活血，化瘀止痛。

【方剂】血府逐瘀汤加味。

【药物】柴胡5g，桔梗5g，枳壳5g，桃仁10g，红花10g，当归10g，赤芍10g，川芎10g，生地黄10g，牛膝10g，郁金10g，琥珀（冲服）3g，甘草3g。

附方

（1）生脉散《内外伤辨惑论》：人参、麦冬、五味子。

（2）五味子汤《景岳全书》：五味子、麦冬、黄芪、人参、甘草。

（3）天王补心丹《摄生秘剖》：人参、玄参、丹参、茯苓、五味子、远志、生地黄、桔梗、当归、天冬、麦冬、柏子仁、酸枣仁。

（4）玉屏风散《世医得效方》：黄芪、白术、防风。

（5）归脾汤《济生方》：人参、黄芪、白术、当归、甘草、茯神、远志、酸枣仁、木香、龙眼肉。

（6）四物汤《局方》：当归、熟地黄、白芍、川芎。

（7）一贯煎《柳州医话》：北沙参、麦冬、当归、生地黄、枸杞子、川楝子。

（8）保元汤《博爱心鉴》：黄芪、人参、肉桂、甘草、生姜、糯米。

（9）右归丸《景岳全书》：熟地黄、山药、枸杞子、山茱萸、杜仲、肉桂、制附子、菟丝子、鹿角胶、当归。

（10）平补镇心丹《太平惠民和剂局方》：龙齿、朱砂、人参、山药、肉桂、五味子、天冬、生地黄、熟地黄、茯神、酸枣仁、茯苓、车前子。

（11）加味逍遥散《寿世保元》：柴胡、当归、白芍、白术、茯苓、生地黄、远志、桃仁、苏木、红花。

（12）导痰汤《济生方》：橘红、半夏、茯苓、天南星、枳实、甘草。

（13）血府逐瘀汤《医林改错》：当归、生地黄、桃仁、红花、枳壳、赤芍、柴胡、桔梗、川芎、牛膝、甘草。

二、心痛

病名概述

心痛是指病者膻中及虚里部位，由于心脏本体劳损而引起的以疼痛为主证，伴有心悸发慌、气短汗出、脉弦紧，经休息或治疗症状可获暂时缓解的一种心脏病。

心痛病名首见于《灵枢·厥病篇》，按其严重程度和预后，分为真心痛与厥心痛,"真心痛,手足清至节,心痛甚,旦发夕死,夕发旦死"和"厥心痛,痛如以锥针刺其心……色苍苍如死状"。《素问·藏气法时论》将心痛的部位与放射描述为:"心病者、胸中痛,胁支满,胁下痛,膺背肩胛间痛,两臂内痛。"继之,《金匮要略》又曰:"心痛彻背,背痛彻心。"《诸病源候论》还进一步将心痛依其病损的部位及预后分为正经与支别络之不同类型,曰:"心为诸脏主,其正经不可伤,伤之而痛者,则朝发夕死,夕发朝死,不暇展治。其久心痛者,是心之支别络为风邪冷热所乘痛也,故成疹,不死,发作有时,经久不瘥也。"

根据心痛的临床特点,主要见于现代医学冠状动脉粥样硬化性心脏病,如急性心肌梗死、心绞痛等,均可参照本病辨证施治。

诊断依据

（1）病人自感胸骨后或心前区疼痛,可放射至肩臂部,常于劳累时发作,或表现为心前区压窄感,憋闷感,每遇风寒、饱餐、情绪激动、重体力劳动时易发作或加重,舌紫脉涩。

（2）心电图、心向量图、超声心动图、心脏放射线、血清酶等项检查,符合冠状动脉粥样硬化性心脏病改变。

病证治疗

（一）心脉寒凝证

【主证】心绞痛卒然发作,形寒肢凉,出冷汗,心悸气短,心痛彻背,常在寒冷季节或遇风时加剧,舌紫暗苔薄白,脉紧。

【证析】心主阳气,心阳不振,复因寒邪侵及,心脉痹阻,故卒然心痛。营血运行不畅,心脉失养,故心悸气短。诸阳受于胸中而转行于背,阳气不运,故形寒肢凉,心痛彻背。气候晨夜寒温变化,卫外之力失御,故易病情加剧。舌紫苔白脉紧为寒凝血瘀之象。

【治法】温经祛寒,通阳活血。

【方剂】当归四逆汤加味。

【药物】桂枝10 g,细辛3 g,制川乌（先煎）5 g,干姜3 g,当归10 g,赤芍15 g,延胡10 g,甘草5 g。

（二）心胸气滞证

【主证】心前区隐痛阵阵，痛无定处，胸闷憋气，有堵塞感，每因情志不遂而诱发或加剧，食少腹胀，时欲叹息，嗳气则舒，苔腻，脉细弦。

【证析】情志抑郁，气滞上焦，胸阳失展，血脉不和，故心痛隐隐，时欲太息。气走无着，故痛无定处。气机郁结，木失条达，每易横逆犯于脾胃，故见食少腹胀，嗳气则舒，苔腻之症。脉弦为心痛气郁之象。

【治法】宽胸理气，活血通络。

【方剂】四逆散合四物化郁汤。

【药物】柴胡 5 g，白芍 10 g，枳壳 5 g，当归 10 g，川芎 10 g，熟地黄 10 g，桃仁 10 g，红花 10 g，香附 10 g，青黛（布包）3 g，甘草 5 g。

（三）心阳痹阻证

【主证】心前区疼痛彻背，背痛彻心，胸中憋闷，脘腹痞满，喘息咳吐痰涎，畏寒肢凉，胸胁掣痛，舌质淡紫苔白腻，脉涩。

【证析】心阳不振，血行无力，而致心脉痹阻。血脉不通则痛，故心前区疼痛彻背，背痛彻心。胸阳失旷，痰湿内蕴，故胸憋闷，胸胁掣痛，脘腹痞满，苔白腻。心病及肺，肺气受损，故喘息咳吐痰涎。心阳痹阻，气虚血瘀故见舌淡紫，脉涩。

【治法】宣痹通阳，化瘀通络。

【方剂】枳实薤白桂枝汤加味。

【药物】瓜蒌 10 g，薤白 10 g，枳实 10 g，川朴 5 g，桂枝 10 g，制半夏 10 g，郁金 10 g，丹参 20 g，陈皮 10 g。

（四）心气阳虚证

【主证】心痛气短，动辄喘息，心悸发慌，易出冷汗，畏寒肢冷，面白肢浮，舌淡胖有齿印，脉虚细缓。

【证析】心主阳气，心病日久，心阳虚损，血行不畅，故心痛气短，动辄喘急。心气不足，症见心悸发慌。阳气虚弱，卫外不固故畏寒肢冷。面色泛白肢浮，舌有齿印，乃为阳不达四末，血不荣外，水液内停之征。舌淡胖脉虚为心气阳虚之象。

【治法】补心益气，温阳通脉。

【方剂】保元汤合桂苓术附汤加减。

【药物】人参5 g，黄芪30 g，桂枝10 g，制附子（先煎）10 g，生姜3 g，茯苓20 g，白术12 g，甘草5 g。

（五）心气阴虚证

【主证】心痛时作，或为灼痛，气短乏力，心悸怔忡，心烦不寐，口干盗汗，舌红少津，脉细数或结代。

【证析】心阴耗散，阴不制阳，虚热内生，上扰心胸，故见心痛时作，或为灼痛。心气虚弱，故气短乏力，心悸怔忡。阴虚火动，逼液外泄，故见低热盗汗。阴虚于内，虚火上炎，灼伤神明则失眠，五心烦躁，脉细数或结代。津不上承故口干，舌红少津。

【治法】补气安神，滋阴养心。

【方剂】生脉散合柏子养心汤加减。

【药物】人参5 g，麦冬10 g，五味子5 g，生地黄15 g，枸杞子10 g，当归10 g，柏子仁10 g，炒酸枣仁10 g，朱衣茯神10 g，菖蒲10 g，郁金10 g，炙甘草5 g。

（六）心脉瘀阻证

【主证】心痛剧烈，如锥针刺，痛有定处，心慌汗出，气短喘急，四肢冰凉，舌紫暗，脉弦涩或细无力。

【证析】气虚则血行不畅，而致心脉瘀阻，心脉不通则痛，故心痛剧烈，痛有定处，如锥针刺。舌质紫暗脉弦涩乃血脉瘀阻所致。心失所养则心悸气短喘急。汗为心之液，阳气不固则汗出。阳不达四末故四肢冰凉。气虚血行不畅则脉细无力。

【治法】益气活血，温经通脉。

【方剂】参附龙牡汤合桃红四物汤。

【药物】人参10 g，制附子（先煎）10 g，龙骨（先煎）20 g，牡蛎（先煎）30 g，桃仁10 g，红花10 g，当归10 g，赤芍10 g，生地黄10 g，川芎10 g。

附方

（1）当归四逆汤《伤寒论》：当归、桂枝、芍药、细辛、甘草、通草、大枣。

（2）四逆散《伤寒论》：柴胡、白芍、枳实、甘草。

（3）四物化郁汤《类证治裁》：当归、川芎、白芍、熟地黄、桃仁、红花、香附、青黛。

（4）枳实薤白桂枝汤《金匮要略》：瓜蒌、薤白、枳实、厚朴、桂枝。

（5）保元汤《博爱心鉴》：黄芪、人参、肉桂、甘草、生姜、糯米。

（6）桂苓术附汤《验方》：桂枝、茯苓、白术、附片。

（7）生脉散《内外伤辨惑论》：人参、麦冬、五味子。

（8）柏子养心汤《体仁汇编》：柏子仁、麦冬、茯神、当归、石菖蒲、玄参、熟地黄、枸杞子、甘草。

（9）参附龙牡汤《验方》：人参、附子、龙骨、牡蛎。

（10）桃红四物汤《济阴纲目》：桃仁、红花、当归、川芎、芍药、地黄。

三、心痹

病名概述

心痹是指经感风寒湿热之邪，窜经入络，侵犯肌肉关节，损伤血脉，内舍于心，寒热汗出，骨节肿痛，心悸气短，胸闷乏力，两颧紫红，咳嗽咯血，脘胁胀满，下肢水肿，脉滑数或有间歇的一种心脏病。

《素问·痹论》首先指出，心痹的原因是反复感受时令之邪，侵及血脉心脏，使气血瘀滞，闭塞不畅。其曰："风寒湿三气杂至，合而为痹也""五脏皆有合，病久而不去者，内舍于其合也""脉痹不已，复感于邪，内舍于心。"心痹的命名和主要症状及其病机，在《素问·痹论》中作了较详尽的论述："心痹者，脉不通，烦则心下鼓，暴上气而喘，嗌干善噫，厥气上则恐。""淫气忧思，痹聚在心。"心痹有寒热之别，"其寒者，阳气少，阴气多""其热者，阳气多，阴气少"。古人对风湿性环状红斑、舞蹈症也早有阐述，如明代王肯堂曰："三气合而为痹……搏于血脉，积年不已，则成隐疹风疮，搔之不痛""手足掣动不随，四肢颤摇。"

心痹主要相当于现代医学的急性风湿性心肌炎、慢性风湿性心脏病、感染性心内膜炎等，均可参照本病辨证施治。

诊断依据

（1）有风寒湿热感染病史，如咽喉疼痛，恶寒发热，汗出恶风，肌肉关节红肿热痛，并伴有心悸气短，胸闷乏力，颧唇紫红，下肢水肿，脉数或有间歇。

（2）心脏听诊闻及病理性杂音，心脏放射线、心电图、超声心动图等项检查，提示有心脏瓣膜病理性改变和抗"O"升高，血沉增快等。

病证治疗

（一）心风湿热证

【主证】发热汗出，骨节红肿疼痛，皮肤隐疹或手足掣动，心悸气短，烦躁胸闷，苔黄腻，脉滑数。

【证析】心主阳气，外感风湿热之邪，则发热汗出。外邪不解，脉痹不已，内舍于心，故心悸气短。热扰心胸故胸闷烦躁。湿与热合，流走关节，故关节红肿疼痛。热伤血络，发于体表，皮肤则见隐疹。热盛风动故见手足掣动。苔黄腻，脉滑数，则属湿热之征。

【治法】清热祛风渗湿，滋养心阴。

【方剂】白虎加桂枝汤加味。

【药物】桂枝 5 g，生石膏（先煎）50 g，知母 10 g，甘草 10 g，粳米 10 g，黄柏 10 g，黄芩 10 g，栀子 10 g，桑枝 15 g，秦艽 12 g。干地黄 15 g，玉竹 12 g，薏苡仁 15 g。

（二）心风湿寒证

【主证】恶寒微热，骨节酸痛，自汗恶风，心悸胸闷，时有心痛，舌淡白，脉细涩。

【证析】风湿寒邪袭入，流走经络，络道不通，气血运行受阻，故见骨节酸痛。外邪在表，正邪抗争故恶寒微热。卫气不固，故见自汗恶风。

寒性凝滞收引，气血运行不畅，心脉失养，胸阳失旷，故见心悸胸闷，时有心痛。舌淡白为风寒之象，脉涩为寒凝之征。

【治法】祛风除湿散寒，温通心阳。

【方剂】独活寄生汤合防己黄芪汤加减。

【药物】独活 10 g，桑寄生 15 g，秦艽 12 g，防风 10 g，防己 12 g，当归 12 g，细辛 3 g，川芎 5 g，桂枝 10 g，干地黄 20 g，黄芪 30 g，炙甘草 5 g。

（三）心阴血瘀证

【主证】心悸憋闷，骨节酸楚，两颧紫红，咳嗽咯血，唇甲发绀，端坐呼吸，舌红少津，脉滑数。

【证析】瘀阻血脉，心失所养，故心悸，憋闷。血不养筋，则骨节酸楚。阴虚火旺熏蒸于肺，可见两颧紫红。肺络损伤则咯血。瘀阻血脉，则唇甲发绀。心病及肺，气逆于上，出现咳嗽，端坐呼吸。舌红少津，脉滑数为阴虚火旺之象。

【治法】养阴安神，化瘀止血。

【方剂】琥珀养心丹加减。

【药物】人参 5 g，生地黄 15 g，当归 12 g，黄连 3 g，琥珀（冲服）1 g，龙齿（先煎）20 g，炙远志 10 g，菖蒲 10 g，朱衣茯神 15 g，炒酸枣仁 15 g，仙鹤草 30 g，益母草 30 g，墨旱莲 30 g，三七末（冲服）3 g。

（四）心气阳虚证

【主证】心悸气短，面色无华，畏寒肢冷，关节疼痛，遇风寒易发，自汗水肿，舌淡脉缓。

【证析】心阳虚弱，心气不足，故见心悸气短。血不上荣，故面色无华。阳气虚则皮毛不固，卫外失职，故自汗。气阳虚水液不化，溢于肌肤，故见水肿。寒湿久羁，阳不达四末，故畏寒肢冷，关节疼痛。藩篱空疏，外邪内侵，故遇风寒易发。舌淡脉缓均为阳气不足之象。

【治法】益气温阳，养血通络。

【方剂】改定三痹汤。

【药物】人参 5 g，黄芪 30 g，白术 10 g，制川乌（先煎）5 g，桂心 3 g，当归 15 g，白芍 12 g，川芎 10 g，甘草 5 g，生姜 5 g，大枣 10 枚。

附方

（1）白虎加桂枝汤《金匮要略》：知母、石膏、甘草、粳米、桂枝。

（2）独活寄生汤《千金方》：独活、桑寄生、秦艽、防风、细辛、川芎、当归、地黄、白芍、桂枝、茯苓、杜仲、牛膝、生姜、大枣。

（3）防己黄芪汤《金匮要略》：防己、甘草、白术、黄芪、生姜、大枣。

（4）琥珀养心丹《类证治裁》：琥珀、龙齿、远志、石菖蒲、茯神、人参、酸枣仁、生地黄、当归、黄连、朱砂、牛黄。

（5）改定三痹汤《张氏医通》：乌头、桂心、生姜、当归、芍药、人参、白术、黄芪、大枣、甘草。

四、心胀

病名概述

心胀是指心脏本体或其心包受病劳损，肿胀发大，病者心下痞满，惊悸怔忡，心慌气短，甚则不得平卧，肤唇发绀，肢体水肿，脉数或不整的一种严重心脏病。

心胀的命名和主要症状，首见于《灵枢·胀论》："夫心胀者，烦心短气，卧不安。"其病机为"营卫留止，寒气逆上，真邪相攻，两气相搏，乃合为胀也。"心肿胀大，气血滞行，流通受阻，且血不利，则瘀为水。其证候表现在诸多方面，如《素问·平人气象论》曰："颈脉动，喘疾咳。"《金匮要略》曰："其人喘满，心下痞坚，面色黧黑。"《医门法律》曰："阻其血则杂揉心下而为痞坚""血凝之色亦黑，故黧黑见于面部。"《千金方》曰："凡心下有水筑筑而悸，短气而恐。"严重则出现心气虚脱，如《素问·平人气象论》释曰："乳之下，其动应衣，宗气泄也。"

心胀主要相当于现代医学中各种心脏病原发性或继发性心室或（及）心房扩张，或（及）肥厚。如各种感染性或中毒性心肌炎、心肌病、高血压心脏病、肺源性心脏病、风湿性心脏病、冠状动脉粥样硬化性心脏病、先天性心脏病、贫血性心脏病和其他各种疾病引起的心脏增大，以及心包炎、心包积液等，均可参照本病辨证施治。

诊断依据

（1）有较长的心脏病或其他疾病史，并伴有严重的心脏病症状与体征，如心慌气短，颈脉动甚，面色黧黑，甚则心下痞坚，肢体水肿，脉数或不整。

（2）心脏叩诊、心脏放射线、超声心动图、心电图等项检查提示心肌肥厚，心脏增大，或有心包积液。

病证治疗

（一）心淫邪毒证

【主证】恶寒发热，咳嗽咽痛，心烦气短，心悸胸闷，便干尿赤，舌红苔腻，脉数不整。

【证析】"温邪上受，首先犯肺"，邪热侵袭，肺卫失宣，故恶寒发热，咳嗽。淫邪疫毒，经口鼻内侵，上结于咽，正邪相搏，则引起咽痛。热结于内，火邪扰心，故心烦气短。邪热闭阻心肺，故心悸胸闷。津液被灼，故便干尿赤。舌红苔腻，脉数不整乃为邪热鸱张之象。

【治法】泻心解毒，祛邪安神。

【方剂】黄连泻心汤合清瘟败毒饮加减。

【药物】黄连 5 g，熟大黄 10 g，黄芩 10 g，生石膏（先煎）50 g，生地黄 15 g，栀子 15 g，桔梗 10 g，甘草 10 g，玄参 10 g，知母 10 g，连翘 15 g，牡丹皮 10 g，茯神 10 g，琥珀（冲服）3 g。

（二）心火亢盛证

【主证】心悸怔忡，性急多怒，眩晕耳鸣，五心烦热，烦躁不安，口干发苦，舌红苔黄，脉弦紧数。

【证析】心火内盛，扰乱心神故心悸怔忡。气机郁结，阳发太过，故性急多怒。阳亢上扰清空，则见眩晕耳鸣。心火伤阴，则五心烦热，烦躁不安。津液被灼，故口干发苦，舌红苔黄，脉弦紧数亦为心火亢盛之象。

【治法】清心除烦，潜阳安神。

【方剂】天麻钩藤饮合珍珠母丸加减。

【药物】天麻 10 g，钩藤（后下）15 g，石决明（先煎）30 g，珍珠母（先煎）30 g，龙骨（先煎）30 g，栀子 10 g，黄芩 10 g，茯神 10 g，首乌藤 10 g，炒酸枣仁 12 g，柏子仁 10 g。

（三）心气阴虚证

【主证】心悸发慌，气短乏力，头昏眩晕，心烦意乱，失眠盗汗，手足心热，便干尿少，舌淡红嫩，脉细数有间歇。

【证析】心气虚弱，鼓动无力，则胸闷气短。气虚血运无力，心脉失养，则心悸发慌。气血不足，脑失所养，故头昏眩晕。阴虚火旺，扰乱神明，逼液外泄，故失眠盗汗，手足心热。津液被灼，故见便干尿少，舌淡红嫩。脉细数有间歇乃为气阴不足之象。

【治法】益气滋阴，养血安神。

【方剂】炙甘草汤加味。

【药物】炙甘草 12 g，人参 5 g，桂枝 10 g，当归 l2 g，麦冬 12 g，生地黄 15 g，枸杞子 10 g，火麻仁 10 g，阿胶（烊冲）12 g，紫石英 30 g，炒酸枣仁 15 g，生姜 3 g，大枣 10 枚。

（四）心气血虚证

【主证】心悸怔忡，面色苍白，乏力水肿，头晕失眠，精神疲倦，口唇色淡，舌淡白，脉细弱。

【证析】心气不足，心血亏虚则心失所养，而致心悸怔忡，乏力倦怠与失眠。血不上荣则头晕，面色苍白。唇舌色淡，身浮肿为气阳不足，水湿不化之故。脉细弱，亦为气血不足之象。

【治法】补益心气，养血安神。

【方剂】当归补血汤合四物汤加味。

【药物】紫河车（研末吞服）20 g，党参 20 g，黄芪 30 g，当归 12 g，白芍 15 g，熟地黄 20 g，川芎 10 g，柏子仁 10 g，首乌藤 10 g，茯神 10 g。

（五）心血瘀阻证

【主证】心胸闷塞，呼吸气短，颈脉动甚，时有心痛，心下痞满，下肢水肿，面唇紫黑，舌紫，脉涩不齐。

【证析】心主血，血为气母，瘀血痹阻则气机不运，见心胸闷塞。血行不畅，心肺失养，则呼吸气短。气虚血瘀则脉不通，故颈脉动甚。心脉瘀阻不通，则时有心痛。心阳阻遏，则心下痞满。血瘀气滞，血不利则为水，故下肢水肿。面唇紫黑，舌紫均为瘀血之候。"脉者，血之府也……涩则心痛，"血运不畅，故见脉涩不齐。

【治法】益气活血，化瘀通痹。

【方剂】补阳还五汤合血郁汤加减。

【药物】黄芪 30 g，当归 15 g，赤芍 15 g，川芎 10 g，桃仁 10 g，香附 10 g，苏木 10 g，丹参 30 g，地龙 10 g，穿山甲 10 g，降香 10 g，益母草 30 g，葶苈子（布包）30 g。

附方

（1）黄连泻心汤《金匮要略》：黄连、大黄、黄芩。

（2）清瘟败毒饮《疫疹一得》：生石膏、生地黄、犀角、黄连、栀子、桔梗、黄芩、知母、赤芍、牡丹皮、连翘、玄参、鲜竹叶、甘草。

（3）天麻钩藤饮《杂病诊治新义》：天麻、钩藤、生石决明、栀子、黄芩、朱茯神、益母草、首乌藤、川牛膝、杜仲、桑寄生。

（4）珍珠母丸《本事方》：珍珠母、当归、人参、酸枣仁、熟地黄、柏子仁、犀角、茯神、沉香、龙骨。

（5）炙甘草汤《伤寒论》：炙甘草、人参、桂枝、生姜、麦冬、生地黄、火麻仁、大枣、阿胶、清酒水煮。

（6）当归补血汤《内外伤辨惑论》：黄芪、当归。

（7）四物汤《局方》：当归、熟地黄、白芍、川芎。

（8）补阳还五汤《医林改错》：当归、川芎、桃仁、赤芍、红花、黄芪、地龙。

（9）血郁汤《杂病源流犀烛》：香附、牡丹皮、苏木、桃仁、红曲、山甲、降香、通草、麦芽、红花、山楂、韭汁。

五、心水

病名概述

心水是指病者表现为心慌气急，喘促烦躁，不得平卧，畏寒肢冷，皮肤青紫，腹大胫肿，小便短少，舌胖脉数的一种严重心脏病。

《素问·气交变大论》首先指出心脏受病，重则水肿。其曰"邪害心火，民病身热烦心，躁悸，阴厥……甚则腹大胫肿，喘咳，寝汗出，憎风。"《金匮要略》明确指出本病之病名和系列症状与体征特点："心水者，其身重而少气，不得卧，烦而躁，其人阴肿。"刘河间在《河间六书》中更强调了心水是一个独立的疾病，他曰："其肿，有短气，不得卧，为心水。"甚者水气凌心犯肺，咳嗽，咯血，如《丹溪心法》曰："心气虚耗，不能藏血，以致……咳嗽唾血。"《外台秘要》也曰："心咳，咳而吐血。"心水病人，常在夜间发作或加重。《素问·藏气法时论》曰："心病者，日中慧，夜半甚，平旦静。"其病除心脏本体外，还常累及肺、肝、脾、肾诸脏。《金匮要略》曰："水在心，心下坚筑，短气""水在肺，吐涎沫""水在肝，胁下支满""水在脾，少气身重""水在肾，心下悸。"

心水主要见于现代医学各种心脏病导致的右心衰竭、左心衰竭或全心衰竭，以及其他疾病发生严重心脏功能不全有水肿者，均可参照本病辨证施治。

诊断依据

（1）心慌气急，腹胀纳差，小便短少，下肢水肿，唇指发绀，或伴咳嗽咯血，不得平卧，脉细数或有间歇。

（2）心脏物理检查、心脏放射线、超声心动图、动脉血气分析、循环时间测定等提示心力衰竭。

病证治疗

（一）心胸痰饮证

【主证】心悸不宁，胸闷气短，咳吐痰涎，不能平卧，胃脘痞满，畏寒肢冷，骨节酸楚，水肿尿少，舌淡苔白，脉滑数。

【证析】饮邪之症，一般责之肺、脾、肾。饮停心下，故心悸不宁。痰浊阻肺，清肃失降，则胸闷气短，咳吐痰涎，不能平卧。脾虚生痰，痰浊中阻，则胃脘痞满。肾气阳虚，阳不达四肢，故见畏寒肢冷，骨节酸楚。肺失宣降，脾失健运，肾失温煦，气化失司，水湿内停，故见水肿尿少。舌淡苔白脉滑数是阳虚饮停之象。

【治法】温阳化饮，祛痰泻水。

【方剂】小青龙汤合葶苈大枣泻肺汤加减。

【药物】炙麻黄 5 g，桂枝 10 g，白芍 10 g，干姜 5 g，细辛 2 g，法半夏 10 g，白芥子 10 g，五味子 3 g，鱼腥草 30 g，杏仁 10 g，葶苈子（布包）30 g，甘草 5 g，大枣 10 枚。

（二）心气阳衰证

【主证】心慌气短，精神萎靡，体倦乏力，心胸憋闷。面色苍白，形寒肢冷，水肿自汗，腹胀尿少，舌淡胖嫩，脉沉细弱。

【证析】心气阳衰、虚损，气血不足，心脉失养，故心慌气短，精神萎靡。心阳痹阻，而见心胸憋闷。心阳虚不能上荣于面，故面色苍白。阳虚不能外达四肢，故形寒肢冷。心阳不振，不能布散水津，故见水肿。阳虚卫表不固则自汗。肾失温煦，气化失司，故见腹胀尿少。舌淡胖嫩，脉沉细弱为心气阳衰之象。

【治法】益气安神，温阳行水。

【方剂】养心汤合桂苓术附汤加减。

【药物】人参 5 g，黄芪 30 g，桂枝 10 g，制附子（先煎）10 g，炒酸枣仁 10 g，五味子 3 g，当归 10 g，川芎 10 g，猪苓 30 g，白术 10 g，车前子（布包）30 g，炙甘草 5 g。

（三）心阴血亏证

【主证】心悸易惊，胸闷隐痛，不能平卧，气急怔忡，咳嗽咯血。头晕目眩，失眠多梦，盗汗颧红，舌红少津，脉弱细数。

【证析】心阴亏虚，心阳偏亢，故心悸易惊。虚热上扰心胸，故胸闷隐痛。气不化津，水气凌心，则气急怔忡。阴虚火旺，津不上承，水气犯肺，肺失清肃，故咳嗽，舌红少津。虚火上炎，灼伤肺络，故咯血。阴虚阳亢，清阳被扰，故见头晕目眩。神不守舍故失眠多梦，阴虚生内热，则盗汗颧红。脉弱细数乃为心阴血亏之象。

【治法】益气滋阴，养血利水。

【方剂】天王补心丹合加味百合地黄汤加减。

【药物】人参 5 g，干地黄 15 g，麦冬 10 g，玄参 10 g，炒当归 10 g，地骨皮 10 g，炒酸枣仁 10 g，柏子仁 10 g，五味子 5 g，川贝母 10 g，煅牡蛎（先煎）30 g，葶苈子（布包）30 g，茯苓 20 g，三七粉（冲服）5 g。

（四）心血瘀滞证

【主证】心悸憋闷，胸部作痛，不能平卧，畏寒肢冷，唇甲青紫，腹胀食少，下肢水肿，舌质紫暗，脉象细涩。

【证析】心阳痹阻，血运无力，心失所养，故心悸憋闷。气血瘀滞，不通则痛，故胸部作痛，不能平卧。气血运行不畅，阳不达四末，故畏寒肢冷，唇甲青紫。血不利则为水，故腹胀食少，下肢水肿。舌质紫，脉细涩为气血瘀滞之象。

【治法】活血化瘀，温阳利水。

【方剂】血府逐瘀汤合真武汤加减。

【药物】制附子（先煎）10 g，桂枝 10 g，柴胡 10 g，桔梗 10 g，枳实 10 g，当归 10 g，赤芍 10 g，川芎 10 g，红花 10 g，桃仁 10 g，益母草 30 g，白术 10 g，茯苓 30 g。

附方

（1）小青龙汤《伤寒论》：麻黄、芍药、桂枝、干姜、半夏、细辛、甘草、五味子。

（2）葶苈大枣泻肺汤《金匮要略》：葶苈子、大枣。

（3）养心汤《政治准绳》：黄芪、茯苓、茯神、当归、川芎、炙甘草、半夏、柏子仁、酸枣仁、远志、五味子、人参、肉桂。

（4）桂苓术附汤《验方》：桂枝、茯苓、白术、附片。

（5）天王补心丹《摄生秘剖》：人参、玄参、丹参、茯苓、五味子、远志、生地黄、桔梗、当归、天冬、麦冬、柏子仁、酸枣仁。

（6）加味百合地黄汤《验方》：百合、地黄、麦冬、五味子、人参、牡蛎、贝母、丹参、葶苈子、大枣、地骨皮。

（7）血府逐瘀汤《医林改错》：当归、生地黄、桃仁、红花、枳壳、赤芍、柴胡、桔梗、川芎、牛膝、甘草。

（8）真武汤《伤寒论》：附片、白芍、白术、茯苓、生姜。

六、心厥

病名概述

心厥是指病者表现为心乱气微，卒然心痛，大汗淋漓，面色惨白，四肢厥冷，神识昏蒙，躁动发绀，舌青脉微的一种危险心脏病。

厥，首见于《素问·厥论》，以阳气、阴气之衰分寒厥、热厥。其曰："阳气衰于下则为寒厥，阴气衰于下则为热厥。"《灵枢·五乱篇》又以清浊之气逆乱阐明厥的病机，曰："清气在阴，浊气在阳，营气顺脉，卫气逆行，清浊相干，乱于胸中，是谓大悗，故气乱于心，则烦心密嘿，俯首静伏。"张仲景在《伤寒论》中指出主证的机制为："厥者，阴阳气不相顺接便为厥。厥者，手足逆冷者是也。"《医学入门》又曰："气逆而不下行，则血积于心胸。"可见，厥为阴阳气衰或清浊之气逆乱，或阴阳之气不相接而致。《素问·举痛论》指出受寒剧痛导致厥逆："寒气客于五脏，厥逆上泄，阴气竭，阳气未入，故卒然痛死不知人，气复反则生矣。"心脏以气为本，血为标，阴为体，阳为用。心气衰脱，心阴枯竭，血脉瘀滞，壅塞心窍，使营卫不通，阴阳之气不相顺接，不能畅达于手足，以至厥冷不温，发为心厥。若阴阳之气不相维系，终至阴阳离决，则卒然昏仆，不省人事，二便失禁，发为心脱。心厥脱是心脏病终末表现，可以相继于心脏病由气及血，由血及水之后，也可以突然直中，出现于心脏病之早中期，或是由于其他疾病突然恶化发生心厥脱。

心厥为心脏本身病变或其他疾病恶化导致微循环障碍，血循环衰竭，主要见于现代医学的不稳定性心绞痛、急性心肌梗死，以及其他心脏病导致的心源性休克、失血性休克、感染性休克或过敏性休克等，均可参照本病辨证施治。

诊断依据

（1）心慌不安，面色苍白，大汗淋漓，四肢冰冷，或不省人事，二便失禁，脉微欲绝，或见怪脉。

（2）心脏听诊心音低微或极快或极慢，或心律失常，心电图检查有严重心律失常，测血压极度下降等。

病证治疗

（一）心阳气衰证

【主证】心悸发慌，面色苍白，冷汗淋漓，神情淡漠，无热畏寒，肢冷如冰，尿少或遗溺，下利清谷，舌淡苔白，脉微细欲绝。

【证析】心气衰微，心失所养，故心悸发慌。气虚及阳，不能上荣故面色苍白。气虚阳微，故表情淡漠。气不固外，故冷汗淋漓。阳气衰微，不能温煦肢体，故无热畏寒，肢冷如冰。心阳虚衰，脾阳不振，水谷腐熟无能，故下利清谷。心阳式微，肾失温煦，气化失司，故尿少或遗溺。心阳气衰，鼓动无力，故脉微欲绝。

【治法】益气温经，回阳救逆。

【方剂】四逆加人参汤合参附龙牡汤加味。

【药物】人参 10 g，制附子（先煎）10 g，桂枝 10 g，肉桂 3 g，干姜 5 g，五味子 5 g，龙骨（先煎）30 g，牡蛎（先煎）30 g，炙甘草 10 g。

（二）心阴气衰证

【主证】心悸多汗，心胸闷塞，烦渴躁动，胸腹灼热，手足厥冷，溺赤便秘，或尿减少，便腐恶臭，舌燥苔黄，脉细数或沉微。

【证析】阴亏之体，或骤感时邪温热，灼伤阴津，心气衰微，卫阳不固，故心悸多汗。热扰心神，则心胸闷塞。阴津液伤，不能上承，故烦渴躁动。阴损及阳，不达四末故手足厥冷。津液内乏，燥热内结，故溺赤便秘或腐恶臭。舌燥苔黄属阴亏而热炽，脉细数或沉微乃为阴虚津亏之象。

【治法】益气泄热，急下存阴。

【方剂】白虎加人参汤合增液承气汤加减。

【药物】西洋参 10 g，生石膏（先煎）100 g，玄参 10 g，生地黄 20 g，麦冬 10 g，知母 15 g，黄芩 10 g，栀子 10 g，甘草 5 g，生大黄（后下）10 g。

（三）心阴阳绝证

【主证】心痛欲死，气喘息微，神志昏迷，目呆口张，喉中痰鸣，汗出如油，周身俱冷，肤唇青紫，二便失禁，脉微欲绝。

【证析】元气耗竭，阴损及阳，阳损及阴，阳气亏虚欲绝，则心痛欲死，气喘息微。阴阳欲脱，神离其舍，则神志昏迷。心阳虚脱，肺气衰竭，无力呼吸，痰涎上涌，故喉中痰鸣。阳虚失摄，则汗出如油。阳失温煦，则四肢厥冷。血瘀涩滞，故肤唇青紫。阴阳不相维系，终至阴阳离决，故二便失禁，脉微欲绝。

【治法】益气敛阴，救逆固脱。

【方剂】救逆汤合救脱汤加减。

【药物】人参 10 g，黄芪 30 g，麦冬 15 g，干地黄 15 g，五味子 5 g，制附子（先煎）10 g，龙骨（先煎）30 g。牡蛎（先煎）30 g，干姜 10 g，炙甘草 10 g（本方浓煎鼻饲）。

另外本病可酌情选用宽胸止痛，救逆固脱之中药制剂：

（1）速效救心丸：40 mg/丸。每次含服 4～6 粒，重者 10～15 粒，每日含服 3 次。适用于心绞痛、心肌梗死胸闷憋气者。

（2）麝香保心丸：22.5 mg/丸。每次服 2～3 粒，每日 3 次。适用于心绞痛、心肌梗死胸闷，或神志恍惚者。

（3）复方丹参滴丸：每次服 10 粒，每日 3 次。适用于心绞痛、心肌梗死胸闷，唇甲发绀者。

（4）冠心丹参滴丸：舌下含服，每次 10 粒，每日 3 次。适用于冠状动脉粥样硬化性心脏病心绞痛气滞血瘀者。

（5）心通口服液：每支 10 ml，每次服 10～20 ml，每日 2～3 次。适用于冠状动脉粥样硬化性心脏病心绞痛气阴两虚、痰瘀痹阻者。

（6）心宝丸：60 mg/丸。每次服 2～4 粒，每日 3 次。适用于心动过缓，心律失常，心力衰竭肢冷者。

（7）生脉注射液：2 ml/支，10 ml/支。每次 10～20 ml，加入 10％葡萄糖注射液 20 ml 中缓慢静脉注射；或 60～100 ml，加入 5％葡萄糖注射液 250 ml 中静脉滴注，每日 1～2 次。适用于冠状动脉粥样硬化性心脏病心绞痛气阴两虚者。

（8）参附注射液：2 ml/支，10 ml/支。每次 10～20 ml，加入 5％葡萄糖注射液 250～500 ml 中静脉滴注，每日 1 次。适用于冠状动脉粥样硬化性心脏病心绞痛阳气虚衰者。

附方

（1）四逆加人参汤《伤寒论》：甘草、干姜、附子、人参。

（2）参附龙牡汤《验方》：人参、附子、龙骨、牡蛎。

（3）白虎加人参汤《伤寒论》：石膏、知母、甘草、粳米、人参。

（4）增液承气汤《温病条辨》：玄参、麦冬、细生地黄、大黄、芒硝。

（5）救逆汤《温病条辨》：炙甘草、干地黄、白芍、阿胶、麦冬、龙骨、牡蛎。脉虚大加人参。

（6）救脱汤《类证治裁》：附片、人参、黄芪、熟地黄、五味子、麦冬。

《心脏病证治》，南京出版社，1991 年 5 月第 1 版，51～81 页。

附录

心脏病气血水厥演变与证治规律研究/评审纪实 1999

曾学文： 心脏病气血水厥演变与证治规律研究 1999

概　　况

本课题研究历时 20 年。自 1981 年起，搜集整理经治的各种心脏病 345 例，发现在其发生、发展至转归的全过程中，普遍存在着一条客观的自然演变程序与动态变化的证治规律——气血水厥，即心气虚—心血瘀—心水肿—心厥脱。既可顺传，又能逆转。这一规律于 1989 年在《中医药学报》首次揭示，其后又在《自然疗法》详细论述，并获盐城市人民政府授予的自然科学优秀学术论文成果一等奖。《心脏病证治》《盐城名老中医经验精华》《临床经验荟萃》《中医内科学》等多种专著也有收录或转载或应用其方剂。先后在国际中医心病学术会议、世界中西医结合大会交流，宣读的论文刊载于《扬州医学院学报》，并应加拿大中医药针灸学会同行要求，制作投影资料寄往该国介绍，被认为"是一份很好的教学材料"。《中国医药学报》载文评述，指出"这一规律对于指导临床有一定意义"。国内知名专家和同道在《全国中医、中西医结合心血管病治疗进展讲习班》《江苏中医杂志》《中国中医药信息杂志》引证或应用其方治疗多种心脏病获得一定疗效。新近将其方剂研制成"强心康口服液"，使用于临床，取得了社会效益与经济效益。待后对本课题还将其进行深入的实验研究。

目　　的

多年来临床观察发现，各种原因心脏病，导致心功能不全，心衰I度、II度、III度以及心源性休克，普遍存在着一条客观的自然演变程序与动态变化的证治规律。中国传统医学可将其归纳为气血水厥，即：心气虚—心血瘀—

心水肿—心厥脱。研究这一规律，对于指导临床实践有一定意义。

方 法

中医药为主治疗一组心脏病 345 例，结合现代医学理化检查，确定病种与心功能分级，按照传统中医有关气虚、血瘀，水肿、厥脱的辨证要点，对所有病例，依据临床表现，分别予以确定一个证。凡仅见心气虚者，定为心气虚证；心气虚有血瘀者，定为心血瘀证；心气虚血瘀有水肿者，定为心水肿证；不论有无出现心气虚，血瘀，水肿见证，一旦有厥脱之候者，则定为心厥脱证。

结 果

1. 临床资料

1.1 性别　男 223 例，女 122 例。

1.2 年龄　29 岁以下 40 例，30～39 岁 47 例，40～49 岁 60 例，50～59 岁 103 例，60 岁以上 95 例。

1.3 病种　肺源性心脏病 87 例，冠状动脉粥样硬化性心脏病 79 例，高血压心脏病 55 例，风湿性心脏病 51 例，其他心脏病（含心肌炎、心肌病、甲状腺功能亢进性心脏病、贫血性心脏病、先天性心脏病等）73 例。

1.4 辨证　心气虚证 162 例，心血瘀证 89 例，心水肿证 85 例，心厥脱证 9 例。

1.5 疗效　显效 158 例占 45.8%，好转 150 例占 43.47%，无效 30 例占 8.7%，死亡 7 例占 2.02%。总有效率 89.27%。

2. 资料分析

2.1 年龄分布　心气虚证以 50 岁以下为多 86 例占 53.09%；心血瘀证、心水肿证、心厥脱证则均以 50 岁以上为多，分别为 55 例、59 例、8 例，各占 61.79%、69.41%、88.89%。

2.2 病种分类　肺源性心脏病以心水肿（45%）和心气虚（32%）为多；冠状动脉粥样硬化性心脏病以心血瘀（42%）和心气虚（39%）为

多；高血压心脏病以心气虚（70％）为多；风湿性心脏病以心水肿（41％）为多。心厥脱证则多发生于高心病（44％）和冠状动脉粥样硬化性心脏病（33％）。

2.3 疗效分析 心气虚证显效率高62.96％，心血瘀和心水肿证好转率高，分别为49.44％、62.35％，心厥脱证病死率高55.55％。

3. 心脏病演变

心居胸中横膈之上两肺之间，出于左乳下，其动应衣，脉宗气也。《灵枢》："宗气不下，脉中之血，凝而留止。"《金匮要略》："血不利，则为水""心水者，其身重而少气，不得卧，烦而躁，其人阴肿。"《伤寒论》："阴阳气不相顺接，便为厥。"由此可见，心脏病由气及血，由血及水，由水及厥，是病由浅入深，由轻变重的自然发展过程。其最初阶段是以"心气虚"为其特征，如心悸少气、乏力自汗。气行血行，气虚血滞，血不利，则瘀为水，病至中后期，除心气虚见证外，无不出现心胸憋闷、唇甲发绀的"心血瘀"，心慌水肿、不得平卧的"心水肿"。心脏病之最终结局，乃为"心厥脱"，心乱气微、大汗肢冷、面色惨白。它通常发生于病之晚期，但亦有逆现于早中期者，谓之直中。心脏病之演变规律，既可顺传又能逆转。其气虚贯通于病之始终，好转则气虚逐渐减轻，恶化则气虚愈来愈重，气虚及阳，重则导致气阳厥脱。血瘀随着气虚阳虚而变化，水肿又随着气阳虚和血瘀而变动。反映了心脏舒张功能与收缩功能减退，肺循环、体循环、微循环障碍所致。

4. 心脏病证治

4.1 心气虚证

【病情】轻。

【病位】心、肺。

【病机】心气虚弱，肺气不足，胸阳不振，阴液亏损。

【证候】心悸胸闷，少气懒言，倦怠乏力，神疲自汗，眩晕失眠，健忘多梦，过劳则重，舌淡脉弱。

【治法】益气养阴，宽胸安神。

【方剂】益心气汤（作者经验方）。党参 10 g，黄芪 20 g，麦冬 10 g，玉竹 10 g，瓜蒌 10 g，薤白 10 g，桂枝 5 g，当归 10 g，炒酸枣仁 10 g，柏子仁 10 g，五味子 5 g。水煎服。

【疗效】本方加减治疗以气虚为主证的各种心脏病 162 例，其中肺源性心脏病 28 例，冠状动脉粥样硬化性心脏病 31 例，高血压心病 39 例，风湿性心脏病 16 例，其他类型心脏病 48 例。结果：显效 102 例，占 62.96%，好转 52 例，占 32.09%，总有效率为 95.05%。

4.2 心血瘀证

【病情】较重。

【病位】心、肺、肝、脾。

【病机】气虚血瘀，心脉痹阻，肺络损伤，肝脾郁血。

【证候】心痛憋闷，咳喘气短，唇甲发绀，颧红咯血，脘胁胀满，纳呆食少，不耐劳累，舌紫脉涩。

【治法】益气活血，通络化瘀。

【方剂】活心血汤（作者经验方）。党参 15 g，黄芪 30 g，玉竹 12 g，桂枝 10 g，丹参 30 g，川芎 10 g，香附 10 g，郁金 10 g，当归 12 g，山楂 20 g，益母草 30 g。水煎服。

【疗效】本方加减治疗以血瘀为主证的各种心脏病 89 例，其中肺源性心脏病 18 例，冠状动脉粥样硬化性心脏病 33 例，高血压心病 7 例，风湿性心脏病 14 例，其他类型心脏病 17 例。结果：显效 36 例，占 40.45%，好转 44 例，占 49.43%，总有效率为 89.88%。

4.3 心水肿证

【病情】重。

【病位】心、肺、肝、脾、肾。

【病机】气阳俱虚，五脏血瘀，水气凌心，肺失通调，肝失疏泄，脾不制水，肾不蒸腾。

【证候】心慌气急，喘促烦躁，不得平卧，畏寒肢冷，皮肤青紫，腹大跗肿，小便短少，舌胖脉数。

【治法】益气温阳，化瘀行水。

【方剂】利心水汤（作者经验方）。人参 10 g，黄芪 40 g，玉竹 12 g，桂枝 10 g，制附子（先煎）10 g，当归 10 g，川芎 10 g，白术 10 g，葶苈子（布包）30 g，猪苓 30 g，泽泻 30 g。水煎服。

【疗效】本方加减治疗以水肿为主证的各种心脏病 85 例，其中肺源性心脏病 39 例，冠状动脉粥样硬化性心脏病 12 例，高血压心脏病 5 例，风湿性心脏病 21 例，其他类型心脏病 8 例。结果：显效 20 例，占 23.52%，好转 53 例，占 62.35%，总有效率为 85.87%。

4.4 心厥脱证

【病情】极重。

【病位】心、肺、肝、脾、肾、脑。

【病机】气血衰微，阴竭阳脱，脏腑俱损，精气乃绝。

【证候】心乱气微，卒然心痛，大汗淋漓，面色惨白，四肢厥冷，神识昏蒙，躁动发绀，舌青脉微。

【治法】益气固脱，回阳救逆。

【方剂】救心厥汤（作者经验方）。人参 15 g，黄芪 50 g，玉竹 12 g，龙骨（先煎）30 g，牡蛎（先煎）30 g，肉桂 10 g，制附子（先煎）10 g，干姜 10 g，当归 15 g，生地黄 20 g，山茱萸 12 g。水煎服。

【疗效】本方加减治疗急性心肌梗死和心源性休克病人，有效率 11%，能缓解疼痛，恢复血压。但本组对 60 岁以上老年病情危重者，自身抗病能力低下的 6 例，则疗效较逊，病死率 50%，

以上是心脏病发展过程中的四个阶段，在其某一阶段，还会出现诸如"心阴虚""心血虚""心阳虚""心火旺""心神不宁"等证。虽不构成心脏病演变过程，但在临床上也应相应辨证施治。

结　论

心脏病在其发生、发展与转归的全过程，心功能不全，心力衰竭由轻变重，是以气虚为先，尔后引起血瘀、水肿、厥脱系列变化。气、

血、水、厥，四个字为其总概括。这就是心脏病演变与证治的规律性。但就某个具体病例来说，又不是绝对的、静态的，而是相对的、动态的，随着人体正气及致病邪气，治疗措施等多种因素而变化，既可顺传，又能逆转。

心脏病气血水厥演变与证治规律研究评审 1999

评审人姓名，所在单位主要职务及技术职称

梁富义：中国中医研究院研究员、中国中医研究院广安门医院主任医师。

史载祥：中日友好医院主任医师、北京中医药大学教授、博导。

金妙文：南京中医药大学教授、博导、南京中医药大学中医药研究所所长、研究员。

王殿俊：江苏省中医药研究院研究员、江苏省名中西医结合专家。

何熹延：江苏省中西医结合医院主任医师、江苏省中西医结合学会心血管专业委员会主任委员。

唐蜀华：江苏省中医院主任医师、教授、江苏省中医药学会心血管专业委员会主任委员。

单健民：盐城市中医研究所副所长、主任医师、江苏省名中医。

陈福来：盐城市中医院主任医师、江苏省名中医。

专家评审，意见摘录

梁富义：这在中医学术界尚属前列，具有一定的开拓性与创新性，……本项成果达到国内中医心血管领域同类研究的先进水平。……希望研究者在待后的实验研究，结合现代科学技术阐明机制，能取得新的成果。

史载祥：选题准确，思路创新，辨病与辨证相结合，这对疑难性疾病的研究有重要的理论及临床意义，达到国内先进水平。应进一步深入临床及实验研究，并积极推广应用，开发系列临床用药，促使成果向纵深发展。

金妙文：该研究具有较高的学术水平和一定的创新性，达到国内先进水平，有推广应用价值。建议临床试验时设立对照组，进行统计学处理等，并根据本病特点进行相应的实验研究。

王殿俊：能发现新现象，引出新规律，提出新概念，该研究具有高度的中西医结合的理论和临床基础，研究内容丰富、全面，具有明显的创新性，在国内同类研究中居领先水平。

何熹延：这一总结，尤对中医临床教学有较大指导意义及作用，可为中医内科教学的补充，而具有实用应用性，达到国内先进水平。……建议今后增加疗效客观指标……以增强疗效客观性和准确性。

唐蜀华：作者结合中医理论对心功能不全的证治规律进行了有益的探索，提出了一些有意义的观点，相关方药从一般经验看也确有一定疗效，这是应予肯定的。……但作为"规律"和成果，尚需在科研设计方面加以完善、改进，并更多地积累病例样本，方能更有说服力。

单健民：本研究为国内首创，已接近国际先进水平，得到国内外同行重视、引用，对医学发展有其重要意义，以此规律诊断疾病，研制新方，可获得一定的社会效益和经济效益。

陈福来：该研究揭示心脏病演变与证治规律，得到国内外同行重视，分析论述合乎逻辑，对促进中西医结合与发展有重要指导意义，其实用性强，具有创新思维，达到国内先进水平。

鉴定意见

选题准确，思路创新，辨病与辨证相结合，这对疑难性疾病的研究有重要的理论及临床意义，达到国内先进水平。这在中医学术界尚属前列，具有一定的开拓性与创新性。能发现新现象，引出新规律，提出新概念。分析论述合乎逻辑。得到国内外同行重视、引用。对促进中西医结合与发展及中医临床教学有较大的指导意义及作用。有推广应用价值。

建议临床试验时设立对照组，进行统计学处理，增加疗效客观指

标，结合现代科学技术阐明机制，并进一步深入临床及实验研究，开
发系列临床用药，促使成果向纵深发展，可取得一定的社会效益和经
济效益。

鉴定委员会主任：梁富义

副主任：史载祥

金妙文

1999 年 12 月 18 日

  ——摘自盐城市科学技术委员会1999年对曾学文申报并获立项的"心
脏病气血水厥演变与证治规律研究"组织鉴定的《专家函鉴书面评审表汇
总》材料。其后该项目课题荣获盐城市人民政府授予的1999年度科学技术
进步三等奖。在此前荣获盐城市人民政府授予的1992年度优秀学术论文一
等奖。

报道一

业医立论　敢为人先
——记盐城市中医院心血管科主任医师曾学文

　　他，50年代以一个热血青年的雄心壮志，毅然步入西医学习中医的行列，将晔晔青春熔铸在中、西两大医学体系的对接口；如今银眉皓首，仍以当年的执着开拓在中西医结合心系疾病的临床上。在他的身后，留下了一路拓荒者深深的足迹。

　　他是我市为数较少的中西医结合心血管临床专家之一。

　　当时，医院设备简陋，临床分科不细，收治病种狭窄，开展心血管疾病临床一无现成经验，二无物质条件。但困难再大也动摇不了他的志向。他一头扎进浩繁的古典医籍，遍览先贤的经典、医案，虚心求教前辈和同事的临床经验，同时，不断学习和掌握西医心血管内科知识。几十年来，他为事业几乎达到了忘我的程度。

　　通过苦心研究，他发现各种原因所致的心脏病，普遍存在着一条客观的自然演变程序和动态变化的证治规律，即：心气虚—心血瘀—心水肿—心厥脱。这是他敢为人先的独特见解。为了验证这一规律，他在临床上反复实践，针对性地拟出益心气汤、活心血汤、利心水汤、救心厥汤，4则方剂，经过一组345例心脏病人的治疗，总有效率达89.27%。在1992年10月北京召开的国际中医心病学术会议上，他宣读了有关"气、血、水、厥演变证治规律"的论文，赢得了与会代表的热烈掌声，会议肯定这一规律对指导临床实践有重要意义。就此，他被推选为本届会议的学术委员。这是一个云集了15个国家和地区300多名专家学者的会议。会后，他的文章被国内外多家杂志转载，先后两次接到来自加拿大和美国出席国际学术会议的邀请。他多年倾注心血管疾病研究的成果终于被学术界接受了。

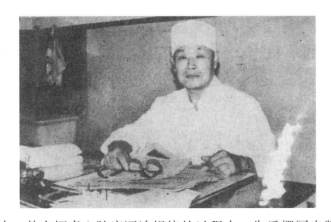

　　近年来，他在探索心脏病证治规律的过程中，先后撰写出版《心脏病证治》等中西医结合专著3部，发表学术论文30余篇。但他不满足于自己学术上的进展。1990年，他主动辞去大内科主任职务，请缨担任心血管内科主任。短短几年，经他的努力和医院的支持，科内培养了一批中西医兼通的骨干技术力量，引进了心电监护仪、心电综合分析仪等先进设备，建立了CCU病房，正常开展了对急性心肌梗死、心肌炎、冠状动脉粥样硬化性心脏病等各种急慢性心脏病的急救和治疗，还与市一医院联手开展了人工心脏起搏器的安置手术，使该科在中医院各科中后来居上，形成异军突起之势。

　　鉴于他在中西医结合事业中的成绩，中国中西医结合学会1988年10月授予他"为中西医结合事业作出贡献"的荣誉奖。

　　　　　　　　　摘自胡文俊《盐城晚报》1994年6月19日总第322期。

报道二

<h1 style="text-align:center">曾学文力除"心"病　回报社会</h1>

——江苏省盐城市中医院省级名中医巡礼

　　千百年来，诗人、文学家、政治家、思想家和科学家为了人类的幸福而勾画出令人憧憬的蓝图。有一种特殊职业者没有去云雾缭绕地勾画人类幸福，却有一个简洁的职业准则：救死扶伤。曾学文，盐城市中医院一名心血管疾病的专家，从医几十年来，无数顽固的疾病到他手中便很快失去肆虐的威凌，在他的身后，留下了一路执着开拓心血管疾病的深深足迹。

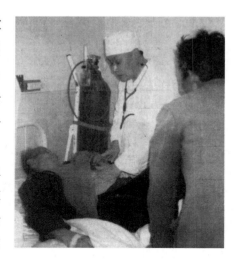

出生于 1936 年的曾学文，是土生土长的盐城人，现为盐城市中医院心内科主任医师、江苏省中医药学会心血管专业委员会副主任委员、江苏省中西医结合学会理事、心血管专业委员会副主任委员、盐城市中西医结合学会副理事长、全国老中医药专家学术经验继承工作指导老师。从医 40 余年的他，以"荣辱不惊，逍遥自得"的思想风范，并将它与自身实践相结合，得出了"医为业，德为本，技为长，和为贵"的自律格言，以此要求自我，成为盐城市较少的中西医结合心血管临床专家之一。

暑往寒来，曾学文大胆探索和研究心血管疾病诊疗及心脏病演变与证治规律，总结出中医"心"病的病理生理特点，提出"心以气为本，血为标，阴为体，阳为用，神为安，水为变，邪为害"的观点。他发现各种原因所致的心脏病，普遍存在着一条客观的自然演变程序和动态变化的证治规律，即心气虚—心血瘀—心水肿—心厥脱。这是他敢为人先的见解。为了验证这一规律，他在临床上反复实践，针对性地拟出益心气汤、活心血汤、利心水汤、救心厥汤。临床经验方 4 则，经过一组 345 例心脏病人的治疗，总有效率达 89％。1992 年 10 月在北京召开的国际中医心病学术会议上，他宣读了有关"气、血、水、厥演变证治规律"的论文，赢得了与会代表的热烈掌声。会后，他的文章被国内外多家杂志转载，先后两次接到来自加拿大和美国出席国际学术会议的邀请。

在 40 载从医道路上，曾学文呕心沥血，以自己丰富的临床实践，先后在《中华医学杂志》《中华心血管病杂志》《中华中西医结合杂志》《中医药学报》《江苏中医》《自然疗法》（台湾）等多种杂志发表论文 40 余篇，撰写出版《心脏病证治》等中西医结合专著 4 部，鉴于他在中西医结合事业中的成绩，中国中西医结合学会 2001 年 10 月再次授予他"中西医结合贡献奖"的荣誉。

按理说，人活一辈子取得如此成就足矣，退休后理当安享晚年，但是惜时如金的曾老却不。1996 年，退休的他谢绝了各地高薪聘请，再度披挂上阵，仍回到了工作 40 年的盐城市中医院，力除病魔回报社会。曾老更忙了，一天之中除了早晚陪老伴散散步的唯一休闲外，所有的时间与精力都投入到了他热爱的医学事业中。今年 4 月，积劳成疾的曾老被查出患有早期胃癌，所幸的是不久前曾老的胃部分切除手术很成功。现在，在家休养的曾老仍然一刻不得闲，除了帮老病人开些药方外，又忙着为约稿的中医古籍出版社出书《心系论》，他希望在有生之年多为后辈们提供有益参考。

摘自徐天云《江南时报》2003 年 7 月 23 日总第 2286 期。

报道三

曾学文工作室进驻大丰

据《盐城晚报》2016 年 11 月 23 日，记者姜琰撰文报道：发挥医联体优势，推进"分级诊疗"，"市中医院曾学文工作室进驻大丰"为标题，并附揭牌暨拜师仪式现场图片。现将全文和图片转载如下：

近日，"国家级名老中医曾学文传承工作室"揭牌活动暨拜师仪式在大丰区中医院成功举行。这是市中医院贯彻落实分级诊疗政策、推动医联体成员单位协同发展的重要措施，此举将为大丰区中医院卫生服务发展起到助力和促进作用。借助市中医院医疗联合体的平台优势和资源优势，大丰区中医院将以心血管专科建设为突破口，大力培养优秀人才，强化医疗管理，实现跨越性发展。

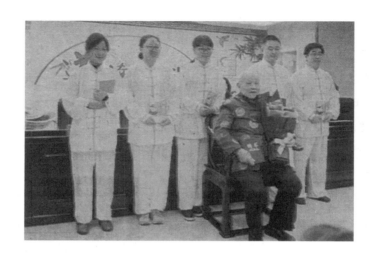

　　在介绍全国名老中医传承工作室的筹备情况时，大丰区中医院院长陆泳昕说："市中医院'国家级名老中医曾学文传承工作室'在我院启动，不仅是我院建设史上的一件大事，而且对提高我院心血管疾病诊疗技术和医院管理水平、综合能力起到极大的推进作用，必将对今后医院的发展产生深远的影响。我院将努力建设好国家级名老中医工作室；提升科教研能力，力争短期内将医院心血管专科建设成省级重点专科，提高医院乃至全区的心血管疾病诊断治疗水平；同时，以心血管专科建设为突破口，大力培养优秀人才，强化医疗管理，推动医院实现跨越性发展。"

　　市中医院院长崔国静告诉记者："我院名老中医曾学文传承工作室落户大丰中医院，将发挥医联体优势为该院医疗事业发展起到输血和造血的双重功能，进一步夯实卫生服务基础，助力分级诊疗政策的落实。"活动现场，大丰区中医院院长陆泳昕向曾老颁发聘书，大丰区副区长赵玉霞和市卫健委副调研员陶惠共同为全国名老中医传承工作室揭牌。在典雅的音乐声中，曾老和五位传承弟子统一身着唐装，弟子们面对师傅行叩拜之礼，献花谢恩，曾老也把凝聚了自己多年临床、诊疗经验的论文集发放到传承弟子们手中，整个仪式庄重而有序。

　　主持本次活动的大丰区卫健委副主任丁扬说："建立市中医院全国名老中医曾学文传承工作室是深化医改、加强医疗卫生人才队伍建设的重大举措；是充分发挥名老中医药专家作用、积极推广名老中医药专家传承的有效方法。是加快医院发展、推进'名院、名科、名医'战略实施的重要载体。全国名老中医曾学文传承工作室在我区成功建设，对提高我区心血管疾病诊疗技术和医院管理水平、综合能力起到极大的推进作用，必将对今后我区医疗卫生事业的发展产生深远的影响。"

丁扬表示，市中医院全国名老中医曾学文传承工作室的揭牌，是促进大丰区中医药事业发展的一件要事。习近平总书记在今年召开的全国卫生与健康大会上指出，坚持中西医并重，推动中医药和西医药相互补充、协调发展。要把老祖宗留给我们的中医药宝库保护好、传承好、发展好。这次大会把"中西医并重"五个字写进了卫生与健康工作方针。这次活动也是大丰区贯彻落实习近平总书记重要讲话和全国卫生与健康大会精神的一项重大举措。希望大丰区中医院以市中医院全国名老中医曾学文传承工作室为新的平台、新的起点，在进一步做强特色专科、提升服务能力的同时，发挥好龙头带动作用，区、镇、村协同推进中医药事业发展。希望全区各医疗卫生单位更加重视、大力推进中医药工作，更加重视领军人才引进和特色专科建设，不断提升医疗服务能力。同时，希望拜曾老为师的五位同志不仅要潜心学习曾老的精湛医术，还要精心传承曾老的崇高医德，努力成为德艺双馨的标杆，更好地造福人民健康。

报道四

曾学文工作室进驻阜宁

据《盐城晚报》2019 年 12 月 4 日，记者姜琰、通信员单发令撰文报道：发挥医联体优势，推进"分级诊疗"，"传承中医技艺，服务基层群众"为标题，市中医院曾学文传承工作室阜宁工作站揭牌。现将全文转载如下：

为了给更多的基层优秀中医人才提供学习机会，更好地服务基层群众，全国名老中医药专家"曾学文传承工作室阜宁县中医院基层工作站"

揭牌暨拜师仪式近日在阜宁举行。

阜宁县有关领导在揭牌仪式上致辞说，中医药是中国传统文化的瑰宝，中医技能灵活性高、实践性强，难以复制，师承最为关键。中医师承教育，承载着中医文化的魂脉，是传承弘扬中医药传统文化、拓宽中医药人才培养渠道的有效手段。全国名老中医曾学文老师及其团队与阜宁县中医院达成合作，成立"曾学文传承工作室阜宁县中医院基层工作站"，是对阜宁县中医药事业发展的信任和鼓舞，必将极大提升阜宁县中医医疗技术水平，解决县域优质医疗资源不足、分布不均衡以及人才缺乏等问题。希望曾学文老师和各位专家不吝赐教、倾囊相授，将自身经验分享传承给学徒，通过传承工作站的建设培养一代又一代名中医。

阜宁县中医院领导表示，感谢曾学文老师及团队专家的信任和支持，不辞旅途劳顿来阜宁县中医院进行中医传承和教学指导，阜宁县中医院将按照省、市卫健委要求，明确任务，落实责任，认真将工作站建设好、经营好、发展好。同时，将以工作站建设为抓手，以技术提升、专科建设、科研拓展，特别是心内科专科人才传承培养为目标，积极向曾老师团队学习，争取早日把医院心内科创建成江苏省中医重点专科，同时使曾老师的学术思想、高超医术得以传播、扎根阜宁，造福阜宁人民。

揭牌仪式上，市中医院党委书记、院长崔国静代表市中医院祝贺工作站成立，并表示，以曾老为核心的工作站专家团队一定会给阜宁县中医院心内科注入新力量、新活力。工作站成立以后，市中医院将严格按照工作站建设实施方案开展项目建设，与工作站共同制定发展规划和年度计划，定期开展带教巡诊活动，接受工作站医师进修，重点做好三个方面内容：一是培养人才、薪火传承。传承中医临床思维、中医临症诊疗，学经典、用经典，弘扬中医药发展薪火传承的主旋律和主基调。二是建设专科，推广特色。定期开展巡诊带教活动，每个季度组织两次以上诊疗、带教、义诊、讲学、业务培训，帮助工作室遴选优秀病种、推广特色诊疗技术。三是共谋发展，合作共赢。在学术继承、技术推广、人才培养、学术交流、业务发展等方面加强探索，建立工作室与工作站效益分享机制和长期合作机制，为基层工作室建设和基层中医药人才培养提供可复制、可推广的经验。

市中医药管理局副局长陶惠指出，名老中医专家工作室、工作站共同孕育着传承经典精华、弘扬优秀诊疗技术教学相长的契机。就推进工作站工作，她提出三点要求，一是要提高站位，工作室的成立是贯彻落实十九届四中全会、全国中医药大会的具体措施，是提升医院综合服务能力的重要抓手。传承学员要抓住机会、努力将师承老师的临床经验传承下来，承担带徒教学的老师、包括工作室团队也要无私帮带教基层工作站的同志，促使青年中医代有才俊，早日成才。二是要抓住关键，教学相长，抓实做好工作室工作站建设。重读经典，把握中医学理论体系，培养中医专业思想和临床辨证思维；跟师临症，不断传承独特经验和诊疗技巧，缩短成才周期，提高临症思辨能力；精研典型病例，做有心人，收集整理能反映指导老师学术思想和临床经验、体现疾病诊疗全过程的临床医案，特别是疑难病症临床病例。三是要加强组织，合理保障，努力突破创佳绩。学术传承人要珍惜机会，强化理论学习，加强临床实践，全力继承发扬老中医专家学术思想、临床经验和技术专长。市中医院和阜宁中医院要积极对接、协调落实协议责任内容，努力将名老中医传承工作室基层工作站建成区域中医健康服务的优质品牌，让病人群众获得更多更好、近在身边的中医药特色服务。

据介绍，曾学文与宋峻、潘仁友、倪其猛等工作室专家团队成员，将按时到阜宁县中医院坐诊，进行学术经验传承和交流工作，发挥名老中医药专家传承工作室的引领和辐射作用，继承传播名老中医的学术思想、技术专长，培养基层中医药人才。

新闻链接

曾学文：主任医师，南京中医药大学盐城附属医院（市中医院）教授，博士生导师。第三批和第六批全国老中医专家学术经验继承工作指导老师，2011 年江苏省和 2014 年全国名老中医药专家传承工作室建设项目专家，江苏省名中西医结合专家。曾任江苏省中医药学会心血管专业委员会副主任委员、江苏省中西医结合学会理事、心血管专业委员会副主任委员。出版《中医内科学》《心脏病证治》《心系论》《心系说——曾学文临床经验集》《心脏病治法方药——曾学文讲课实录》《心脏病气血水厥说——曾学文学术传承录》《心脏病证治概论——曾学文学术思想经验录》等著作多部。担负对国家首批中医类别规培生教学指导。2001年中国中西医结合学会授予"中西医结合贡献奖"。2007年人事部、卫生部、国家中医药管理局授予"为培养中医药人才作出了贡献"荣誉证书。

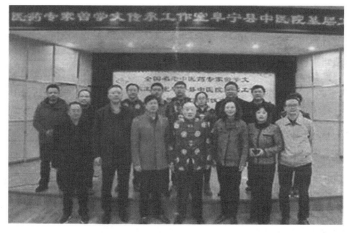

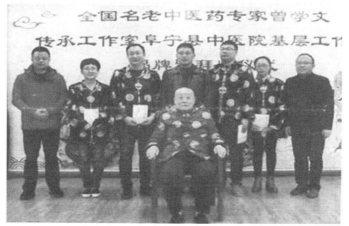

图书在版编目（ＣＩＰ）数据

心脏病二十讲：曾学文经验传承集 / 倪其猛，陈芹梅主编. —长沙：湖南科学技术出版社，2023.12
ISBN 978-7-5710-2073-6

Ⅰ．①心… Ⅱ．①倪… ②陈… Ⅲ．①心脏病—中西医结合疗法 Ⅳ．①R541.05

中国国家版本馆 CIP 数据核字(2023)第 034547 号

XINZANGBING ERSHI JIANG —— ZENG XUEWEN JINGYAN CHUANCHENG JI

心脏病二十讲——曾学文经验传承集

主　　编：倪其猛　陈芹梅
出 版 人：潘晓山
责任编辑：王　李
出版发行：湖南科学技术出版社
社　　址：长沙市芙蓉中路一段 416 号泊富国际金融中心
网　　址：http://www.hnstp.com
湖南科学技术出版社天猫旗舰店网址：
　　　　　http://hnkjcbs.tmall.com
邮购联系：0731-84375808
印　　刷：长沙超峰印刷有限公司
　　　　　（印装质量问题请直接与本厂联系）
厂　　址：宁乡市金州新区泉洲北路 100 号
邮　　编：410600
版　　次：2023 年 12 月第 1 版
印　　次：2023 年 12 月第 1 次印刷
开　　本：710mm×1000mm　1/16
印　　张：19.5
字　　数：276 千字
书　　号：ISBN 978-7-5710-2073-6
定　　价：98.00 元